Daniel Hess

Die Revolution des BEWUSSTSEINS

vianova
Verlag Via Nova

Daniel Hess

Die Revolution des BEWUSSTSEINS

Entfalte dein wahres Potenzial jenseits der Matrix

vianova
Verlag Via Nova

1. Auflage 2023
Verlag Via Nova, Alte Landstraße 12, 36100 Petersberg
Telefon: (0661) 6 29 73
Fax: (0661) 96 79 560
E-Mail: info@verlag-vianova.de
Internet: www.verlag-vianova.de
Umschlaggestaltung und Layout: Linn Hess-Kraft
Umschlagumsetzung: Guter Punkt, München
Satz: Sebastian Carl, Amerang
Druck und Verarbeitung: Appel und Klinger, 96277 Schneckenlohe

ISBN 978-3-86616-536-6

Inhalt

Die in diesem Buch enthaltenen Meditationen stehen als Audiodateien auf der Webseite des Autors zur Verfügung:

www.danielhessbooks.com

1
Das ungenutzte Potenzial in dir

Wir leben in einer unglaublich spannenden Zeit des Wandels. Ein bisher weitgehend ungenutztes Potenzial beginnt sich in uns Menschen zu entfalten. Ein Potenzial, das in uns allen gleichermaßen angelegt ist. Das wahrhaft revolutionäre Potenzial des Bewusstseins. Welch ein Geschenk, dass wir in dieser Zeit leben und diesen Prozess mitmachen dürfen!

Irgendwann ist die Zeit reif, dass eine Blume erblüht und eine Raupe sich zu einem Schmetterling verpuppt. Was vorher undenkbar und scheinbar utopisch erschien, wird plötzlich Realität. Genauso ist die Zeit jetzt reif für einen Quantensprung in unserer menschlichen Entwicklung. Unsere Verpuppung ist bereits in vollem Gange – Motor für diese wundervolle Transformation ist das Bewusstsein.

Bewusstsein ist die Kraft in uns, die auftauchende Gedanken und Erfahrungen beobachten und erforschen kann, ohne sich damit zu verstricken.

Durch Bewusstsein können wir Emotionen, Gefühlen und Erfahrungen innerlich liebevoll Raum geben, ohne auszuweichen. Und es führt uns zurück zu innerer Fülle, Frieden, Freiheit und Klarheit. Weil sich erfüllte und innerlich freie Menschen vollkommen anders verhalten als bedürftige, gefangene oder verstrickte Menschen, birgt Bewusstsein in sich auch die Kraft, uns zu wirklich nachhaltigen, liebevollen Wesen werden zu lassen. Es schließt die Kluft zwischen Theorie und Praxis und weist uns den Weg durch alle erlernten Schutzprogramme hindurch zurück in die Verbundenheit mit allem Leben und zu tiefer Lebensfreude.

Dieses Buch zeigt praxisnahe Wege, wie du die Kraft und das enorme Potenzial des Bewusstseins im Alltag, in deinen Beziehungen und allgemein im Leben immer tiefer befreien und nutzen kannst.

Bist du bereit für diese enorm liebevolle, klärende und tief befreiende innere Revolution und das Erblühen deines wahren Potenzials?

Gefangen in der Matrix

Solange wir die Kraft unseres Bewusstseins noch nicht nutzen, prägen erlernte Gedankenketten, Gewohnheiten, Muster oder auch Süchte unseren Alltag. Viele Menschen glauben, dass diese Art zu leben und mit Gefühlen oder Gedanken umzugehen, die einzig mögliche sei. Ihnen erscheint ihr bisheriger Zugang zum Leben selbstverständlich oder normal und sie hinterfragen ihre Sicht auf sich selbst, das Leben und auf andere Menschen nicht.

Sie glauben, dass sie einfach in der Realität leben.

In der einzig möglichen Realität.

Aber wie wir uns selbst, andere und die Welt wahrnehmen, ist nicht angeboren oder fix, sondern erlernt und somit jederzeit wandelbar. Ein Baby hat vor allem Lernen, vor aller Erziehung und Bildung noch kein Selbstbild und keine persönliche Sicht auf die Welt. Es kennt auch noch keine Bewertungen, Muster oder Gewohnheiten. Alles ist einfach so, wie es ist. Erst über Erziehung und Bildung lernen wir unsere Sicht auf uns selbst und das Leben. Dadurch bildet sich der Rahmen unserer Wahrnehmung oder eben die Matrix, die fortan festlegt, wie wir **alle** Lebenssituationen und uns selbst erfahren und wie wir darauf reagieren. Als wie freudvoll, anstrengend oder bedrohlich wir unser Leben erfahren, ist genauso Teil dieser Matrix wie unser Selbstbild, die Art und Weise, in der wir auf Herausforderungen reagieren, oder unsere Fähigkeit, Wunder zu sehen und zuzulassen. Nicht das Leben selbst, sondern wie wir gelernt haben, alles im Leben wahrzunehmen und zu interpretieren, ist der wahre Grund dafür, dass wir uns immer wieder abgetrennt, leer, einsam oder gefangen fühlen und dass wir uns oft enorm egoistisch, ängstlich oder trennend verhalten.

Die bewusste Ebene in dir

Von Albert Einstein stammt die Aussage, dass man Probleme niemals auf derselben Ebene lösen kann, auf der sie entstanden sind. Genau das zeigt sich bei den aktuellen individuellen und gesellschaftlichen Problemen sehr deutlich. Dabei ist es für uns alle jederzeit möglich, aus der Ebene der erlernten Matrix auszusteigen und stattdessen auf die Ebene des Bewusstseins zu wechseln.

Bewusstsein bringt Licht in alle inneren und äußeren Prozesse, seine Kraft befreit uns aus der bisherigen Wahrnehmung der Realität und führt uns wieder zurück zu innerer Fülle, Lebensfreude, Verbundenheit und Freiheit.

Das gigantische Potenzial des Bewusstseins ist nichts, was wir lernen, kaufen oder von außen bekommen müssen. Es ist immer schon in uns allen angelegt, auch wenn wir es bisher noch nicht wirklich gelebt haben. Es ist auch nichts, was wir haben, wie beispielsweise den Verstand oder den Körper. Vielmehr ist es das, was wir wirklich sind. Wenn wir also beginnen, unser Bewusstseinspotenzial zu leben, ist das auch eine Heimkehr in unser wahres Selbst, weg von der erlernten Egoidentität, in die wir sowieso noch nie wirklich gepasst haben, weil sie zu klein, mangelhaft und unsicher war.

Da jetzt der nächste große Schritt in unserer menschlichen Entwicklung ansteht, können wir es uns nicht mehr leisten, dieses ungenutzte

Potenzial noch länger zu vernachlässigen. Weil wir bisher diese wesentliche Ebene unseres Wesens fast vollständig übersehen haben, haben wir auch nur eine sehr reduzierte Version von uns selbst ausgelebt.

Bewusstsein wirkt für uns alle so tief befreiend, weil es uns hilft zu erkennen, was wirklich in uns geschieht, welche Gefühle wir glauben, nicht aushalten zu können, womit wir uns identifiziert haben oder welche Muster oder Programme uns immer wieder in die gleiche Enge und Abtrennung führen. Erst wenn wir unser Bewusstseinspotenzial nutzen, beginnt die innere Befreiung aus dem engen Rahmen der bisherigen Matrix und es eröffnet sich in uns ein grenzenloser, heilender Raum für alle herausfordernden Lebensthemen und Verstrickungen.

Bewusstsein lässt uns erkennen, dass wir nicht weiter versuchen müssen, die Dinge innerhalb der Matrix zu verändern oder zu kontrollieren, sondern dass es jederzeit möglich ist, einfach die Ebene zu wechseln, was uns weit über die Matrix und alle ihre komplexen Verstrickungen hinausführt. Dadurch verändert sich unser Blick auf eine Situation, auf uns selbst und auf das Leben meist vollständig. Auch als gesamte Gesellschaft sind wir mitten in diesem Wandlungsprozess, der uns von einer Wissens- zur Bewusstseinskultur führt, weit über die Ebene unseres Egos mit allen zugehörigen Überzeugungen, Dramen und scheinbaren Sachzwängen hinaus an den Ort in uns, der immer vollkommen still, frei und verbunden ist.

Du kannst bei allen Themen die Ebene wechseln

Allem im Leben, jedem Gefühl, jedem Gedanken, jedem Lebensthema und jeder Herausforderung können wir also auf zwei möglichen Ebenen oder auf zwei mögliche Arten begegnen.

Einerseits **innerhalb der Matrix oder unbewusst**, das heißt aus den erlernten Bewertungen und Interpretationen, aus bekannten, meist unbewussten Mustern, Überzeugungen, Programmen oder Gewohnheiten heraus. Innerhalb der Matrix heißt aber auch, dass wir in Situationen oder bei Themen, die in uns herausfordernde Gefühle oder Gedanken auslösen, versuchen, das Leben, die Situation, uns selbst oder andere zu optimieren oder zu bekämpfen oder vor dem Unangenehmen zu flüchten. Innerhalb der Matrix begegnen wir den Herausforderungen des Lebens, indem wir als scheinbares Ich **etwas tun** – also mit einer Handlung oder Re-aktion! Sehr vieles hat ein Ziel, eine Absicht und stellt einen Versuch dar, das Leben den scheinbar persönlichen Wünschen und Vorstellungen anzugleichen. In der Matrix kommen viele Handlungen aus einem Gefühl des inneren Mangels, der Trennung, der Begrenzung oder der Bedrohung für das Ich. Solche Handlungen sind wenig nachhaltig, basieren oft fast ausschließlich auf Symptombekämpfung und erfolgen aus einer begrenzten, meist emotionalen oder verstandesbasierten Sicht auf die Dinge.

Die gute Nachricht ist: In jeder Situation, bei jedem Gefühl, in allen Lebenslagen und vor jeder Handlung ist es für uns alle immer auch möglich, die Ebene zu wechseln und **aus der Matrix auszusteigen**, indem wir dem, was in diesem Moment da ist, bewusst und nicht mehr unbewusst begegnen. Dadurch können wir beispielsweise aktuellen Herausforderungen mit der Klarheit und dem Heilpotenzial des Bewusstseins begegnen, statt aus den gewohnten Mustern, Programmen oder Überzeugungen zu reagieren. Wenn wir bereit sind, über die Matrix hinauszugehen, eröffnet sich uns die Möglichkeit, allem im Leben aus unserem wahren Potenzial und nicht mehr aus einer verstrickten und unsicheren Scheinidentität heraus zu begegnen. Bei herausfordernden Themen, Gedanken oder Gefühlen geht es dann nicht mehr darum, etwas zu tun, zu verändern oder zu reagieren. Es wird dann möglich, das, was da ist, **in den inneren Heilraum des Bewusstseins** zu holen, mit tiefem Interesse und voller Mitgefühl zu erkennen und zu erforschen, was bisher unbewusst abgelaufen ist, und gleichzeitig vollkommen offen und in Liebe einfach allem Raum zu sein. Ein absichtsloser, prozessoffener und nichtidentifizierter Raum. Außerdem wird es uns dann auch möglich, die schöpferische Kraft unserer Aufmerksamkeit neu auszurichten, damit auch viel befreitere Realitäten entstehen können. Wenn wir außerhalb der Matrix leben, kommen auch unsere Handlungen aus der Kraft des Bewusstseins und sind deshalb meist nachhaltig, ganzheitlich und verbindend.

Dein Bewusstseinspotenzial

Potenzialentfaltung und Nachhaltigkeit werden in unserer Kultur immer wichtiger, aber wir versuchen sie meist noch innerhalb der Matrix zu verwirklichen. Dabei sind echte Potenzialentfaltung und Nachhaltigkeit nur auf der Ebene des Bewusstseins möglich. Denn erst wenn wir die Kräfte des Bewusstseins entfalten, fühlt es sich so an, als würden wir wirklich unser wahres Potenzial leben, und desto nachhaltiger werden auch unser Handeln, Denken und Leben.

Innerhalb der Matrix unserer Kultur war Bewusstsein bisher oft noch ein Tabuthema, auch weil sich viele Menschen noch stark mit dem Wissen und den Konzepten des Verstandes identifizieren und deshalb stolz sind auf ihre scheinbar vernünftige, realistische oder nüchterne Sicht auf das Leben. Aber jetzt erkennen immer mehr Menschen, dass Bewusstsein sogar deutlich realer ist als die konzeptuelle Ebene des Verstandes, weil es in jedem Moment für uns alle direkt erfahrbar ist, sogar dann, wenn keine Gedanken da sind.

Das, was alles erfährt, beobachtet und erforschen kann, ist immer gleichermaßen da.

Indem wir dieses Bewusstseinspotenzial immer tiefer erkennen und entfalten, beginnt die wirkliche Befreiung aus den Verstrickungen der Matrix. Durch die Revolution des Bewusstseins wandelt sich unser gesamter Umgang mit Erfahrungen, Gedanken, Gefühlen oder Herausforderungen. Wir blicken mit vollständig neuen Augen auf das Leben und auf uns selbst. Das Licht des Bewusstseins leuchtet kraftvoll auf die verschiedenen Aspekte der Matrix, bis diese verdunsten wie Nebel in den wärmenden Strahlen der Morgensonne. Der Fokus unserer

Aufmerksamkeit verschiebt sich vom Körper oder Verstand auf das bewusste Sein und wir entdecken ganz neue Möglichkeiten, um mit den Herausforderungen des Lebens befreiter umzugehen. Zudem aktiviert Bewusstsein unsere Liebesfähigkeit, weil erst das Bewusstsein innerlich genügend Raum und Sicherheit eröffnet, damit sich unser Herz bedingungslos öffnen und die Liebe wieder frei durch uns fließen kann. Unser Handeln basiert immer weniger auf einem scheinbaren inneren Mangel oder einer Trennung und stattdessen immer mehr auf innerer Fülle und Verbundenheit mit allem Leben, was zu vollkommen anderen, viel liebevolleren und nachhaltigeren Handlungen führt. Machtstrukturen weichen natürlichen Bewusstseinsstrukturen und in immer mehr Bereichen unseres Lebens lösen wir uns von fixen Vorstellungen oder Zielen und vertrauen uns stattdessen voll und ganz dem Prozess an.

Wenn unser Bewusstseinspotenzial erwacht, befreit sich unsere Aufmerksamkeit aus inneren und äußeren Konflikten und führt stattdessen zu innerem Frieden. Bewusstsein wirkt heilend auf alle Bereiche unseres Lebens, eröffnet uns Zugang zum Vertrauen ins Leben und schenkt unserem Dasein die Tiefe und den Sinn, die wir uns so sehr wünschen. Außerdem führt es uns aus dem Leistungs- und Funktionsmodus innerhalb der Matrix zurück in die Freude und Freiheit. Es hilft uns, innere Klarheit zu finden, und führt zu innerer Ganzheit, die die Grundlage dafür ist, wirklich integer unserer tiefsten Wahrheit treu zu bleiben.

Auf der Ebene des Bewusstseins finden wir zu innerer Stille und entdecken überfließende Fülle und Liebe, die immer da sind.

Durch Bewusstsein wird es uns möglich zu erkennen, was wirklich wesentlich ist, und unser Leben darauf auszurichten.

Im Erkennen, dass unser wahres Selbst Bewusstsein ist und deshalb nie verletzt oder erschüttert werden kann, beginnen wir wirklich zu leben und holen unsere Macht aus Ängsten und Ausweichstrategien zurück. Bewusstsein bringt zudem tiefe, wirklich befreiende Fragen in unser Leben, führt zu immer tieferer Selbsterforschung und Selbstreflexion und zu der Einsicht, dass Feedbacks große Geschenke des Lebens sind, die uns helfen, uns von allem scheinbar Persönlichen zu befreien.

Bewusstsein ist unser wahrer Zufluchtsort, der Ort in uns, an dem wir jederzeit vollkommen beschützt sind und tief nachnähren können. Es hat die Kraft, unser gesamtes Erleben und unser Selbstbild vollkommen zu befreien, sodass ein viel glücklicheres und erfüllteres Leben möglich wird.

Je umfassender sich das Bewusstseinspotenzial in uns verwirklicht, desto mehr fühlt es sich an, als würden wir uns in unserer inneren Tiefe verankern. Wenn unser gesamtes Wesen ein riesiger Ozean ist, dann verlagert das Bewusstsein unser Lebenszentrum immer mehr weg von der Oberfläche mit all ihren Wellen in die Tiefe, wo die Wellen uns kaum mehr erschüttern können.

Revolution des Bewusstseins: Dem Denken und Empfinden mit Bewusstsein begegnen

Was nimmst du jetzt wahr, wenn du deinen Blick, dein Forschen nach innen richtest?

Sind da Gedanken, Gefühle oder Körpererfahrungen?

Gibt es in dir Stellen, die sich frei, weit offen und leicht anfühlen?

Gibt es vielleicht auch Stellen, die sich eng, blockiert, schmerzhaft oder dumpf anfühlen?

Erforsche einfach interessiert, so als würdest du zum ersten Mal wirklich offen und wissbegierig entdecken wollen, was in dir lebendig ist.

Tauchen Kommentare der Gedanken zu diesem inneren Forschen auf?

Du kannst jetzt auch sie einfach beobachten und da sein lassen.

Was immer jetzt in dir da ist, nichts muss sich daran verändern, alles darf genau so da sein. Nichts muss weggehen oder bleiben.

Bleibe eine Weile in diesem inneren Beobachten und spüre nach, wie es sich anfühlt, wenn du einfach nur beobachtest, was in dir lebendig ist.

Bewusstsein ist auf einer anderen Ebene als Wissen

Dieses Buch geht davon aus, dass unsere scheinbar individuellen Probleme genauso wie die aktuellen globalen und gesellschaftlichen Herausforderungen dadurch entstanden sind, dass wir bisher unser Bewusstseinspotenzial noch nicht verwirklicht und stattdessen fast ausschließlich innerhalb der Verstandesmatrix entweder innerlich isoliert oder in immer wiederkehrenden emotionalen Dramen gelebt haben. Solange wir die Kräfte des Bewusstseins nicht wirklich erkennen und nutzen können, versuchen wir mit dem Verstand die Probleme zu lösen, die erst dadurch entstanden sind, dass wir ihm unbewusst so viel Macht über unser Leben eingeräumt haben. Aber der Verstand ist im Grunde nur ein Werkzeug, das wir nutzen können, dem wir aber keine Macht abgeben sollten.

Innerhalb der Matrix gibt es zu komplexen Themen meist verschiedene Anteile in uns, die unterschiedliche Ziele verfolgen und auch oft zu inneren Konflikten führen. Solange wir diese inneren Anteile nicht mit Bewusstsein erforschen, schafft dies in unserem Leben eine große Diskrepanz zwischen Theorie und Praxis. Wir wissen auf der einen Seite zwar eigentlich, was ideal, gesund, nachhaltig oder liebevoll wäre, aber es gelingt uns auf der anderen Seite oft nicht, dieses Wissen umzusetzen, weil die automatische Identifikation mit sabotierenden Anteilen noch stärker ist als die Klarheit des Bewusstseins.

Gut möglich, dass dein Verstand auch beim Lesen dieses Buches anmerkt, dass er das meiste dessen, was hier geschrieben steht, schon längst weiß. Das wäre natürlich wunderbar, meine Erfahrung ist allerdings, dass Wissen zunächst häufig im Kopf bleibt und erst durch wirkliches Erkennen und Erforschen noch tiefer ins Herz und in den Körper rutscht, bis es vollständig im Bewusstsein realisiert wird. Etwas verstehen oder wissen ist in keiner Weise mit dem Realisieren des Bewusstseins vergleichbar. Bewusstsein durchleuchtet ein Thema, ein

Muster oder eine Gewohnheit derart umfassend und tief, dass wirklich alle Aspekte erkannt werden. Dieses ganzheitliche Erkennen wirkt sich unmittelbar auf unser Verhalten aus. Deshalb ist nichts mehr gleich, wenn Wissen zum Leben im Bewusstsein wird. Bewusstsein kann sich immer weiter vertiefen und ausbreiten. Dafür kann auch das stetige Erinnern und Wiederholen tiefer Wahrheiten hilfreich sein und dazu dienen, behindernde Identifikationen immer weiter aufzuweichen. Deshalb arbeitet dieses Buch ganz gezielt mit Wiederholungen, die das Erkennen immer tiefer sinken und die Matrix immer mehr aufweichen lassen.

Wissen ist innerhalb der Matrix möglich, Bewusstsein geht weit über die Matrix hinaus und transformiert unmittelbar unser gesamtes Dasein.

Erst durch das Bewusstsein zeigen sich ein Raum und eine Tiefendimension in unserem Leben, die die Kraft haben, unser Denken, Erleben und Handeln enorm rasch und nachhaltig zu verändern. Handlungen kommen dann nicht mehr aus der gewohnten inneren Enge und aus den daraus resultierenden Mustern und Gewohnheiten, sondern aus einer inneren Klarheit und Weite. Im Bewusstsein schlummert eine grenzenlose Heil- und Schöpferkraft, die auch sehr zerfahrene und scheinbar aussichtslose Situationen unmittelbar harmonisieren kann, sodass sich neue, überraschende Möglichkeiten zeigen können. Solange wir unbewusst sind, bleiben wir in den immer gleichen Programmen, Mustern, Überzeugungen und im gewohnten Selbstbild gefangen. Alle diese Aspekte der Matrix nehmen wir überall hin mit. In ferne Länder genauso wie in eine neue Beziehung, in eine schönere und größere Wohnung oder in einen neuen Job. So reagieren wir vielleicht noch mit Wut oder Schuldzuweisungen, wenn unser Kind sich nicht wie erwünscht verhält, mit einer Opferhaltung, wenn der Partner bestimmte Erwartungen nicht erfüllt, oder auch mit Hektik und Stress, wenn viele Ansprüche gleichzeitig an uns gestellt werden. Vielleicht fühlen wir uns auch oft gefangen im Muster der Sprachlosigkeit, der Sorgen und des Rückzugs, wenn uns etwas belastetet, oder wir beginnen noch mehr zu leisten, wenn in uns Ängste auftauchen. Auch das Versinken im Internet, um unangenehme Emotionen und Gefühle zu überdecken, kann eine automatische unbewusste Reaktion sein, genauso wie kleinere oder größere Shoppingtouren, um die innere Leere und Einsamkeit zu füllen. Solange wir nicht bewusst sind, verliert sich unsere Aufmerksamkeit zudem oft in Gedanken, Ängsten, Zweifeln oder Tagträumen. All das und noch vieles mehr fesselt unsere Aufmerksamkeit, solange wir das Potenzial unseres Bewusstseins nicht wirklich leben.

Wenn wir einer Situation oder den aktuellen Gedanken und Gefühlen hingegen bewusst begegnen, dann eröffnet sich hier und jetzt eine Wahl, wie wir mit dem, was da ist, wirklich umgehen wollen. So können wir beginnen, allem in uns viel liebevoller zu begegnen, ohne uns damit zu identifizieren. Innerhalb der Matrix erfahren wir unseren Körper als sehr stabil und materiell, mit dem Erwachen der Bewusstseinsebene erfahren wir ihn aber mehr als Energie und nicht mehr als scheinbare Materie. Wir erfahren das, was die Quantenphysik schon längst erforscht hat, nämlich dass alle Materie im Grunde gar nicht existiert und stets nur ein Ausdruck von Bewusstsein, Information und Energie ist. Auf der materiellen Ebene scheinen Veränderungen oder Heilungsprozesse oft sehr anstrengend und langwierig. Auf der Ebene von Energie oder Bewusstsein können diese Prozesse aber vollkommen mühelos, unmittelbar und äußerst umfassend geschehen.

Dein Erkennen des Gefangenseins ist der erste Schritt in die Freiheit

Etwas tief in uns sehnt sich nach Freiheit, nach Wahrhaftigkeit, nach wirklich bedingungsloser Liebe und nach Frieden.

Die Matrix unserer Kultur baut vor allem auf dem Verstand und seinem Denken oder Wissen oder auf dem Körper mit seinen sinnlichen und emotionalen Erfahrungen auf. Dank unserem Verstand sind wir beispielsweise zu enormen wissenschaftlichen Erkenntnissen gelangt, die in den letzten Jahrzehnten zu vielfältigen technischen, medizinischen und kommunikativen Möglichkeiten geführt haben. Wir haben heute Zugang zu enorm viel Wissen über den Menschen, die Natur und Technik. Tatsächlich gab es in der Geschichte der Menschheit mit Sicherheit noch nie solche Mengen an Wissen und so viele Möglichkeiten, dieses Wissen auch abzurufen. Zudem sind wir überall stets erreichbar und rund um die Uhr verbunden über unsere Handys, über soziale Medien und das Internet. Außerdem sind wir überaus mobil und können in kürzester Zeit an alle Orte der Erde gelangen. Gleichzeitig besitzen wir enorm viele Dinge und können uns bequem immer wieder Neues nach Hause liefern lassen. Alle diese Dinge und Möglichkeiten sollen das Leben für unser Ego angenehmer, luxuriöser, sicherer und vor allem auch glücklicher machen.

Neben der verstandesorientierten gibt es auch noch die emotionale Version der Matrix. Bei den Menschen, die in dieser Art der Matrix leben, dreht sich viel um Gefühle und Emotionen. Weil sie sich sehr mit diesen Empfindungen identifizieren, sind sie oft genauso in einer scheinbar persönlichen Matrix gefangen wie die Menschen, die sich eher mit dem Verstand identifizieren.

Allgemein hat unsere Verstandes- und Körperkultur zu einer Hochblüte des Egokults geführt, weil die Identität des Egos stark auf Gedanken und Gefühlen aufbaut. Wie unser Verstand diese Identität konstruiert, werden wir noch genauer unter die Lupe nehmen. Jedenfalls geht es überall, egal ob in der Bildung, im Job, in der Familie oder in den sozialen Medien, immer wieder darum, dass unser Ego gut dastehen und sich bestätigt, besonders, zugehörig oder möglichst angenehm und sicher fühlen soll. Wir tun und kaufen unendlich viel in der Hoffnung, dadurch als scheinbare Person, als Ich glücklich zu werden.

Unabhängig davon, welche Version der Matrix wir erfahren, liegen dahinter meist ungelöste Traumata und Verletzungen. Wir leben in einer traumatisierten Kultur. Weil wir die Kraft des heilenden Bewusstseins noch nicht nutzen, geben wir seit vielen Generationen nicht nur immer wieder ähnliche Muster, Verletzungen oder Konditionierungen an unsere Kinder weiter, sondern auch unsere ungelösten Traumata.

Es ist wunderbar, dass wir die wohl erste Generation seit vielen hundert Jahren sind, die die Möglichkeit hat, aus diesen alten Kreisläufen auszubrechen, innerlich tief zu heilen und dadurch immer liebevoller und befreiter mit unseren Kindern umzugehen.

Wenn das Licht des Bewusstseins beginnt, stärker in unser Leben zu leuchten, dann wird uns bewusst, dass wir den ganzen Tag und manchmal auch noch in der Nacht mit einer riesigen Flut an Gedanken und Bewertungen konfrontiert sind. Weil wir uns damit innerhalb der Matrix automatisch identifizieren, führt das dazu, dass sich unser Leben immer wieder eng, mangelhaft und leidvoll anfühlt – je nachdem, was im Kopf gedacht wird. Innerhalb der Matrix fokussiert unsere Aufmerksamkeit meist automatisch auf Gedanken über die Vergangenheit oder über eine vorgestellte Zukunft. Wirklich im Jetzt oder in der Gegenwart können wir erst auf der Ebene des Bewusstseins leben. Je mehr wir unser Bewusstseinspotenzial leben, desto klarer erkennen wir zudem, dass es überhaupt keinen Sinn macht, so viel zu besitzen, zu konsumieren, in elektronische Geräte zu starren oder Wissen anzuhäufen, wenn es gleichzeitig in unserem Inneren kaum Raum gibt, um die Schönheit des Lebens zu erkennen und zu genießen. Kaum Raum auch für bedingungslose Liebe, für Verbundenheit, Mut, Lebensfreude, Humor, Dankbarkeit oder Verletzlichkeit. Wenn wir uns selbst im Leben nicht den Rückhalt und die Präsenz schenken können, die alle unsere bisher ungeliebten Anteile zur inneren Heilung so sehr benötigen. Wir erkennen dann auch, wie oft wir uns noch an Erwartungen und Urteilen anderer orientieren, um brav und angepasst ein Leben zu führen, mit dem wir hoffentlich niemanden vor den Kopf stoßen. Wir haben den Verstand beauftragt, die Egobedürfnisse nach Sicherheit, Kontrolle und Bestätigung ins Zentrum unseres Lebens zu stellen, aber im Erwachen wird uns bewusst, dass wir dafür unsere Lebendigkeit, Freiheit und Offenheit geopfert haben.

Solange wir glauben, das Ich unserer Wahrnehmung zu sein, versuchen wir möglichst allen unangenehmen Erfahrungen auszuweichen und schränken uns dadurch immer mehr ein. Dann basieren viele unserer Handlungen auf Ängsten oder einem inneren Mangelzustand, was wiederum zu noch mehr Ängsten und Mangelerfahrungen führt. Denn Handlungen aus dem Mangel erzeugen noch mehr Mangel. Für viele Menschen fühlt es sich deshalb so an, als wären sie wirklich gefangen innerhalb der eigenen Sicht auf sich selbst und die Welt.

Aber je klarer wir erkennen, wie sehr wir uns selbst abgetrennt, blockiert und angepasst haben, desto motivierter sind wir, uns zu befreien. Dieses Erkennen ist allerdings erst dann möglich, wenn in uns das Potenzial des Bewusstseins erwacht! Denn Bewusstsein ist die einzige Kraft, die es möglich macht, die Matrix zu durchschauen und zu überwinden!

Erwachen heißt, über den Wahrnehmungsrahmen hinauszugehen

Was werden wir in hundert oder in tausend Jahren rückblickend über die aktuellen Entwicklungen in unserer Kultur sagen?

Werden wir dann von einer Zeit der epochalen Wende, von einer Revolution des Bewusstseins sprechen?

Werden wir voller Dankbarkeit zurückblicken, weil die Menschheit damals sozusagen in letzter Minute noch die Kurve gekriegt hat, indem sie sich endlich erlaubt hat, ihr wahres Potenzial zu nutzen?

Welch ein Geschenk, dass wir alle jetzt diesen entscheidenden Schritt mitgehen können. Die alte Welt lebt in uns allen – als Wahrnehmungsrahmen oder Matrix. Aber genauso ist in uns allen auch schon die neue Welt angelegt und sie erwacht in einer rasch wachsenden Zahl an Menschen.

Innerhalb der Matrix leben wir nicht im Einklang mit dem Lebensfluss, sondern sind immer wieder mit Kämpfen, Flüchten oder Festhalten beschäftigt. Dadurch fühlen wir uns auch oft abgetrennt, unsicher, kraftlos oder überfordert. Solange wir nicht aus der Kraft des Bewusstseins mit dem Leben mitfließen, erfahren wir das Leben immer wieder als sehr anstrengend. Aus diesem Leiden heraus wächst in uns jetzt rasch die Bereitschaft, nach innen zu schauen und unsere bisherige Art zu leben grundlegend zu reflektieren. Das Bewusstsein wird stärker und lässt uns immer klarer erkennen, wie wir unser Leiden selbst erschaffen.

Grundsätzlich gilt, dass wir, solange wir das Leben noch als leidvoll und anstrengend erfahren, solange wir uns mangelhaft, einsam oder gefangen fühlen, fest in automatisierten Gedankenschlaufen, Bildern und Vorstellungen der Matrix stecken.

Wir leiden nie am Leben, so wie es ist, sondern immer an den Interpretationen, Vorstellungen, Erwartungen und Bewertungen des Gehirns darüber.

Wenn die Kraft des Bewusstseins in uns stärker wird, erkennen wir, dass unser Leiden daraus entsteht, und beginnen aus diesem mentalen Rahmen auszusteigen.

Der gewohnte Wahrnehmungsrahmen hatte bisher auch den Zweck, uns ein Gefühl von scheinbarer Sicherheit und Kontrolle in dieser vergänglichen Welt zu geben. Darüber hinauszugehen löst deshalb in vielen Menschen zunächst auch Angst aus. Aber wenn wir müde genug sind vom gewohnten Leiden und Gefangensein, haben wir die innere Kraft und Entschlossenheit, uns diesen Ängsten zu stellen und ungeachtet davon weiterzuschreiten, zu fragen und zu forschen. Dann erkennen wir immer klarer, dass nichts Wirkliches je bedroht werden kann und dass die Matrix uns nie wahre Sicherheit und Zuflucht zu schenken vermag.

Das wachsende Bewusstsein weckt den Impuls nach einer wirklichen Veränderung in uns, getragen von einer tiefen Sehnsucht nach mehr Tiefe und Lebensfreude. Bis jetzt haben die meisten Menschen an diesem Punkt noch innerhalb des bekannten Rahmens ihrer Wahrnehmung nach einer Veränderung gesucht. Wir haben beispielsweise versucht, die äußeren Umstände zu verändern, positiver zu denken, unsere scheinbare Persönlichkeit zu optimieren, Minderwertigkeitsprobleme zu überwinden oder unsere Partnerin, unseren Partner in Richtung unserer Erwartungen zu verändern. Wir haben das versucht, was Joe Dispenza als „Materie versucht Materie zu verändern" bezeichnet. Aber jetzt wächst in uns Menschen die Bereitschaft, vollständig aus dem scheinbar persönlichen Leben mit seinem Überlebensmodus und der Angstmatrix auszubrechen. Wir beginnen den ganzen Rahmen infrage zu stellen, weil wir ganz einfach zu müde sind von der stetigen Suche im Außen, von den vielen Ängsten und vom Kampf mit dem Leben. Alle alten Strukturen, Dogmen und Grundannahmen geraten ins Wanken oder wurden bereits tief erschüttert. Gleichzeitig wird immer offensichtlicher, dass es innerhalb unserer herkömmlichen Matrix keine Sicherheit und höchstens kurzfristiges Glück geben kann. Wenn solche Erkenntnisse unser bisheriges Funktionieren ins Wanken bringen, dann hat das Erwachen der Bewusstseinskräfte in uns schon voll eingesetzt.

Revolution des Bewusstseins: Ungenutztes Potenzial zulassen

Ich erlaube mir, in diesem Moment vollständig Frieden zu schließen mit allem, was das Leben innerhalb der Matrix gebracht hat. Alles darf genau so da sein.

Denn ich bin jetzt bereit, mich innerlich neu auszurichten und weit über meine bisherige Lebensmatrix hinauszugehen. Ich ermächtige die Kraft des Bewusstseins in mir, alle Energie und Aufmerksamkeit aus der bisherigen Matrix meines Lebens mit den scheinbaren Problemen, Sorgen und meiner Ich-Geschichte abzuziehen. Gleichzeitig richte ich jetzt innerlich den Fokus der Aufmerksamkeit vollkommen neu auf absolute Befreiung, auf innere Fülle und Heilung, auf Tiefe, Bewusstsein und Frieden aus.

Möge sich jetzt das grenzenlose Potenzial meines Bewusstseins entfalten und mich vollständig aus allen bisherigen Verstrickungen und Missverständnissen befreien!

Danke!

2
Bewusstsein in deine inneren Beziehungen fließen lassen

Im Erwachen braucht nicht das Neue oder Unbekannte unsere spezielle Aufmerksamkeit, sondern das Gewohnte und scheinbar Selbstverständliche.

Das persönliche Leben als Schauspiel erkennen

Das Ich und die ganze Matrix, in der es scheinbar lebt, sind wie eine Theateraufführung des Verstandes, der wir in jedem Moment als Zuschauer beiwohnen können. Aber die Rolle, die wir in diesem Theaterstück zu übernehmen gelernt haben, ist nicht das, was wir wirklich sind! Weil das Theaterstück sich enorm real anfühlt und uns oft schon viele Jahre vollkommen in den Bann gezogen hat, macht es Sinn, die einzelnen Bausteine dieses Schauspiels mit Bewusstsein tief zu erforschen und dadurch innerlich immer mehr die Verstrickungen mit dieser scheinbar persönlichen Matrix aufzulösen. Bis wir wieder Zugang zu der Ebene hinter dem Theaterstück finden, die jederzeit in vollkommener Fülle, Liebe und Freiheit präsent ist.

Dass die Matrix unseres scheinbar persönlichen Lebens nicht wirklich real ist, zeigt sich auch darin, dass wir uns mehr oder weniger darin gefangen fühlen und dass es immer wieder Menschen gibt, die sich daraus befreien und wieder zurückfinden zu echter Lebensfreude, bedingungsloser Liebe und Verbundenheit. Je weniger wir im aktuellen Moment des Lebens unser Bewusstseinspotenzial leben, desto verstrickter und gefangener erfahren wir unser Dasein. Und je mehr wir unser Bewusstseinspotenzial jetzt leben, desto freier, leichter und verbundener fühlt sich unser Leben an.

Wir sorgen uns um die Person, die wir zu sein glauben, wir verteidigen sie und möchten, dass sie vor anderen gut dasteht. Aber dieses Ich ist erlernt und bildet sich erst dadurch, dass wir uns mit dem Körper, den Gedanken, der scheinbaren Geschichte und dem Namen identifizieren, der für uns ausgewählt wurde. Es ist eine unglaubliche Befreiung zu erkennen, dass wir dieses Ich nie waren. Alle Sorgen, Ängste und Handlungen rund um diese scheinbare Person fallen dann weg. Eine tiefe Entspannung durchströmt unser gesamtes System. Wir erlauben uns, das kleine, bedürftige Ich dem wahren Selbst zu übergeben, dem in uns, was die ganzen Aktivitäten rund um das Ich in jedem Moment beobachtet.

Wenn etwas „mir" gehört oder „meins" wird

Der Kitt für unsere erlernte Identität und für die gesamte Matrix ist Identifikation. Unter Identifikation versteht man den Prozess, in dem innere und äußere Formen (Gedanken, Bilder, Gefühle, Erfahrungen, Dinge, Menschen, Besitz) vom Gehirn als „mein" interpretiert werden (von lateinisch *identitas*, „Wesenheit", und *facere*, „machen"). Das Gehirn konstruiert eine Identität aus Dingen, Konzepten oder Menschen, an die es sich bindet. Die Identifikation ist ein typisches Merkmal der herkömmlichen Art, wie unsere Wahrnehmung programmiert wird.

Durch die Identifikation haben wir gelernt, uns als eine Person zu erfahren, die in einer Welt von getrennten Objekten und anderen Personen lebt und darin Erfahrungen macht. All das wird automatisch als persönliche Erfahrung eines scheinbaren Ichs wahrgenommen. Identifikation ist das wohl wesentlichste Element unserer Matrix. Wenn unsere Identifikationen wegfallen, löst sich nicht nur unsere scheinbar persönliche Identität auf, sondern auch gleich der gesamte erlernte Wahrnehmungsrahmen.

Dein Ich ist nicht dein wahres Selbst

Wenn wir „ich" sagen, dann meinen wir normalerweise den Körper sowie die Fähigkeiten, Eigenschaften, Werte und vielen anderen Dinge, mit denen wir uns zu identifizieren gelernt haben. Auch mit Gedanken, Gefühlen und Sinneserfahrungen identifizieren wir uns. Aus all diesen Identifikationen bildet das Gehirn unsere scheinbare Persönlichkeit oder Identität.

Aufgrund unserer Vorbilder ist es für die meisten von uns sehr einfach, uns mit eigentlich vollkommen unpersönlichen und neutralen Dingen zu identifizieren. Das kann eine Fußballmannschaft, eine Figur in einem Film oder einem Computerspiel, ein Musikstar, eine Meinung oder Überzeugung, ein Kleidungsstück oder eine Marke und vieles andere mehr sein. Das Ich oder das Ego, das aus diesen Identifikationen entsteht, ist an sich weder positiv noch negativ. Es ist einfach nicht unser wahres Selbst und dadurch notwendigerweise begrenzt und ohne Zugang zu unserer wahren Kraft, Intuition und inneren Fülle.

Ein Baby hat noch keine Vorstellung davon erlernt, wer oder was es ist. Sein Gehirn ist vor allem Lernen wie eine leere Festplatte ohne Identifikationen und damit auch ohne ein „Ich-Programm". Es mag sein, dass es bestimmte karmische Verstrickungen mitgebracht oder auch Ahnenthemen übernommen hat, aber ansonsten identifiziert es sich noch nicht längerfristig und bleibt so innerlich weitgehend frei. Bis zum Alter von ungefähr achtzehn Monaten kennen die meisten Babys und Kleinkinder noch kein Ich und kein Selbstbild, sie haben auch noch nicht gelernt, sich als getrennte Person zu erfahren, sie sind einfach. Und weil sie die Matrix noch nicht installiert haben, kennen sie auch noch keine mentalen Begrenzungen. Dennoch oder vielleicht sogar deshalb findet in dieser Zeit vor dem Erlernen der identifizierten Identität unglaublich viel Lernen statt. Dies zeigt klar, dass für Lernprozesse kein Ich nötig ist. Ursprünglich sind Lernprozesse somit unpersönlich. Auch Entscheidungen und Handlungen geschehen einfach und mühelos schon vor der Entstehung dieses Ich-Konzepts. Erst kurz vor dem zweiten Lebensjahr beginnt ein kleines Kind, sich mit dem Körper, dem Namen und vielen anderen Dingen zu identifizieren, wodurch sich die Matrix aufzubauen beginnt. Bis zum Erwachsenenalter hat sich der Prozess der Identifikation vollständig automatisiert. Er läuft in jedem Moment zuverlässig und unbewusst ab, ohne dass wir dafür irgendetwas aktiv tun müssten. Im Gegenteil ist Bewusstsein nötig, damit wir uns **nicht** automatisch identifizieren!

Dein wahres Selbst kann nicht verstanden oder beschrieben werden. Es ist vor aller Erziehung und allem Lernen, vor allen Identifikationen und Missverständnissen immer schon da und bleibt auch unerschütterlich, wenn du diesen Körper irgendwann zurücklässt.

Woraus sich unsere scheinbare Identität aufbaut

Wir haben gelernt, uns mit dem Aussehen, mit Erfolg oder Misserfolg genauso zu identifizieren wie mit Problemen, Sorgen, Diagnosen oder Krankheiten. Es gibt kaum etwas, das wir nicht persönlich nehmen können, um daraus eine scheinbare Identität zu schaffen. Das hatte bisher große Auswirkungen auf unser Leben, weil all das scheinbar Persönliche sich jederzeit wieder verändern oder ganz wegfallen kann. Aber es gibt kein Ich, das sich identifiziert, sondern erst durch die Identifikation bildet sich das Konstrukt der Egoidentität. Durch die Identifikation mit bestimmten Inhalten unserer Wahrnehmung bildet sich aus diesen „Objekten“ ein Ich, von dem wir glauben, es sei unsere Identität.

Wenn ein Mensch sich beispielsweise mit wissenschaftlichen Konzepten und Theorien identifiziert, dann bauen sein Selbstgefühl und sein Selbstwert auf „seinem“ großen Wissen auf. Wenn dieses Wissen infrage gestellt wird oder wenn jemand ganz andere Theorien vertritt, dann fühlt sich das an wie ein persönlicher Angriff.

Eltern können sich mit dem Erfolg oder mit besonderen Fähigkeiten ihres Kindes identifizieren. Ihr Kind hat dann die Aufgabe, den Selbstwert der Eltern durch seine Leistungen oder seine speziellen Fähigkeiten zu stärken. Dadurch ist es nicht mehr frei, wirklich seine Berufung zu finden und unbelastet seinen Weg des Herzens zu gehen.

Viele Menschen unserer Kultur wurden als Kinder dann mit Liebe belohnt, wenn sie etwas geleistet oder das erreicht hatten, was von ihnen erwartet wurde. Unser Leben kann dann vielleicht zu einem stetigen Wettlauf werden, in dem wir immer noch mehr leisten und erreichen müssen, um uns als wertvolles oder liebeswertes Ich zu erfahren. Auch unsere Ernährungs- oder Beziehungsformen können Teil unserer scheinbaren Identität werden, die wir dann immer wieder präsentieren, verteidigen oder stärken müssen.

Ebenso können wir uns mit Fähigkeiten oder Eigenschaften wie beispielsweise Klugheit oder Schönheit identifizieren. Wenn vielleicht durch einen Unfall oder im Alter plötzlich die Gehirnleistung nachlässt, wenn die Schönheit sich wandelt oder wenn das Image der erfolgreichen und leistungsstarken Person nicht mehr aufrechterhalten werden kann, dann fallen viele dieser Menschen in eine tiefe Sinnlosigkeit, Leere oder Depression, die unter der Egofassade immer darauf wartet, endlich in den Heilraum des Bewusstseins eintreten zu dürfen.

Natürlich ist es auch möglich, sich mit der Vorstellung zu identifizieren, dass man schon deutlich bewusster oder „weiter“ ist als andere Menschen. Unbewusst trennen wir uns durch dieses spirituelle Ego aber genauso von unserem wahren Selbst und von anderen Menschen ab. Wir verstricken uns auch dadurch wieder in der alten Matrix des Mangels und der Angst, auch wenn es für Außenstehende vielleicht so wirkt, als wären wir ein sehr befreites oder bewusstes Ich.

„Ich" heißt aber immer Verwirrung, Trennung und Leiden, ganz egal ob es aus Identifikationen mit Dingen oder mit spirituellen Fähigkeiten beziehungsweise Erfahrungen besteht.

Allgemein gilt: Den Gedanken, Dingen, Menschen oder Eigenschaften, mit denen wir uns identifizieren, geben wir Macht über unser Wohlbefinden. Solange wir uns beispielsweise stark mit Gedanken und Gefühlen identifizieren, erfahren wir das Leben als ein stetes Wechselbad. Es gibt Tage, an denen wir uns frei, glücklich, leicht und voller Energie fühlen. An anderen Tagen hängt unsere Aufmerksamkeit in starken Selbstzweifeln oder Ängsten fest, sodass sich unser Dasein eng und gefangen anfühlt. Solange wir identifiziert sind, verändern sich unser Energielevel und unsere Stimmung enorm, je nachdem wie positiv und stabil sich das zeigt, worauf unsere scheinbare Identität aufbaut. So lange fühlt es sich so an, als würde unser Wohlbefinden vollkommen von äußeren Faktoren, von Gedanken oder Gefühlen gesteuert. Wir erfahren uns als eine Art „Opfer der Umstände" und können nur hoffen, dass wir „Glück" haben und uns das Leben angenehme Erfahrungen und positive Gedanken schickt. Dabei haben wir selbst den Dingen und Erfahrungen so viel Macht über unser Identitätsgefühl abgegeben. Es ist jederzeit möglich, die Ebene zu wechseln und weit über dieses Ich hinauszugehen.

Wie die identifizierte Wahrnehmung beginnt

Weil unsere erwachsenen Vorbilder fast alle stark identifiziert waren, haben wir als Kinder gelernt, uns auf ähnliche Weise ebenfalls eine Identität zuzulegen. Zudem wirkt die Ich-Rolle auch als ein Überlebens- und

Schutzprogramm. Weil viele Menschen in ihrer Kindheit mehr oder weniger intensive traumatische Erfahrungen gemacht haben, versucht der Verstand seither, ähnliche Erfahrungen zu vermeiden – das ist vielleicht sogar die eigentliche Wurzel für die Entstehung der Ich-Rolle. Identifikation geschieht wohl also mit dem Ziel, beispielsweise in Dingen, Menschen und Mustern vermeintliche Sicherheit zu finden. Weil die meisten erwachsenen Bezugspersonen nicht gelernt haben, ihren Emotionen und Gefühlen mit Bewusstsein und liebevollem Raum zu begegnen, fehlt ihnen diese Fähigkeit auch in Bezug auf intensive Gefühle ihrer Kinder. Die Kinder ihrerseits haben daraus gelernt, ihr Innenleben genauso als Bedrohung zu erfahren wie ihre Eltern, und ihre Aufmerksamkeit und ihre Identität durch Identifikation nach außen verlagert. Die Identität, die ihr Gehirn so konstruiert hat, soll ihnen für die Ich-Rolle möglichst viel Verbundenheit, Anerkennung, Kontrolle oder Zugehörigkeit geben. Der Wechsel vom Lebensmodus in den Überlebensmodus hat stattgefunden. Fortan dreht sich alles um das Ich. Es ist wie eine Art Spiel, wobei wir vergessen haben, dass wir dieses Ich nur spielen und nicht wirklich sind!

Im identifizierten Überlebensmodus der Matrix dreht sich alles um das Ego. Weil dessen Identität auf Aspekten wie Wissen, Besitz, Bestätigung, Überlegenheit oder Besonderheit aufbaut, ist es scheinbar ständig in Gefahr. Denn sobald im Außen oder Innen etwas ins Wanken gerät, mit dem eine Identifikation besteht, scheint das Überleben der Person, die wir zu sein glauben, bedroht. Wir verteidigen deshalb Meinungen, Empfindungen oder auch Dinge, mit denen wir uns identifiziert haben, weil es sich so anfühlt, als wären sie wirklich Teil unserer Identität. Dass unser Ego sich zudem aus Gewohnheiten, Wissen, Mustern, Überzeugungen oder Besitz zusammensetzt, ist heikel. Denn aufgrund der Identifikation damit beginnen wir auch sie zu verteidigen. Immer dann, wenn etwas scheinbar bedroht ist, mit dem wir uns identifiziert haben, werden wir innerlich eng, trennen uns ab und fühlen uns bedroht. Spätestens dann sehen wir vor lauter Bäumen den Wald nicht mehr und jegliches Raumbewusstsein scheint komplett verschwunden.

Wenn noch dazu unsere scheinbare Identität auf den Problemen in unserem Leben, auf erlernten Opferhaltungen oder gar Krankheiten aufbaut, dann beginnen wir auch diese leidvollen Dinge festzuhalten und zu verteidigen. Das Identitätsgefühl des Ichs baut sich dadurch auf Leiden und Unglücklichsein auf – das fortan scheinbar ganz normal zum Leben dazugehört. Gleichzeitig beginnen wir Bewusstsein, Freiheit und wirklich bedingungslose Liebe zu fürchten, weil unser scheinbares Ich sich davon bedroht fühlt.

Deine Identifikationen erforschen

Wer war ich, bevor ich mich mit irgendetwas identifiziert habe?

Wer wäre ich, wenn meine Identifikationen wegfallen würden?

Wenn ich beispielsweise aus irgendeinem Grund alles vergessen würde, sogar meinen Namen?

Würde ich dann sterben?

Wer bin ich wirklich?

Bewusstsein ermöglicht uns, das Streben nach Identifikation in uns zu beobachten. Wir können erkennen, wo und wie etwas in uns sich verstrickt und wovon wir unser Identitätsgefühl bisher abhängig gemacht haben. Weiter hilft uns das Bewusstsein tief zu erkennen, dass alle Identifikationen vollkommen unpersönlich sind, was enorm befreiend wirken kann. Die scheinbare Person löst sich dadurch immer mehr auf und ein wohliges Gefühl der Weite, Klarheit und Präsenz bleibt. Vielleicht fühlt es sich manchmal auch einfach nur leer an, wenn erkannt wird, dass da niemand ist. Dieser Leere innerlich auch liebevoll Raum zu geben und sie durch keine neuen Verstrickungen zu ersetzen ist ein wesentlicher Schritt in die Freiheit.

Wenn du die Kraft des Bewusstseins jetzt auf dein bisheriges Leben innerhalb der Matrix richtest, kannst du vielleicht auch die Tendenz beobachten, etwas zu verteidigen oder zu beschützen, das bis jetzt zu deinem scheinbaren Ich gehört hat, und möglichst allem auszuweichen, was diesem Anteil in dir Angst macht. Es kann aber auch sein, dass du eher mit einem Anteil identifiziert warst, der erfolgreich, leistungsstark oder mutig sein wollte. Dann warst du wohl sehr damit beschäftigt, erfolgreich zu bleiben, noch erfolgreicher zu werden und möglichst keine Angst oder Schwäche zuzulassen. Vielleicht hast du dich mit inneren Anteilen identifiziert, die sich als klein, unsicher und ängstlich erfahren, sodass du dich immer wieder als kleines, unsicheres und ängstliches Ich erlebt hast. Egal womit diese Verstrickungen bestehen, immer wenn es Identifikation gibt, fließt ein großer Teil deiner Lebensenergie in den Erhalt und das Optimieren dieser Aspekte, die scheinbar dein Ich ausmachen. All das ist äußerst aufwendig und geprägt von sehr vielen Rückschlägen oder Enttäuschungen, von denen wir uns dann stets persönlich betroffen fühlen. Der wohl größte Teil unserer Lebensenergie ist deshalb bisher in diese Prozesse rund um das Überleben unseres Egos geflossen. Und die Identifikationen sind die Grundlage für das Gefühl der Abtrennung, für unser Leiden und den Kampf mit dem Leben. Deshalb kann es zwar ein lustiges Spiel sein, dieses Ich zu optimieren, positiv umzuprogrammieren oder therapeutisch zu verbessern, aber es führt nicht in die Freiheit, weil Freiheit erst dann automatisch erfahren wird, wenn die Identifikationen wegfallen. Die Identifikation ist die Grundlage des Leidens, nicht einzelne Dinge, Schwächen, Probleme oder Mängel, mit denen eine Identifikation besteht.

Und wir leben in einer Zeit, in der immer mehr Bewusstsein in all diese inneren und äußeren Verstrickungen und Missverständnisse fließt. Das Licht des Bewusstseins befreit uns jetzt schrittweise wieder aus allen Identifikationen der Matrix und lässt uns zurückfinden zu unserem wahren, leuchtenden Selbst.

Wohin fließt deine Energie?

Identifikation bedeutet, dass wir uns nicht mehr als das erfahren, was wir wirklich sind, sondern als das, womit wir uns identifiziert haben. Einzig Bewusstsein und nicht irgendetwas, das wir kaufen, erreichen oder besitzen können, ist die Quelle für wahres Glück, Kraft oder Energie. Außerdem ist es die Basis für das Erfahren von innerer Fülle, Liebe, Klarheit und Vertrauen. Durch die Identifikation scheinen wir den Kontakt zu dieser Quelle in uns zu verlieren und wir beginnen im Außen das zu suchen, was natürlicherweise in uns da ist. Aufgrund der trennenden Identifikationen gelingt es uns auch nicht mehr, uns über die innere Verbindung mit dem wahren Selbst energetisch aufzuladen. Dadurch geschieht einerseits ein starker Energieabfall, den wir in der Folge über äußere Dinge zu kompensieren versuchen. Andererseits bewirken die Identifikationen, dass wir in der äußeren Welt viel zu verlieren und zu verteidigen haben, was eine große Quelle für den Stress in unserem Leben darstellt. Diese Stressreaktionen führen dazu, dass wir uns immer wieder in Flucht-Kampf-Mustern oder eben im Überlebensmodus befinden. Dies schadet unserer Gesundheit und führt dazu, dass wir uns immer wieder angespannt, in Alarmbereitschaft und freudlos fühlen.

Durch die fehlende Energie und den Stressmodus können wir kaum je erkennen, was für uns wirklich wesentlich im Leben ist. Wir bleiben gefangen in der automatischen Suche nach Glück im Außen und im Kampf mit oder auf der Flucht vor allem, was unsere Identifikationen bedroht.

Überleben ist nicht leben und deshalb auch nicht wirklich beglückend und sinnerfüllt.

Das Überlebensprogramm des Ichs basiert auch auf der Unfähigkeit, bewusst mit Gedanken, Gefühlen und anderen Erfahrungen umgehen zu können. Wenn wir uns aus der Matrix des scheinbar persönlichen Ichs befreien möchten, dann besteht ein erster zentraler Schritt deshalb darin, die Kraft des Bewusstseins zu nutzen, um mit diesen Erfahrungen wirklich liebevoll und befreit umgehen zu lernen.

Deine inneren Beziehungen

Sobald wir am Morgen aus dem nächtlichen Schlaf aufwachen, beginnen wir auch die ersten Sinnesreize wahrzunehmen. Die Wärme der Decke beispielsweise oder den Gesang der Vögel vor dem Fenster, das Geräusch eines vorbeifahrenden Autos. Ein Gefühl der Frische oder Müdigkeit im Körper. Vielleicht tauchen auch schon die ersten Gedanken auf über das, was wir heute erledigen sollten, über die Beziehungsprobleme, die wir haben, oder über etwas anderes. Alle diese Erfahrungen oder Empfindungen gelangen als Sinnesreize zu uns und wir können nicht anders, als in irgendeiner Form damit in Beziehung zu treten. Man könnte also sagen, dass wir nicht nur äußere Beziehungen zu anderen Menschen, Dingen oder der Umwelt leben, sondern auch innere Beziehungen zu Gefühlen, Gedanken, Bedürfnissen oder anderen inneren Anteilen.

Unsere inneren Beziehungen unterscheiden sich enorm, je nachdem, ob wir mit dem identifiziert sind, was da ist, oder ob wir uns als Bewusstsein erfahren.

Solange wir Gedanken und Gefühlen nicht mit Bewusstsein begegnen, erscheinen sie uns automatisch als persönlich – das heißt, **innerhalb der Matrix** identifizieren wir uns damit. Wir nehmen sie dann als **meine Gedanken**, als **meine Angst**, **mein Problem**, **mein Gefühl** oder **meine Erfahrung** wahr.

Aber bin ich diese Gedanken, die sich ständig verändern?

Bin ich irgendwelche Eigenschaften und Fähigkeiten, die alle auch jederzeit wegfallen können?

Bin ich die Gefühle, die sich immer wieder wandeln?

Bin ich dieser Körper, der sich ständig verändert und erneuert?

Hat man mir nicht einfach gesagt, dass ich das bin, und ich habe es geglaubt?

Durch die Kraft des Bewusstseins erkennen wir, dass sowohl **Gedanken als auch Gefühle und andere Erfahrungen unpersönliche Gäste oder Besucher** sind. Sie tauchen einfach in uns auf, aber es sind nicht meine Ängste, sondern einfach Ängste, es sind nicht meine Gedanken, sondern nur Gedanken, und es sind auch nicht meine Gefühle, sondern einfach Gefühle, die da sind. Auch alle Sinneserfahrungen sind Erfahrungen, die auftauchen, eine gewisse Zeit dableiben und irgendwann wieder vergehen.

Mit der Kraft unseres Bewusstseins zu erkennen, dass alle Erfahrungen einfach Besucher sind, ist ein absolut entscheidender Schritt auf dem Weg zur Befreiung aus der Matrix.

Denn solange unsere inneren Besucher als persönlich erfahren werden, haben sie natürlich einen großen Einfluss auf unser Wohlbefinden. So lange fühlt es sich so an, als würde unser Glück oder Unglück wirklich davon abhängen. Wenn beispielsweise negativ bewertete Gefühle in uns auftauchen, geht es uns schlecht, wir identifizieren uns dann vielleicht mit unbewussten Mustern, die Widerstand gegen die Erfahrung leisten, oder auch mit Flucht- oder Kampfstrategien, um dieser unerwünschten, scheinbar persönlichen Erfahrung zu entkommen. Innerhalb der Matrix erleben wir herausfordernde Erfahrungen und Empfindungen als eine Art persönlichen Angriff auf unser Ego und unser System reagiert darauf automatisch mit Flucht- oder Kampfmustern, vielleicht sogar mit einem Totstellreflex.

Revolution des Bewusstseins: Jenseits des Persönlichen

Wir haben gelernt, Gedanken, Gefühle und andere Erfahrungen persönlich zu nehmen.

Aus den Inhalten der Wahrnehmung wird unsere scheinbare Identität.

Für uns ist es dann selbstverständlich, traurig zu sein, wenn in uns ein Gefühl von Traurigkeit auftaucht. Ebenso erscheint es uns unumgänglich, dass wir ängstlich sind, wenn in uns ein Gefühl von Angst auftaucht.

Wenn Sorgen auftauchen, sagen wir: Ich bin besorgt.

Unsere Stimmung spiegelt uns, worauf wir uns eingestimmt und womit wir uns identifiziert haben.

Wir bezeichnen uns als nachdenklich, wenn viele Gedanken zu Besuch sind.

Erinnerungen tauchen auf – und unsere Präsenz wird weggezogen vom jetzigen Moment in eine scheinbar persönliche Vergangenheit.

Wir sprechen von meinem Geld, meinem Wissen, meiner Freundin. Dabei ist es einfach Geld, Wissen und Freundin.

Unser Leben wird so viel leichter, freudvoller und weiter, wenn wir es nicht mehr persönlich nehmen.

Das Ich, das all das scheinbar erfährt, fühlt und denkt, entsteht erst durch die Identifikation mit den aktuellen Erfahrungen und Empfindungen. Davor sind da einfach Gedanken oder Gefühle zu Besuch, die beobachtet werden.

Schenke den inneren Besuchern den Raum deines Bewusstseins, aber nicht deine Identität!

Wenn du dich wieder als bewussten Raum für alle unpersönlichen Erfahrungen erkennst, dann bleibst du verankert an einem Ort, der frei ist von der wahrgenommenen Welt.

Ein Fisch, der an der Oberfläche schwimmt, ist den Wellen ausgeliefert. Erlaubt er sich, in die Tiefe des Ozeans zu tauchen, dann wird es still und die Wellen vermögen nicht mehr bis zu ihm vorzudringen.

Mein Sein ist nicht das, was an Gedanken, Gefühlen oder Erfahrungen in mir auftaucht.

Mein Sein ist das, was das ganze Ich-Schauspiel liebevoll und mitfühlend beobachten kann.

Vollkommen präsent und frei von allen Dramen des Lebens.

Die grenzenlose Stille.

Wie sich deine inneren Beziehungen im Außen spiegeln

In unseren Beziehungen zu anderen Menschen und zum Leben allgemein spiegelt sich unmittelbar, wie wir mit Empfindungen, Gedanken und anderen Aspekten in uns umgehen.

Jede Trennung, die du vielleicht in der äußeren Welt noch wahrgenommen hast, ist ein Ausdruck der inneren Abtrennung und Verstrickung. Wenn die inneren Beziehungen befreiter, bewusster und liebevoller werden, das heißt, wenn unser Bewusstseinspotenzial erwacht, dann beginnt ein Mitfließen, ein Einfügen und Einklang mit dem Leben. Alle Beziehungen, die in dir heilen, führen zu mehr Frieden, Klarheit und Verbundenheit in deiner äußeren Welt. Außerdem eröffnet sich dir durch die Heilung der inneren Beziehungen ein Zugang zu echter Selbstliebe, Klarheit und natürlicher Autorität.

Wenn die Kraft des Bewusstseins in deine inneren Beziehungen fließt, erlebst du dich als viel stärker verbunden oder eingebettet im Leben und kannst dich mit zunehmendem Vertrauen dem öffnen, was das Leben dir bringt. Identifizierte innere Beziehungen wirken wie Wolken oder Nebel an unserem inneren Himmel, sodass du dadurch oft die Sonne und den blauen Himmel dahinter nicht sehen kannst. Wenn deine inneren Beziehungen bewusster werden, dann erkennst du immer klarer, dass deine bisherige Identität nicht das ist, was du wirklich bist, und du findest Zugang zur Sonne und zum blauen Himmel deines wahren Selbst.

Revolution des Bewusstseins: Dein wahres Selbst

Viele Jahre habe ich mich verstrickt und identifiziert. Beispielsweise mit Gedanken oder Gefühlen. Mit der Ich-Geschichte, mit Dingen, anderen Menschen oder dem Körper. Wie die Tentakelarme eines Tintenfischs haben sich diese Verstrickungen ausgebreitet.

Jetzt bin ich aber bereit, wieder vollkommen frei von einer scheinbar persönlichen Identität zu sein. Hiermit ziehe ich die Tentakelarme wieder zurück aus allen Verstrickungen und Identifikationen. Ich hole gleichzeitig die Kraft, Energie und Aufmerksamkeit meines wahren Selbst wieder in meine Mitte zurück.

Ich verankere mich im Einfach-Sein.

Bewegungslos, in grenzenloser Stille.

3
Erkenne und entfalte deine Bewusstseinskräfte

Die grenzenlose Dimension in dir

Es ist eine sternenklare Sommernacht. Du liegst ausgestreckt auf der noch warmen Erde und blickst in die unendliche Weite des Nachthimmels. Unzählige Lichtpunkte funkeln im grenzenlosen dunklen Raum. Du fragst dich vielleicht, ob das Universum irgendwo endet und was sich wohl dahinter befinden mag. Aber deine Augen blicken ins Grenzenlose, ins Unendliche, nirgends sind irgendwelche Begrenzungen zu erkennen.

Bewegt diese unendliche Weite des Nachthimmels etwas in dir?

Klingt etwas in dir an, wenn du erkennst, dass dieser grenzenlose Raum die Vorstellungskraft deines Verstandes um Welten übersteigt?

Viele Menschen sind innerlich tief berührt vom Mysterium des unendlichen Raums. Auch die Weite des Meeres oder der Ausblick von einem hohen Berggipfel vermögen ähnlich tiefe Empfindungen in uns auszulösen. Einige Astronauten berichten gar von einer großen inneren Transformation, nachdem sie die atemberaubende Schönheit und Zerbrechlichkeit der Erde in der grenzenlosen Weite des Alls erfahren haben.

Dieses Phänomen wird Overview-Effekt genannt und hat bei vielen Astronauten zu einer grundlegenden Veränderung ihrer Lebenshaltung und Wahrnehmung geführt, weil etwas in ihnen mit diesem grenzenlosen Raum in Resonanz gegangen ist. Die unbegrenzte Weite im Außen spiegelt den grenzenlosen Raum des Bewusstseins in uns. Wir gehen deshalb so sehr in Resonanz, weil die Grenzenlosigkeit uns an unser wahres Sein erinnert. Wenn man sich genauer mit dem Overview-Effekt beschäftigt, dann wird klar, dass es sich dabei um ein anderes Wort für die Beobachterperspektive des Bewusstseins handelt. Astronauten sind durch die atemberaubende Erfahrung im All aus der Matrix des Verstandes auf die Ebene ihres Bewusstseins gefallen. Auch unzählige Menschen mit Nahtoderlebnissen haben diesen Wechsel der Ebene erfahren. Ihre Schilderungen zeigen, dass sie während der Zeit, in der sie klinisch tot waren, als Bewusstsein den Körper verlassen haben, um beispielsweise beobachten zu können, wie die Ärzte versuchten, ihren Körper wiederzubeleben. Ihre Erfahrung als reines Bewusstsein hat bei vielen Menschen mit Nahtoderlebnissen einen grundlegenden Wandel bewirkt, ein Erwachen aus der bisherigen Matrix ihres Lebens. Schon seit Urzeiten lebt in uns Menschen die Sehnsucht nach Freiheit, Grenzenlosigkeit und Frieden. In uns allen scheint es mindestens einen Anteil zu geben, der alle Begrenzungen und Einschränkungen überwinden möchte, der den tiefen Wunsch verspürt, frei zu sein und unser wahres Potenzial zu leben. Aber für den Wechsel der Ebene sind glücklicherweise keine Flüge ins All nötig. Wir müssen auch nicht ans Meer fahren, auf einen hohen Berg klettern oder eine Nahtoderfahrung erleben, damit wir aus den Begrenzungen aufwachen können, mit denen wir uns selbst identifiziert haben.

Revolution des Bewusstseins: Neue Perspektive

Stelle dir für einen Moment vor, wie du von deinem jetzigen Standort aus langsam nach oben fliegst. Höher und immer höher aus der Erdatmosphäre heraus, vorbei am Mond, der umgeben ist von Milliarden von Sternen.

Immer weiter weg von der Erde bewegst du dich in die grenzenlose Weite des Universums. Stelle dir nun vor, wie du dich umdrehst und zurück auf die Erde blickst, sie ist jetzt sicher nur noch ganz klein, vielleicht so groß wie eine Münze im unendlichen Raum des Universums und dreht sich um ihre eigene Achse. Genieße diesen magischen Blick auf die Erde und all die Sterne, die sie umgeben. Irgendwo auf dieser Erde bist du jetzt, von dort oben überhaupt nicht mehr sichtbar. Wenn du jetzt an deine Probleme denkst, wie wesentlich sind sie aus dieser Perspektive noch? Kannst du die Veränderung fühlen?

Wie bedeutsam ist dein Ich in dieser grenzenlosen Weite des Alls?

Wenn das Bewusstsein im Alltag durchleuchtet

Auch Menschen, die ihr Leben grundsätzlich innerhalb der Matrix verbringen, kennen immer wieder Momente oder Lebensphasen, in denen die Kräfte des Bewusstseins zumindest ansatzweise durch den Nebel der Matrix leuchten. Wie beispielsweise beim Anblick des grenzenlosen Nachthimmels, der Weite des Meeres oder wenn für einen Moment die unaussprechliche Schönheit der Natur, das strahlende Wesen eines Kindes oder die Anmut eines Tieres wirklich erkannt wird. Vielleicht auch in Lebensphasen, in denen wir selbstvergessen in einer Tätigkeit aufgehen, wie dies im Flow passiert. Vielleicht in Phasen, in denen für einen Moment die üblichen Schutzmauern nicht mehr aktiv sind und unser Herz vor Liebe überfließt, wie dies beispielsweise in Verliebtheitsphasen passieren kann.

Wie erkennst du die Ebene des Bewusstseins?

Der Physiker und Nobelpreisträger Max Planck bezeichnet das Bewusstsein als den Wesenskern des Menschen, als das, was übrig bleibt, wenn alle Eigenschaften und Interpretationen wegfallen, die mit dem Körper und dem Gehirn verbunden sind.

Für uns alle ist es möglich, Gedanken, Gefühle oder andere körperliche Sinneserfahrungen sowohl zu erleben als auch zu beobachten. Um all dies erkennen und erfahren zu können, muss es in uns **eine Instanz** geben, **die beobachtet und den Erfahrungen in uns Raum gibt**. Eine Instanz oder Ebene, die erkennen kann, dass Gefühle, Sinneserfahrungen oder Gedanken da sind und auch welcher Art sie sind. Diese Ebene ist in jedem Moment gleichermaßen da, auch wenn unser Gehirn sie normalerweise aus seiner automatischen Wahrnehmung ausfiltert.

Denn Bewusstsein kann beobachten, erkennen und erforschen, was in uns gerade vorgeht. Wir können Bewusstsein aber nicht mit unserem Verstand erfassen, denn es steht für die Ebene der Grenzenlosigkeit, die die Fähigkeiten des Verstandes um Welten übersteigt. Ebenso können wir Bewusstsein selbst nicht beobachten oder erklären, denn wir SIND Bewusstsein. In der Geschichte der Menschheit gibt es viele Begriffe für die Ebene des Bewusstseins in uns, Begriffe wie Nirwana, Erleuchtung, Gott, Tao, Buddha, das Himmelreich oder das innere Licht. Alle diese Begriffe versuchen etwas in Worte zu fassen, das weit über den Verstand und alle Konzepte hinausreicht. Wenn sich unsere Aufmerksamkeit aus Gedanken, Gefühlen oder anderen Erfahrungen löst, wenn wir für einen Moment diese scheinbare Person und alle ihre Bewegungen einfach sein lassen, dann bleibt nur noch das übrig, was wir wirklich sind – Bewusstsein. Eine Kraft mit einem enormen Potenzial, das wir erst jetzt wirklich für unser Dasein zu nutzen lernen!

Revolution des Bewusstseins: Was ist Bewusstsein?

Vielleicht magst du deine Augen schließen und in diese körperliche Erfahrung hineinfühlen.

Was spürst du in diesem Moment?

Fühlt es sich weit und frei an oder gibt es auch Stellen, die sich eng und blockiert anfühlen? Sind spezifische Gefühle da?

Spürst du vielleicht Freude, Leere, Unsicherheit, Angst, Trauer, Ohnmacht oder etwas anderes? Gibt es irgendwelche anderen Sinneswahrnehmungen, die du beobachten kannst?

Vielleicht Geräusche oder einen speziellen Geruch?

Richte deine Aufmerksamkeit jetzt auf die mentale Ebene. Sind in diesem Moment irgendwelche Gedanken, Bilder, Vorstellungen oder andere mentale Bewegungen da? Wovon handeln sie?

Lasse dir für eine Weile einfach Zeit, dem zu begegnen, was du mit geschlossenen Augen in dir beobachten kannst.

An diesem Punkt kannst du folgende Fragen in dir erforschen. Lasse diese Fragen tief in dich absinken, viel tiefer, als der Verstand mitkommen kann. Erforsche diese Fragen offen, fokussiert und mit echtem Interesse.

- *Wer oder was kann das alles beobachten und erfahren?*
- *Worin erscheinen alle diese Empfindungen, Gedanken oder Sinneserfahrungen?*
- *Findest du in dir eine Art Raum, in dem all dies auftaucht und irgendwann wieder verschwindet?*

Erkenne: Das ist Bewusstsein.

Bewusstsein ist die Ebene in dir, die wahrnimmt, erfährt oder beobachten kann.

Bewusstsein ist gleichzeitig der Raum, in dem alle Erfahrungen und Empfindungen auftauchen und wieder vergehen. Eine Präsenz oder eine grenzenlose innere Weite, die von allen Erfahrungen des Lebens nicht berührt wird.

Als Bewusstsein leben

Alle Dinge, denen wir aus unserem wahren Selbst, dem Bewusstsein, begegnen, wandeln, befreien und verbinden sich. Alle Dinge, denen wir hingegen auf der Ebene des Verstandes begegnen, blockieren und verstricken sich. Bewusstsein lässt uns erkennen, dass dieses scheinbar persönliche Leben nur eine Art Traum ist, dass unsere Wahrnehmung erlernt ist und sich jederzeit grundlegend verändern kann. Wir sind immer Bewusstsein, auch dann, wenn wir es vergessen haben, wenn in uns sehr herausfordernde Erfahrungen gemacht werden, wenn es sehr laut ist im Kopf oder wenn im Körper intensive Erfahrungen geschehen. Wir müssen und können nichts tun, um Bewusstsein zu sein, weil wir es immer schon sind. So wie die Sonne nichts tun muss, um Sonne zu sein. Aber Bewusstsein kann seiner erkennenden und forschenden Natur folgen, um alle Missverständnisse, Verstrickungen oder Muster auf der Verstandesebene zu erkennen und zu durchschauen. Genauso kann die Sonne den Nebel auf der Erde mit der Kraft ihrer Strahlen auflösen. Aber wir sind und waren nie der Nebel der Gedanken, Gefühle oder Erfahrungen. Indem wir das Potenzial unseres bewussten Seins für das Durchschauen aller Missverständnisse und als Heilraum für die Verstrickungen nutzen, lösen sich die Identifikationen der Matrix auf wie der Nebel in der Sommersonne – was bleibt, ist unser wahres Sein, reines Bewusstsein.

Im Erwachen werden die Missverständnisse rund um unsere scheinbare Ich-Identität und die Verstandesmatrix immer klarer durchschaut, bis dem Einfach-Sein nichts mehr im Wege steht.

Bewusstsein ist die Basis für Freiheit, Verbundenheit, Liebe oder Frieden und auch für wahre Heilung. Bewusstsein holt uns in die Selbstverantwortung, weil es uns hilft zu erkennen, wie wir uns im Leben immer wieder die gleiche Enge und das bekannte Leiden erschaffen. Wenn unser Bewusstseinspotenzial erwacht, erkennen wir auch, wie tief wir uns in einschränkenden und bewertenden Gedankenschlaufen verstrickt haben. Wie sehr wir gelernt haben, bestimmte Gefühle zu vermeiden, und dass viele unserer Handlungen einzig Symptome bekämpfen, aber nicht nachhaltig wirken. Im tiefen Erkennen, dass wir allem im Leben, sämtlichen Gedanken, Gefühlen und Erfahrungen, einfach liebevoll Raum sein können, lösen sich unsere scheinbaren Begrenzungen immer mehr auf und wir finden wieder Zugang zum Raumbewusstsein in uns, das so weit und grenzenlos ist wie der Nachthimmel.

Der heilende Raum des Bewusstseins in dir

Wenn wir in einen Raum mit vielen Möbeln, Dingen und Menschen kommen, dann fokussiert sich unsere Aufmerksamkeit meist automatisch auf die Menschen oder Objekte, die sich darin befinden. Vielleicht auch noch auf die Wände, die Decke oder den Boden des Raumes. Den Raum selbst nehmen wir oft gar nicht wahr, er wird wie selbstverständlich vorausgesetzt. Ganz ähnlich ist es bezüglich unserer Wahrnehmung innerhalb der Matrix. Die Aufmerksamkeit verliert sich oft automatisch in den Gedanken, Gefühlen und Erfahrungen, die in unserem Inneren auftauchen. Der Raum selbst, die Stille hinter all den inneren Besuchern und Erfahrungen, wird vom konditionierten Verstand automatisch ausgefiltert.

Unser Verstand kann mit dem Raum nichts anfangen. Er kann nicht darüber nachdenken und der Raum ist für ihn nicht fassbar. Innerhalb der Matrix setzen wir den Raum einfach als selbstverständlich voraus und meinen, es lohne sich nicht, dass wir uns weiter damit auseinandersetzen. Aber für ein wirklich befreites und freudvolles Leben ist es absolut entscheidend, dass wir den Raum der Präsenz nicht einfach ausfiltern, sondern uns bewusst darin verankern.

Auch wenn wir unsere Aufmerksamkeit mit geschlossenen Augen nach innen richten, wird unser Fokus meist automatisch auf innere Formen wie Gedanken, Gefühle oder andere Erfahrungen gelenkt. Auch in uns setzen wir den Raum, in dem alle unsere Empfindungen, Erfahrungen und Gedanken erscheinen, als selbstverständlich voraus.

Aber je stärker das Raumbewusstsein in uns erwacht, desto tiefer befreit sich unser Fokus aus den Verstrickungen mit inneren Formen und Besuchern. Innerhalb der Matrix wird unser Erleben auch geprägt von inneren Kämpfen, von Anteilen, die etwas sabotieren, und von einem Gefühl des inneren Mangels und des Abgetrenntseins. Gleichzeitig spiegeln sich die inneren Verstrickungen unmittelbar in der äußeren Welt, beispielsweise in Form von Konflikten, Beziehungsschwierigkeiten und einengenden oder leidvollen Lebenssituationen. Wenn unser Bewusstseinspotenzial erwacht, eröffnet sich in uns nach und nach die Möglichkeit, vermehrt in der Stille dieses inneren Raumes zu verharren und die darin auftauchenden Formen einfach unbewegt, bewusst, aber zutiefst mitfühlend zu erfahren. Diese Dimension des verbundenen Beobachters ist, wie der Raum auch, immer da.

Alle Lebensformen entstehen aus dem inneren Bewusstseinsraum und lösen sich darin wieder auf. Indem sich unser bisheriges Identitätsgefühl im Licht des Bewusstseins immer mehr auflöst, entstammt auch unser Handeln immer mehr der Kraft des Bewusstseins. Wir beginnen das grenzenlose Bewusstseinspotenzial mit seinen kraftvollen Fähigkeiten immer tiefer zu erkennen und es wird uns möglich, dessen Kräfte im Alltag zu nutzen.

Dein Bewusstseinspotenzial

Allem im Leben – jeder Lebenssituation, jedem Gefühl und auch jedem Gedanken – können wir bewusst oder unbewusst begegnen und es ist auch in jeder Situation des Lebens möglich, die Ebene zu wechseln, aus unbewussten Verstrickungen auszusteigen und uns wieder in unserem wahren Selbst zu verankern. Dadurch können wir allem, was sich zeigt, einfach Raum geben, ohne uns darin zu verstricken oder es persönlich zu nehmen.

Bewusstsein ist also auch nichts, was wir einfach einmal intensiv praktizieren, und dann „reicht“ es für den Rest des Lebens – es ist vielmehr so, dass es **wirklich in jedem Moment** entscheidend ist, ob wir dem, was da ist, wirklich mit Bewusstsein oder aus der Matrix heraus begegnen. Sobald wir auch nur für einen Moment unbewusst werden, „hängen“ sich die Haken der Identifikation sofort automatisch wieder ein und unser Dasein fühlt sich wieder so an, als wären wir wirklich als ein Ich in der Matrix gefangen.

Es gibt nie eine Alternative zum Bewusstsein – in keinem Moment des Lebens!

Wir sind deshalb zu einer Belastung für unseren Planeten geworden, weil wir unser Bewusstseinspotenzial nicht wirklich leben und so viel unserer Kraft an Muster, Programme oder Gewohnheiten abgeben. Wir sind zwar im Besitz von enorm viel Wissen und haben enorme technische Möglichkeiten geschaffen, aber ohne Bewusstsein stärken Wissen und Technik eher die Identifikationen und damit unsere scheinbare Abtrennung vom Ganzen. Wahre Verbundenheit ist einzig auf der Ebene des Bewusstseins möglich. Außerdem beinhaltet das Bewusstsein Fähigkeiten und Kräfte, die wir für unsere aktuellen globalen Herausforderungen dringend brauchen. Aber auch wenn es darum geht, ein innerlich freies, erfülltes, verbundenes und achtsames Leben zu führen, können wir es uns nicht mehr länger leisten, unser Bewusstseinspotenzial zu ignorieren.

Babys strahlen oft bereits im Bauch der Mutter und auch noch direkt nach der Geburt eine große Kraft und Präsenz aus. Ihr wahres Selbst ist noch nicht vernebelt oder überdeckt von den Verstrickungen der Matrix, die erst durch Erziehung oder Bildung erlernt werden. Aber sie sind auch noch nicht in der Lage, die Kräfte ihres Bewusstseins gezielt einzusetzen und zu nutzen. In der neuen Kultur des Bewusstseins wird es deshalb ein wichtiger Punkt im Umgang mit Kindern sein, sie bei der Entfaltung und Nutzung ihrer Bewusstseinskräfte zu unterstützen, indem wir ihnen beispielsweise beibringen, wie sie ihre Bewusstseinskräfte für die Regulation der Gefühle und Gedanken einsetzen können.

Die meisten von uns haben als Kinder aber nichts über den Umgang mit den Bewusstseinskräften gelernt, sondern hatten nur Vorbilder, die identifiziert, aber nicht wirklich bewusst mit allem im Leben umgehen. Das wiederum bedeutet, dass wir später auch unseren Kindern keinen bewussten Umgang mit dem Leben weitergeben können. Deshalb ist es so entscheidend, dass jetzt immer mehr Menschen beginnen, ihr Bewusstseinspotenzial zu erkennen und zu nutzen. Das kann uns als gesamte Menschheit auf eine neue, wirklich verbundene und befreite Ebene des Daseins bringen.

Jeder Mensch trägt genau das gleiche Bewusstseinspotenzial in sich, wir sind alle im Kern gleich! Wir unterscheiden uns nur darin, wie sehr wir uns in der Matrix verstrickt haben oder wie sehr wir unser Bewusstseinspotenzial schon nutzen und leben.

Bewusstsein ist schöpferisch, mit allem verbunden und in einem steten inneren Überfluss. Bewusstsein ist wie ein Feld der unendlichen Möglichkeiten. Es ist eins mit allem Leben und im Einklang mit allen Veränderungen und Prozessen.

Unser wahres Potenzial zu leben bedeutet, diese Kräfte des Bewusstseins zu leben und zu verkörpern. Um welche Kräfte es sich dabei handelt, wird in der Folge genauer erkundigt.

Die sieben Kräfte oder Fähigkeiten deines Bewusstseins

Weil wir Bewusstsein nicht beobachten können, kann es auch kaum beschrieben werden. Aber wir können das Bewusstsein sozusagen an seinen Früchten erkennen, indem wir den Fokus auf das richten, was es bewirken kann. Deshalb werden wir jetzt sieben zentrale Kräfte oder Fähigkeiten des Bewusstseins erforschen, die wir für die innere Befreiung nutzen können. Wesentlich ist es, sich auch hier bewusst zu sein, dass natürlich kein Ich oder keine Person die Bewusstseinskräfte nutzt, sondern dass das Bewusstsein einzig aus sich selbst wirkt. Sämtliche

Handlungs- und Heilimpulse, die aus dem Bewusstsein kommen, sind stets vollkommen unpersönlich.

Ebenso geht es nicht darum, mit der bewussten Nutzung der Kräfte des Bewusstseins irgendetwas für das Ich zu manipulieren, zu erreichen oder gar zu manifestieren. Solche Absichten kommen nie aus dem Bewusstsein, sondern immer aus der Matrix und stärken deshalb letztendlich auch die Identifikation mit der Matrix. Wenn die Kraft des Bewusstseins sich neu ausrichtet, wenn befreiende oder heilende Prozesse ablaufen, dann ist das immer reine Gnade, nicht die Leistung eines scheinbar sehr bewussten Ichs. Mit der bewussten Nutzung der Bewusstseinskräfte gibt es nicht mehr Sicherheit oder Kontrolle im Leben. Im Gegenteil, es geschieht eine tiefe Hingabe, ein Anvertrauen an das Ganze, an die Weisheit des Lebens selbst.

1. Bewusstseinskraft: Aufmerksamkeit

Wenn sich am Morgen im Bett deine Augen öffnen, dann denkst du vielleicht: „Ich bin aufgewacht." Aber wer ist es, die oder der aufwacht?

Ist es nicht einfach bewusste Aufmerksamkeit, die in diesem Moment wieder da ist?

Eine Präsenz oder bewusstes Sein?

Man könnte die Aufmerksamkeit auch mit dem Strahl einer Taschenlampe vergleichen, der mehr oder weniger fokussiert oder weit eingestellt werden kann. Unser wahres Selbst, das Bewusstsein, liefert einerseits die Energie für das Licht, drückt sich andererseits im Lichtstrahl selbst aus und kann zudem auch den Lichtstrahl lenken. Die Aufmerksamkeit kann sich zu allen inneren Besuchern oder äußeren Formen hinbewegen. Sie kann sich auf deinen rechten Fuß richten und von innen genau erspüren, wie es sich im rechten Fuß anfühlt. Sie kann auch in deinen Brustraum oder deinen Bauch reisen, um dort zu erfahren, wie es sich jetzt anfühlt. Aber abgesehen davon, dass die Aufmerksamkeit auf Formen und Inhalte gerichtet sein kann, kann sie auch „rein" und ungerichtet in sich selbst ruhen. Genauso wie bei spannenden Filmen kann es auch bei alltäglichen Erfahrungen oder Gedanken passieren, dass sich die Kraft deiner Aufmerksamkeit vollkommen identifiziert und sich in einer Erfahrung „verliert". Sie kann aber auch vollkommen frei das beobachten, was da ist, oder auch einfach in sich selbst ruhen.

Aufmerksamkeit ist eine sehr zentrale und wesentliche Bewusstseinskraft, weil sie schöpferisch auf unser Leben und Erleben wirkt. So wird stets das, worauf sie gerichtet ist, gestärkt oder erschaffen.

Unbewusster Umgang mit Aufmerksamkeit in der Matrix

Den ganzen Tag hindurch fließt unsere Aufmerksamkeit irgendwo hin. Es kann sein, dass sie sich schon mit dem Aufwachen auf einen Gedanken ausrichtet, beispielsweise auf den Nachbarn, der dich gestern so genervt hat. Über dieses oder ähnliche Themen kann der Verstand mühelos den ganzen Vormittag nachdenken und damit die Aufmerksamkeit binden, indem er beispielsweise innere Dialoge mit dem Nachbarn führt. Ebenso kann die Aufmerksamkeit in Mustern, Bildern, Sorgen oder Schmerzen gefangen sein. Vielleicht steckt sie aber auch in Ängsten oder Tagträumen.

Innerhalb der Matrix ist die Aufmerksamkeit nicht im gegenwärtigen Moment verankert, sondern springt automatisch zu dem, was der Verstand als bedeutsam erachtet. Die Aufmerksamkeit verliert sich dann ständig in einer vorgestellten mentalen Welt. Solange wir unbewusst sind, verhält sich die Aufmerksamkeit wie ein schlecht erzogener Hund, der immer dem scheinbar tollsten Knochen hinterherrennt. Die Aufmerksamkeit ist innerhalb der Matrix oft unstet, labil und sehr anfällig dafür, sich beispielsweise in einem verführerischen, bedrohlichen oder problematischen Gedanken, in einer digitalen Nachricht oder allgemein in Medien zu verlieren.

Die Kraft der Aufmerksamkeit bewusst nutzen

Bewusste Aufmerksamkeit begegnet allem, was auftaucht, gleichermaßen interessiert und offen und nutzt ihre erkennende und erforschende

Kraft für alles, was sich im Leben zeigt. Dieses Erkennen und Erforschen ist der Grundstein für jede Heilung, Befreiung und Veränderung.

Die bewusste Nutzung der Aufmerksamkeit ist also ein absolut entscheidender Aspekt für die Entfaltung unseres Bewusstseinspotenzials.

Außerdem fließen auch unsere Energie und Schöpferkraft dorthin, wohin unsere Aufmerksamkeit gerichtet ist. Nicht als Ich, aber als Bewusstsein sind wir in jedem Moment der Schöpfer dessen, was wir als Realität erfahren. Die Kraft und Macht unseres wahren Selbst nährt alles, worauf die Aufmerksamkeit gerichtet ist. Was also in unserem Leben groß und stark erscheint, das haben wir meist durch unbewusste Aufmerksamkeit entsprechend genährt. Wenn wir beispielsweise eine Angst als mächtig erfahren, dann ist das nur möglich, weil wir sie durch unsere unbewusste Aufmerksamkeit „aufgeladen" haben. Auch wenn wir vergessen haben, dass Bewusstsein unser wahres Selbst ist, wirkt unsere Schöpferkraft in jedem Moment des Lebens durch uns. Das Ziel der bewussten Nutzung von Aufmerksamkeit ist aber nicht die Kontrolle oder das Erreichen irgendwelcher Wünsche. Das wahre Selbst verfolgt keine solchen Ziele.

Aber natürlicherweise kann ein innerer Impuls auftauchen, die Aufmerksamkeit oder Schöpferkraft, die wir sind, auf Befreiung, Heilung oder Klarheit auszurichten. Wenn die Aufmerksamkeit sich ausweitet und öffnet, dann wird sie zum Raumbewusstsein. Die Aufmerksamkeit kann sich aber auch auf aktuelle Erfahrungen oder Empfindungen fokussieren, um sie zu erkennen und zu erforschen.

Wenn wir die Aufmerksamkeit mit dem Strahl einer Taschenlampe vergleichen, dann richtet sich dieser Strahl innerhalb der Matrix meist automatisch auf den Strom der Gedanken und verliert sich darin. Bewusstsein macht es möglich, den Strahl der Taschenlampe jederzeit neu auszurichten, fort von der mentalen Ebene und tiefer auf das, was allen Erfahrungen Raum ist, auf das, was jederzeit in tiefer Stille ruht.

Innerhalb der Matrix ist die Kraft unserer Aufmerksamkeit oft zerstreut und kaum wirklich fokussiert. Ihr klares Sehen und Staunen wird vernebelt durch ständige Kommentare, Bewertungen und Urteile der Gedanken. Dadurch kann es geschehen, dass wir geliebte Menschen oder wunderschöne Orte mit der Zeit nicht mehr wirklich genießen, wertschätzen oder bestaunen können. Wir verlieren den Anfängergeist und können das stetig neue Wunder des Lebens oft kaum mehr erkennen. Wenn sich unsere Aufmerksamkeit wieder aus Identifikationen und gewohnten Bildern befreit, wenn sie sich wieder vollkommen bewusst und voller Achtsamkeit dem zuwendet, was jetzt da ist, dann kehren das freudige Staunen und eine tiefe Dankbarkeit in unser Leben zurück. Eine scheinbar verlorene Liebe kann wieder aufflammen oder sich noch weiter vertiefen und wir können wieder mit zärtlichen und wertoffenen Augen das wundervolle Wesen eines Kindes oder Tieres erfahren. Wahre Intimität und Flow-Erfahrungen sind nur bei ungeteilter Aufmerksamkeit möglich, wenn wir uns wirklich mit unserer ganzen Präsenz auf das einlassen, was da ist.

Sobald Aufmerksamkeit bewusst wird, kann man sie auch als Achtsamkeit bezeichnen. Im Erwachen bildet sich ein achtsamer Umgang mit allem im Leben. Auch Worte werden achtsamer gewählt, gleichzeitig werden alle wesentlichen Punkte angesprochen und offene Konflikte wirklich geklärt. Denn es bildet sich auch ein achtsamer Umgang mit unserer tiefsten inneren Wahrheit, die dann durch uns einen Ausdruck findet.

Aufmerksamkeit in herausfordernden Lebensphasen bewusst lenken

Die Aufmerksamkeit ist ein ständig aktiver, sehr kraftvoller Ausdruck des Bewusstseins, das im Erwachen bewusst genutzt werden möchte. Ich empfehle dir, in den nächsten Tagen und Wochen mit der Kraft der Aufmerksamkeit zu experimentieren. Nachfolgend gebe ich ein paar Beispiele für mögliche Experimente.

Revolution des Bewusstseins: Experimente mit Aufmerksamkeit

Du kannst in diesem Moment die Aufmerksamkeit auf deine rechte Hand richten und einfach mit deiner ganzen Präsenz erfahren, wie sie sich anfühlt: kalt, warm, lebendig, weich?

Im nächsten Moment kannst du die Aufmerksamkeit mit deinem Bewusstsein vollkommen neu ausrichten, beispielsweise auf das Hören. Lausche ganz bewusst, welche Geräusche in diesem Moment erfahrbar sind.

Lasse deine Aufmerksamkeit jetzt weiter durch deinen Körper reisen und begegne jedem Teil deines Körpers mit offenem Interesse und mit liebevoller Zuwendung. Du kannst beispielsweise bei deinen Füßen beginnen und dann zu den Unterschenkeln, Knien und anderen Bereichen deines Körpers weitergehen.

Wenn du beobachtest, dass sich deine Aufmerksamkeit in einer Opfergeschichte verloren hat, setze dich mit geschlossenen Augen hin, ziehe die Aufmerksamkeit bewusst aus der Opfergeschichte zurück und verankere sie in der inneren Mitte, in der Stille hinter allen Geschichten.

Ebenso kannst du die Aufmerksamkeit aus anderen Gedanken, beispielsweise aus Tagträumen oder aus einem Nachdenken in den gegenwärtigen Moment zurückholen.

Du kannst die „verlorene" Aufmerksamkeit auch aus Problemen und Sorgen zurückziehen und sie dafür ganz weit werden lassen, bis sich ein bewusster Heilraum für das belastende Thema und alles, was es auslöst, eröffnet.

Angesichts eines inneren Sturms heftiger Emotionen kannst du die Aufmerksamkeit ganz weit werden lassen, damit alle Wellen mühelos in dir Raum finden.

Du kannst die Aufmerksamkeit aber auch auf die innere Stille richten und einfach dabeibleiben.

Es ist auch möglich, die Aufmerksamkeit beispielsweise auf vollständige Heilung eines körperlichen Themas auszurichten.

Neue Welten entstehen lassen

Wie wir die äußere Welt erfahren, ist ein Abbild davon, wohin die Energie unserer Aufmerksamkeit bewusst oder unbewusst gerichtet ist. Je nachdem, ob unsere Aufmerksamkeit unbewusst in der Verstandesmatrix gefangen ist und durch die Muster und Programme auf dieser Ebene gesteuert wird oder ob sie durch Bewusstsein gelenkt wird, erfahren wir eine vollkommen andere Welt.

Revolution des Bewusstseins: Die Aufmerksamkeit wieder zentrieren

Wenn uns innerhalb der Matrix wirklich herausfordernde Gefühle oder Emotionen besuchen, wird unsere Aufmerksamkeit besonders sprunghaft und hängt sich an alles, was scheinbar ein Entkommen bieten könnte.

Sie gleicht dann einem Tintenfisch, der sich mit seinen Tentakelarmen an allem festsaugt, was in der Nähe ist.

So kann sich die Aufmerksamkeit in hektischen Gedanken und inneren Anteilen verfangen, die versuchen, den aktuellen Empfindungen oder Erfahrungen zu entkommen.

Erlaube dir jetzt, die festgesaugten Tentakelarme wieder zu lösen und aus dem Verstand, aus allen Gedanken, Überzeugungen oder Gewohnheiten zurückzuziehen. Aus allen Emotionen, Opferhaltungen, Mustern oder Programmen und sämtlichen Kämpfen, Dramen und Ängsten.

Hole jetzt die Schöpferkraft deiner Aufmerksamkeit auch aus allen Egoprogrammen, Wünschen und der ganzen Ich-Geschichte zurück.

Ziehe deine Aufmerksamkeit aus allem zurück, was sie bisher unbewusst genährt hat, und lasse sie einfach in ihrer Quelle, dem Bewusstsein, Ruhe finden.

Erkenne jetzt tief: Trotz aller inneren Verstrickungen bleibt deine Mitte, das Bewusstsein selbst, vollkommen unberührt.

Tritt jetzt einen Schritt zurück aus der Welt der Erfahrungen in die innere Stille und Präsenz deines wahren Selbst. In das, was immer von allen Verstrickungen unberührt bleibt.

Lasse jetzt aus deiner inneren Mitte ein enorm starkes Licht in alle bisherigen Verstrickungen fließen, sodass sie sich in reine Liebe transformieren können.

Erlaube gleichzeitig allem, genau so da zu sein, wie es sich gerade zeigt.

Nichts muss sich verändern.

Ermächtige dich jetzt für komplett neue Erfahrungen der Verbundenheit, Freiheit, Freude, Liebe und Fülle!

Du bist immer schon zu Hause. Wenn du innerlich nicht mehr mit den Bewegungsvorschlägen des Verstandes mitgehst, kann das bereits Heilung in eine verstrickte oder verwirrte Situation bringen.

Die Schöpferkraft deiner Aufmerksamkeit ruht jetzt wieder in der inneren Mitte und bewegt sich im Einklang mit dem Lebensfluss.

Danke für diese Heilung!

Flughöhe

Den Begriff der „Flughöhe" hat eine Teilnehmerin in einem meiner Kommunikationskurse geprägt. Und tatsächlich könnte man sagen, dass Bewusstsein uns ermöglicht, die Flughöhe der Aufmerksamkeit zu verändern, während sie innerhalb der Matrix aufgrund der Identifikationen mit Gedanken und Empfindungen immer auf der gleichen Ebene feststeckt. Durch Bewusstsein wird es möglich, bei jedem Thema die Aufmerksamkeit zu befreien und neu auszurichten.

Solange wir unser Bewusstseinspotenzial noch nicht leben, scheint unser „Flugverhalten" fixiert auf den Wellengang der Matrix an der Oberfläche unseres Daseins. Wir erfahren uns oft als den aktuellen Gedanken, Empfindungen oder anderen inneren Besuchern ausgeliefert.

Bewusstsein eröffnet uns beispielsweise die Möglichkeit, nach oben zu fliegen, auf eine Beobachterperspektive, um mögliche Verstrickungen, Muster oder Überzeugungen zu erkennen und daraus auszusteigen. Und es ermöglicht uns auch, uns tief in uns selbst, im Bewusstsein, zu verankern, wohin die Wellen des Ozeans nicht reichen. Wo immer Stille, Frieden und echte Zuflucht da sind. Dann können die grenzenlosen Kräfte deines wahren Selbst wieder frei und lichtvoll durch dich wirken und strahlen!

Revolution des Bewusstseins: Die Flughöhe wechseln

Wenn deine Aufmerksamkeit in der Enge oder den emotionalen Wellen einer aktuellen Problemmatrix feststeckt, dann erkenne jetzt tief, dass du ganz einfach die Flughöhe verändern kannst.

Während deine Aufmerksamkeit bisher auf der Ebene der Gedanken oder Empfindungen festgesteckt hat, kannst du jetzt entscheiden, sie weit nach oben fliegen zu lassen, von wo aus du die ganze aktuelle Situation aus der Beobachterperspektive – ohne Identifikation – erkennen und erforschen kannst. Was fällt dir aus dieser Perspektive auf? Woran hältst du besonders fest, wovon möchtest du dich vor allem befreien? Bist du auf der Flucht vor etwas oder im Kampf mit etwas? Erkenne einfach voller Klarheit und Bewusstheit.

Wenn du magst, kannst du jetzt die Flughöhe deiner Aufmerksamkeit noch einmal grundlegend verändern und in die Tiefe fliegen. Vorbei an der Ebene der Gedanken und Gefühle. Tief hinab in die Stille unterhalb der Matrix, die stets unberührt bleibt von allen Bewegungen des Lebens. Erkenne, dass diese Ebene dein wahres Zuhause ist.

Erlaube dir, von dieser grenzenlosen Stille tief genährt, geheilt und durchflutet zu werden. Erkenne jetzt voller Klarheit, dass die Problemebene nur eine von verschiedenen möglichen Ebenen des Daseins darstellt und dass du dich jederzeit in andere innere Dimensionen bewegen kannst. Du bist der grenzenlose Raum, in dem alle diese Ebenen gleichzeitig da sind, und du bist die Kraft der Aufmerksamkeit, die sich jederzeit neu ausrichten kann.

2. Bewusstseinskraft: Erkennen

Solange irgendwelche Muster, Überzeugungen oder Gewohnheiten unerkannt unser Leben steuern, bleiben wir darin gefangen und fühlen uns mehr oder weniger bewusst als Opfer der Umstände. Wenn sich aber die Kraft des Erkennens auf ein leidvolles Thema richtet, können sich enorm befreiende Erkenntnisse ergeben, die uns ungeahnte neue Handlungsmöglichkeiten eröffnen.

„Plötzlich wurde ich mir bewusst, dass ich immer auf meine Partnerin gewartet habe."

„Ich habe jetzt erkannt, dass ich selbst mich in Gruppen immer ausgrenze – nicht die anderen machen das!"

„Erst jetzt ist mir bewusst geworden, dass ich meine Bedürfnisse nie wirklich klar und achtsam kommuniziert habe, dennoch war ich immer frustriert, wenn sie nicht erfüllt wurden."

Dies sind nur ein paar Beispiele, wie die Bewusstseinskraft des Erkennens uns Klarheit und darauf aufbauend auch innere Wahlfreiheit ermöglicht. Diese Kraft wirkt wie ein starkes Licht, das sämtliche inneren und äußeren Aspekte unseres Lebens erhellt und uns dadurch vor Augen führt, woraus unsere innere Enge und unser Leiden entstanden sind. Die erkennende Kraft des Bewusstseins ermöglicht uns, Klarheit darüber zu finden, wie wir uns abtrennen, begrenzen oder verstricken. Sie kann Licht in automatisierte Abläufe, Muster oder Programme der Matrix bringen und uns vielleicht auch erkennen lassen, was sich in unserem aktuellen Leben nicht wirklich lebendig, tief, wahrhaftig oder verbunden anfühlt.

Unbewusster Umgang mit dem Erkennen

Wenn wir die Kraft des Erkennens auf unser eigenes System richten, dann wird uns bewusst, welche Muster, Opferstrategien oder verletzenden Verhaltensweisen sich bei uns zeigen. Das ist aber innerhalb der Matrix nicht so angenehm für uns, denn solange wir uns als ein Ich erfahren, das gut dastehen soll, erschüttert dieses Erkennen unser ohnehin schon wackeliges Selbstbild. Es fällt uns deutlich leichter, die Kraft des Erforschens bei anderen Menschen einzusetzen. Wir sehen dann recht klar, was andere Menschen zu einem Thema beitragen und was sie scheinbar falsch machen, und können uns über ihr Fehlverhalten empören. Aber dadurch werden wir innerlich nicht freier oder klarer.

Erst wenn wir uns erlauben, vollkommen ehrlich alles zu erkennen und offenzulegen, womit sich unser scheinbares Ich bisher durchgewurstelt hat, können wir uns aus der Matrix befreien und wirklich neue Möglichkeiten entdecken. Wir leben in einer Kultur, die ein riesiges Angebot an Ausweich-, Verdrängungs- und Ablenkstrategien geschaffen hat. Bisher haben wir uns kaum je erlaubt, im eigenen System wirklich vollkommen wahrhaftig alles zu erkennen, was sich zeigt, oder wirklich allen inneren Besuchern unsere ungeteilte Präsenz zu schenken. Im Erwachen richtet sich die Kraft des Erkennens aber immer mehr nach innen mit dem Wunsch, sämtliche Muster, Programme und trennenden Handlungen bei uns selbst zu erkennen und uns daraus zu befreien. Die Bereitschaft wächst, den Schutz für unser erlerntes Selbstbild loszulassen und weit darüber hinauszugehen.

Für wahre Begegnung, Intimität und Verbundenheit ist das bewusste Sehen, Erfahren und Erkennen entscheidend, denn erst dann wird deutlich, was unter der Oberfläche des menschlichen Verhaltens und Redens wirklich geschieht.

Solange wir die Bewusstseinskraft des Erkennens noch nicht nutzen, versucht der Verstand, sie durch Verstehen zu ersetzen. Es entstehen dann umfassende Theorien oder Konzepte, warum etwas so ist, wie es ist, oder warum ich mich selbst auf diese Weise verhalten habe. Aber Verstehen bleibt auf der Ebene des Wissens und der Konzepte und ermöglicht so kaum echtes Erkennen und wahre Befreiung. Erkennen reicht viel tiefer. Es ist ein wirklich offenes Sehen, ein intuitives Schauen und Spüren, das nicht aus einem Egobedürfnis nach Kontrolle, Sicherheit oder Bestätigung kommt, sondern ohne ein Ziel einfach geschieht. So kann es beispielsweise sein, dass wir schon lange wissen, dass es trennend wirkt, wenn wir in einem Beziehungskonflikt mit Mustern von Vorwürfen, Schmollen oder einer Opferrolle reagieren. Aber dieses Wissen bedeutet noch längst nicht, dass alle diese Dinge dann nicht mehr ablaufen. Erst wenn wir alle Aspekte eines Themas tief genug erforscht und erkannt haben, eröffnen sich wirklich neue Wege und Verhaltensweisen. Das Erkennen ist somit auch die Kraft, die die Zeit verkürzt, in der ein Muster unerkannt oder unbewusst ablaufen kann.

Die Kraft des Erkennens bewusst nutzen

Wenn die erkennende Kraft des Bewusstseins unser Verhalten, die Auslöser dafür und auch die dazugehörigen Gefühle und Gedanken ans Licht bringt, beginnen wirklich nachhaltige Veränderungen. Wir dringen zu einer Ebene der Wahrheit vor, die vollkommen ungeschminkt und transparent dem begegnet, was sich in uns und in unserem Leben zeigt. Wir erfahren, dass die Wahrheit uns zwar nicht immer angenehme Gefühle schenkt, uns aber wieder viel lebendiger macht. Denn das, was wirklich ist, steckt voller Lebendigkeit und Lebenskraft. Die Bereitschaft, allem bewusst in die Augen zu schauen, was sich zeigt, ist die Grundlage, um wieder aus unseren inneren Schutzräumen herauszufinden, die sich so eng und leblos anfühlen. Wenn tief erkannt wird, dass innerhalb der Matrix die meiste Zeit des Tages irgendwelche mentalen Opfer- oder Heldengeschichten, Muster und Gewohnheiten ablaufen, können wir uns daraus befreien. Wenn die erkennende Kraft des Bewusstseins stärker wird, dann kommt zudem immer klarer ans Licht, wo unsere Aufmerksamkeit den ganzen Tag unterwegs ist. Eine erstaunliche Fülle an unbewussten inneren Abläufen gelangt in unser Bewusstsein. Was wir dann sehen und erkennen, ist auf der Ebene des Egos nicht wirklich ruhmreich, toll und schmeichelhaft. So können beispielsweise überhebliche, rassistische, geizige oder kleinliche Muster zum Vorschein kommen. Deshalb ist es wesentlich, immer mit unpersönlichen Augen zu erkennen.

Es sind nicht **meine** Muster, Programme, Ausweichstrategien oder Lügen, die ablaufen, sondern all das ist vollkommen unpersönlich. Es sind einfach nur Aspekte der erlernten Überlebensmatrix, die das, was ich wirklich bin, bisher überdeckt haben.

Eine schonungslose, aber liebevolle und ebenfalls unpersönliche Feedbackkultur kann uns zudem helfen, auch unsere Beziehungen in den Dienst des Erwachens zu stellen. So können wir uns auch in Freundschaften oder Beziehungen gegenseitig im inneren Erkennen unterstützen. Aber auch für eine wirklich wahrhaftige Feedbackkultur können wir uns erst dann öffnen, wenn wir die Dinge, die bei uns ablaufen, nicht mehr persönlich nehmen. Dann wird es immer mehr auch möglich, herzhaft über all die Verstrickungen, Ängste und kleinlichen Anteile in uns zu lachen und uns an der Freiheit zu erfreuen, die übrig bleibt, wenn wir all das nicht mehr verstecken oder verteidigen müssen!

Wenn das Erkennen des Bewusstseins schon stark, aber die anderen Aspekte noch weniger stark ausgebildet sind, fühlt sich unser Leben manchmal wie eine Großbaustelle an, weil wir einerseits schon erkennen, wie sehr wir uns in der Matrix abtrennen, blockieren, begrenzen oder klein machen, es uns aber andererseits scheinbar noch an Bewusstsein fehlt, vollständig daraus auszubrechen. Je tiefer aber unser Erkennen vordringt, desto klarer wird uns, dass wir nicht das sein können, was wir beobachten, was die innere Befreiung immer weiter vertieft. Es wird erkannt, dass wir nicht die Gedanken, nicht die Gefühle, nicht der Körper und auch nicht all die Fähigkeiten, das Wissen und die Erinnerungen, aber ebenso wenig die Dinge sind, die wir besitzen. Alles, was auf der Verstandesebene erscheint, alle Erfahrungen oder das, was wir als unser Ich oder Ego bezeichnen, können wir beobachten.

Bewusstsein erkennt, dass wir das sind, was beobachtet, das, was allen Erfahrungen Raum ist, und das, was durch unsere Augen blickt. Hinter allem Wissen und hinter allen Lebensformen, auf der Ebene des Bewusstseins, gibt es keine Trennung. Auf dieser Ebene wird erkannt, dass alles mit allem untrennbar verbunden ist. Es gibt nur ein Bewusstsein.

3. Bewusstseinskraft: Erforschen

Die Bewusstseinskraft des Erforschens geht noch tiefer als das Erkennen. Wenn etwas erkannt wird, kann es durch die Kraft des Erforschens noch weiter beleuchtet und durchschaut werden. Alles, was vom Bewusstsein erkannt wird, kann von ihm auch noch tiefer erforscht werden. Wenn wir unser bewusstes Sein auf eine Situation, ein Thema oder ein Gefühl richten, dann führt dies zu Klarheit. Mit dem Bewusstsein erwacht in uns nicht nur die Bereitschaft, unsere gesamte Wahrnehmung, sondern auch unser Selbstbild, das Ich, das wir zu sein glauben, zu erforschen und auflösen zu lassen. Auf der Ebene des Bewusstseins geht es um Erforschen und nicht um Glauben oder Wissen. Erforschen geht weit über Wissen hinaus. Erforschen ist offen, interessiert und wertfrei. Es begegnet dem, was da ist, vorbehaltslos und mit echtem Interesse. Nicht das, was scheinbar sicher, wahr oder bewiesen erscheint, ist wirklich wesentlich, sondern das, was dazu führt, freier, nachhaltiger und verbundener zu leben. Aus dem Bewusstsein wird erkannt, dass es keine wesentliche Frage ist, ob ich mit „meinem" Standpunkt oder mit „meiner" Wahrnehmung recht habe. Das erforschende Bewusstsein ist frei von Identifikation und deshalb in jedem Moment bereit, alles scheinbare Wissen, alle Konzepte, Vorstellungen und Erwartungen aufzugeben, um vollkommen im Einklang mit dem Fluss des Lebens und damit in der Verbundenheit, in der inneren Fülle und im Glück zu bleiben.

Unbewusster Umgang mit der Kraft des Erforschens

Innerhalb der Matrix versuchen wir unerwünschten inneren Gästen zu entkommen, anstatt ihnen mit unserer vollen Präsenz zu begegnen. Es kann zwar sein, dass wir beispielsweise schon bewusst erkennen, dass in uns trennende Programme oder leidvolle Muster ablaufen, aber viele Menschen haben schlicht nie gelernt, wie sie die Bewusstseinskraft des Erforschens nutzen können, um sich wirklich aus solchen Matrixprogrammen zu befreien. Analysieren, Überlegen oder Nachdenken sind identifizierte Formen des Erforschens eines Themas. Sie finden aber hauptsächlich auf der scheinbar persönlichen Ebene und über den Verstand statt. Während das Analysieren tendenziell trennt und in Kategorien aufteilt, kommt das Erforschen aus der Erkenntnis, dass das Ganze stets mehr ist als die Summe seiner Teile.

Die Kraft des Erforschens bewusst einsetzen

Um die Bewusstseinskraft des Erforschens zu nutzen, richten wir den Lichtstrahl unserer Aufmerksamkeit gezielt, beharrlich und interessiert auf ein Thema, das sich in unserem Leben zeigt. Sowohl innere Anteile, Verstrickungen oder Emotionen als auch äußere Dynamiken, Prozesse und Situationen können so tief durchschaut werden. Dabei verharren wir mit der Aufmerksamkeit so lange beispielsweise bei einer inneren Enge, einem dumpfen oder unklaren Gefühl, bis sich klarer zu zeigen beginnt, was da in uns zu Besuch ist.

Die Kraft des Erforschens birgt in sich eine gewisse Beharrlichkeit und ein interessiertes Streben nach absoluter Klarheit. Während die Kraft des Erkennens ein Gefühl innerlich anerkennt und begrüßt, geht die Kraft des Erforschens wirklich in Beziehung und begegnet der aktuellen Erfahrung mit wahrem Interesse und Forschergeist. Durch das Erforschen werden aber nicht nur aktuelle innere Zustände ans Licht geholt, auch tiefere Erkenntnisse wie beispielsweise, welche Werte für uns wirklich wesentlich sind, können auftauchen.

Wie ein Kind mit staunenden Augen und offen das Leben entdeckt, so kannst du dich jetzt vorbehaltlos und liebevoll dem zuwenden, was in dir da ist, und gleichermaßen offen und wertfrei alles erforschen. Es geht nie darum, dass sich durch dieses Erforschen etwas verändern sollte oder dass ein Gefühl oder innerer Anteil verschwinden müsste. Vielmehr kann die erforschende Kraft deines wahren Selbst all dem offen und voller Interesse begegnen, was in dir zu Besuch ist. Dadurch endet die Parteinahme mit bestimmten inneren Besuchern und du kannst allem, was da ist, gleichermaßen offen und liebevoll Raum sein. Im inneren Erforschen versuchst du also nicht mehr, eine Situation, ein Erleben oder andere Menschen zu verändern, sondern dich für eine vollkommen andere, nicht mehr identifizierte Art der Beziehung mit einer Situation, einem Erleben oder einem Menschen zu öffnen. In diesem bedingungslosen Erforschen erlaubst du dir, allen Gefühlen, Emotionen und inneren Besuchern, den herausfordernden genauso wie den angenehmen, vorbehaltlos und ohne Bewertung zu begegnen. Vielleicht zeigt sich dir ja sogar, dass alle diese Gefühle einfach nur Erfahrungen, aber nicht unbedingt „schlimme“, „gute“, „schlechte“ oder gar „falsche“ Erfahrungen sind. Bestimmte innere Anteile wollen unbedingt erzählen, wie es ihnen geht und was sie bewegt. Die Kraft des Erforschens schenkt diesen Anteilen den Raum, dir mitzuteilen, was sie auf dem Herzen haben – sie kann einfach offen lauschen, ohne Lösungen zu suchen oder etwas zu tun. So wird ein wirklicher Wechsel der Ebene möglich und du kannst sehr wahrscheinlich beobachten, dass du die Situation oder das Problem auf dieser befreiten Ebene deines wahren Selbst mit ganz anderen Augen betrachten kannst. Nicht die Gefühle oder das Thema selbst verändern sich also, sondern einzig deine Beziehung dazu, deine Art, einem Thema oder einer Empfindung zu begegnen!

Durch die Kraft des Erforschens werden uns tiefere innere und äußere Zusammenhänge bewusst, indem wir beispielsweise innere Anteile finden, die eine aktuelle Erfahrung bekämpfen oder festhalten. So wird deutlich, dass nie äußere Umstände diese Enge verursachen, sondern die Art, wie unser System – beispielsweise mit Bewertungen – darauf reagiert.

Erforschen basiert auf einer offenen, fragenden Haltung und nicht auf Vorwissen und Konzepten. Beim Erkennen und Erforschen sind Fragen zentraler als Antworten. Denn Fragen führen in einen grenzenlosen Raum des Nichtwissens, in eine komplett offene Haltung für Wunder und für wirklich neue Möglichkeiten im Leben.

Wenn sich die Bewusstseinskräfte des Erkennens und Erforschens vertiefen, dann kehrt immer mehr Klarheit in unser System ein. Es eröffnet sich ein Zugang zum inneren Raum, in dem alles da sein darf, ohne dass wir sofort automatisch auf die inneren Besucher reagieren. Solange wir diese beiden Bewusstseinskräfte nicht wirklich nutzen, passieren Handlungen oft aus aktuellen Gedanken und Empfindungen heraus oder aus dem Widerstand dagegen. Wenn wir entdecken, dass auch sehr herausfordernde Emotionen erforscht werden können, verliert die Angst davor ihre Macht über unser Verhalten. Ein neues Interesse an unserer Innenwelt erwacht und macht uns viel freier im Umgang mit allen Lebenssituationen und Empfindungen. So können wir immer mehr lernen, den Wurzeln unseres inneren Leidens zu begegnen und Raum zu sein, statt diese Empfindungen weiter zu überdecken oder davor zu flüchten.

Revolution des Bewusstseins: Ein Beispiel

Nach einer Auseinandersetzung mit seiner Partnerin waren bei ihm bisher stets ähnliche Muster und Programme abgelaufen. Einerseits hatte er innerlich die Dialoge mit seiner Partnerin weitergeführt und sich dadurch immer tiefer in seiner scheinbar berechtigten Empörung verstrickt, sich gleichzeitig aber auch bewiesen, dass er recht hatte. Manchmal war er auch in eine Opferhaltung gerutscht, um sich selbst zu bemitleiden, und er hatte dann eine Weile nicht mehr mit seiner Partnerin geredet.

Dieses Mal aber ist etwas anders und es gelingt den automatischen Mustern nicht, sich „einzuhängen". Er setzt sich mit geschlossenen Augen hin und versenkt sich in seiner inneren Stille. Er beginnt aus der Kraft seines Bewusstseins zu erforschen, was in ihm vorgeht. Zunächst stößt er auf viele laute und hektische Gedanken. Das Bewusstsein berührt diese Gedanken nicht, sondern lässt sie einfach genau so da sein. Ein starker Fluchtimpuls wird registriert, ohne ihm zu folgen. Die Aufmerksamkeit verlagert sich weiter auf die aktuelle körperliche Erfahrung.

Eine Enge im Brustbereich und Gefühle von Wut, Ärger und Frustration werden erkannt.

Alles darf genau so da sein.

Voller Interesse nähert sich die Aufmerksamkeit der Enge immer mehr an, bis sie sich mitten in diese Erfahrung hineinsetzt. Die Bereitschaft, das Ich, alles Wissen und alle Muster vollkommen dieser Erfahrung hinzugeben, lässt eine innere Weite entstehen. Für einen Moment scheint es noch unangenehmer zu werden. Dann fühlt es sich an, als würde der innere Raum sich ausweiten, immer mehr – gigantisch weit. Eine tiefe Erleich-

terung taucht auf und damit auch eine zunehmende innere Stille. Der Gedankenstrom verebbt immer mehr.

Voller Klarheit wird der eigene Anteil am Konflikt mit seiner Partnerin erkannt. Ein Impuls, jetzt aufzustehen und die aktuellen Erkenntnisse mit ihr zu teilen, wird registriert.

Der Mann folgt diesem Impuls.

Seine neue Echtheit und Offenheit jenseits von Schuld oder Rechthaben ermöglichen es auch seiner Partnerin, ihren Teil des Themas zu reflektieren und sich darüber auszutauschen.

Neue Möglichkeiten

Wenn wir beginnen, alles bewusster zu erkunden, dann eröffnen sich uns neue Möglichkeiten, mit den Herausforderungen des Lebens umzugehen. Wir erkennen, dass das offene und interessierte Erforschen enorm kraftvoll und befreiend auf aktuelle Situationen und Erfahrungen wirkt. Wir entdecken, dass sich im Licht des bewussten Erforschens viele Themen allein durch das klare Erkennen wandeln, weil viele Identifikationen, Widerstände oder innere Kämpfe wegfallen.

Muster, Gewohnheiten und Überzeugungen laufen so lange automatisch in uns ab, bis wir sie wirklich tief erforscht und durchschaut haben. Um aus diesen Abläufen auszubrechen, ist es nötig, den Ablauf des gesamten Musters zu erforschen, bis zum Ursprung, an dem das Muster einsetzt oder an dem die Basis für das Muster gelegt wird. Oft beginnen automatische Reaktionsmuster nämlich schon recht früh, beispielsweise in Gedankenschlaufen oder Geschichten, mit denen wir uns seit dem frühen Morgen unbewusst identifiziert haben, sodass wir seitdem im Überlebensmodus feststecken, vielleicht auch in einem inneren Widerstand gegen eine aktuelle Empfindung oder Stimmung. Muster oder Programme, die immer wieder ähnlich ablaufen, haben meist auch einen ähnlichen Ursprung. So kann es sein, dass ich immer einmal wieder mit meinem Kind schimpfe. Beim genaueren Erforschen wird vielleicht erkannt, dass dieses Muster meist dann aktiv wird, wenn der identifizierte Gedanke auftaucht, dass ich endlich mehr Raum für mich brauche. Bewusstsein kann schrittweise solche Abläufe durchleuchten, bis hin zu dem ersten Gedanken oder Gefühl, mit dem es eine Identifikation gab.

Gleichzeitig kann Bewusstsein erforschen, ohne Partei zu ergreifen. Nichts muss anders sein, alles wird genau so gesehen, wie es sich zeigt. Weil alle Erfahrungen als unpersönliche Besucher erkannt werden, muss nichts damit getan werden. Das bewusste Erkennen der inneren Besucher kann bereits tiefe Heilung und Befreiung von Themen bewirken. Aber es ist nicht so, dass irgendwann alles in uns und im Leben zu Ende erforscht wäre. Erforschen kann immer noch tiefer gehen und uns Zugang zu immer wieder neuen Dimensionen des Mysteriums Leben eröffnen. Deshalb gibt es auch keinen Endzustand namens „Erleuchtung", sondern nur Erwachen als einen sich stetig vertiefenden Prozess.

Revolution des Bewusstseins: Allgemeine Fragen, die sich zum Erforschen eignen

Was macht diesen Körper lebendig?

Wer bin ich, wenn alles Erlernte vergessen würde?

Wie und wann finden in meinem System Abtrennung, Begrenzung, Flucht oder Kampf statt?

Womit findet bei mir vor allem noch Identifikation statt?

Was ist für mich wirklich wesentlich im Leben?

4. Bewusstseinskraft: Raumbewusstsein

Während alle Formen des Lebens ein Ausdruck oder eine Folge des Bewusstseins sind, ist das Bewusstsein selbst das Formlose, der Raum, in dem alle Erscheinungen und Erfahrungen auftauchen und wieder vergehen. Identifikation bewirkt eine Realitätserfahrung von Verstrickung und Enge, der Zugang zur grenzenlosen Weite des Raums scheint dann verloren. Wenn das Bewusstsein uns aber wieder über die scheinbar persönliche Ebene hinausführt, wird die Aufmerksamkeit aus dem Tunnelblick der Identifikation befreit und entspannt sich wieder in ihrer ursprünglichen Grenzenlosigkeit. Das ist Raumbewusstsein.

Im Raumbewusstsein findet alles mehr als genug Platz, um genau so da sein zu können, wie es sich aktuell zeigt.

Raumbewusstsein basiert auf der Erkenntnis, dass alle Erfahrungen, Empfindungen und Gedanken unpersönlich sind. Dadurch eröffnet sich ein innerer Raum, in dem alle Aspekte des Lebens einfach da sein und in ihrem Tempo oder in ihrer Intensität ablaufen dürfen.

Wenn wir einen Moment nicht wirklich bewusst sind, baut unser Verstand vor allem in Situationen mit Ängsten oder intensiven Empfindungen automatisch wieder einen sehr einengenden, blockierenden und persönlichen Rahmen auf. Das Raumbewusstsein birgt in sich die Kraft, diesen Rahmen zu durchschauen, und ermöglicht uns, wieder Zugang zu dem grenzenlosen Raum zu finden, der dahinter immer da ist.

Unbewusster Umgang mit der Kraft des Raumbewusstseins

Solange wir in der Matrix gefangen sind, gehen wir bei innerer Enge und Abtrennung meist noch davon aus, dass etwas an den äußeren Umständen nicht stimmt. Viele Menschen verbringen ihr Dasein hauptsächlich in einer mehr oder weniger starken inneren Enge und viel öfter im Überlebens- als im Lebensmodus, wie gefangen in einem Hamsterrad. Oft versuchen wir die scheinbar unerträgliche innere Enge mit Konsum, mit Süchten oder mit Ablenkung zu überdecken. Wenn wir in solchen Situationen handeln, dann kommt das Handeln aus dieser inneren Enge heraus und ist meist kleinlich, machtvoll, verletzend, wenig nachhaltig oder ausweichend. Zudem sind es Handlungen, die versuchen, andere einzuschränken, zu maßregeln oder zu beschuldigen mit dem Ziel, dadurch der unangenehmen inneren Enge irgendwie zu entkommen. Mit dem Erwachen des Bewusstseinspotenzials wird die Sehnsucht stärker, aus der inneren Enge und dem Gefangensein in den immer gleichen Gedankenschlaufen und Problemen auszubrechen. Wenn du der inneren Enge Raum bist, wenn du ihr zuhörst, sie da sein lässt und ihr voller Mitgefühl begegnest, dann kann sich die begrenzte Wahrnehmung plötzlich weiten, öffnen und klären. Denn Enge braucht nichts weiter als einfach Raum! Dir wird klar, dass einzig die Identifikation mit Formen im inneren Raum diese scheinbare Enge bewirkt. Du kannst dich immer mehr als grenzenlosen, lichtvollen Raum erkennen, der alles umfasst – auch alle Formen, die darin erscheinen.

Revolution des Bewusstseins: Bewusstes Erforschen der inneren Enge

Kennst du Situationen in deinem Leben, in denen es in dir so richtig eng wird?

Wenn ja, welche Gefühle oder Erfahrungen will dein System dann vermeiden oder loswerden?

Wie reagiert dein Verstand auf die Enge? Welche Geschichten erzählt er dir?

In welchen Situationen gibt es bei dir vielleicht Handlungen, die aus der inneren Enge heraus passieren? Wie zeigen sich diese Handlungen?

Die Kraft des Raumbewusstseins bewusst nutzen

Der innere Raum des Bewusstseins ist grenzenlos. Er hat kein Ende und keinen Anfang, er ist jenseits aller Beschreibungen des Verstandes. Im bewussten Raum bin „ich" eins mit dem Leben selbst. Das heißt, das, was das Leben bringt, ist das, was „ich" will. Es gibt keine scheinbar getrennte Person mehr, die einen anderen Willen hätte als das Leben. Dieser Raum lässt alle Erfahrungen durchfließen, weil erkannt wird, dass jede Form von Widerstand oder Ausgrenzung Enge oder Leiden schafft. Aus dem bewussten Raum heraus begegnen wir allem, was erfahren wird, ohne innere Parteinahme. Der bewusste Raum ist mit allem direkt verbunden, was erfahren wird, aber dennoch nie davon berührt. Weil er aber nicht nur Raum ist, sondern auch bewusst, strahlt das Bewusstsein in ihm liebevoll, geduldig, voller Mitgefühl und mit echtem Interesse auf alle unsere scheinbar persönlichen Lebensthemen. Im Raumbewusstsein wird jede Erfahrung oder Empfindung einfach nur liebevoll und mitfühlend erkannt. Ebenso erkennen wir, dass diese Dimension in uns nicht verstrickt, eng oder ängstlich ist, sondern uns immer Zuflucht, bedingungslose Liebe und Raum schenkt für alles, was erfahren wird.

Insofern kann der bewusste innere Raum auch zu einem enorm kraftvollen Heilraum für das werden, was in mir lebendig ist. Sollten im inneren Raum Programme von Widerstand oder Trennung auftauchen, dann dürfen sie im Heilraum des Bewusstseins einfach da sein. Weil der bewusste Raum vollkommen frei ist von unserer erlernten Wahrnehmung der Welt, schenkt er auch sämtlichen Identifikationen und allen anderen Aspekten der Matrix, die bisher scheinbar noch unsere Identität ausgemacht haben, seinen Heilraum. Im Heilraum des Bewusstseins kann die scheinbare Person, die wir bisher zu sein glaubten, immer tiefer wegschmelzen, bis nur noch Einheit, Verbundenheit, Frieden und Klarheit übrig bleiben.

Alles, was bisher Enge in uns ausgelöst hat, braucht einfach nur Raum. Es reicht, **bewusst** mit dem **zu sein**, was da ist, es ist überhaupt nicht nötig, etwas zu **verändern**! Indem wir allem, was das Leben bringt, aus unserem wahren Selbst, aus dem bewussten Sein oder Raum statt aus identifizierten inneren Besuchern heraus begegnen, sind da immer auch schon Frieden, Heilung, Klarheit, bedingungslose Liebe und ein Feld von grenzenlosen Möglichkeiten.

Revolution des Bewusstseins: Raumbewusstsein

Gerne kannst du jetzt die Augen schließen und deine Aufmerksamkeit ganz aus der äußeren Welt zu dir zurückholen.

Jetzt kommen einige Fragen, die nicht dein Verstand beantworten muss, sondern die du einfach einmal wie ein interessiertes und offenes Kind in dir erforschen kannst. Versuche dabei nur für diesen Moment, all dein

Wissen und alle Gedanken nicht zu beachten. Forsche einfach wach und interessiert, was du in dir entdeckst, wenn du diese Fragen nach innen stellst:

Was bleibt in dir, wenn einmal keine inneren Besucher anwesend sind?

Was bleibt, wenn zumindest für einen Moment keine Empfindungen, Gedanken, Bilder und sinnlichen Erfahrungen in dir sind?

Bleibt da so etwas wie ein innerer Raum, eine bewusste Präsenz oder ein inneres Schauen in diesen leeren Raum?

Tritt innerlich einen Schritt zurück aus der Welt der Erfahrungen, aus Gefühlen oder Gedanken. Verankere dich im bewussten inneren Raum, der immer schon da war. Sei einfach nur wach und präsent allem Raum, was auftaucht und wieder vergeht. Sei allen Gedanken oder Geschichten einfach bewusst Raum. Sei allen Gefühlen bewusst Raum.

Verharre jetzt einige Minuten oder auch länger im Raumbewusstsein.

Wie fühlt es sich an, allem einfach Raum zu sein?

Was löst das in dir aus?

Humor als Folge des inneren Raums

Aus dem Raumbewusstsein verändert sich aber nicht nur unser Umgang mit inneren Besuchern, sondern auch unser Handeln. Dies zeigt sich beispielsweise in Handlungen voller Großzügigkeit, Unerschütterlichkeit, Gelassenheit, Dankbarkeit und vor allem Humor.

Wenn sich im bewussten inneren Heilraum schrittweise und ohne Anstrengung unsere Identifikationen in Verbundenheit wandeln, wenn die innere Enge Raum bekommt oder alles Ernste, Schwere und Blockierte tief erkannt, erforscht und mit Liebe überflutet wird, dann erwachen in uns zudem eine unbändige Lebensfreude und tiefer Humor. Wirklich befreit zu lachen ist innerhalb des Überlebensprogramms kaum möglich. Zu wichtig scheint die persönliche Geschichte, scheinen „meine" Ziele, Probleme, Sorgen und Ängste. Zu wichtig, um all die Glückseligkeit zulassen zu können, die in diesem genauso wie in jedem anderen Moment steckt. Wenn das Raumbewusstsein sich grenzenlos weitet, sich um die ganze Ich-Geschichte herum ausdehnt, kehrt das Lachen wieder in dein Leben zurück. Dein Herz kann sich wieder öffnen und Freude und Leichtigkeit dürfen sich wieder durch dich ausdrücken.

5. Bewusstseinskraft: Liebe

Echte, befreite und bedingungslose Liebe fließt einzig aus dem Bewusstsein. Eine wirklich verbindende Liebe, eine Liebe, die nicht fordert, bewertet, vergleicht und erwartet. Es ist eine Liebe, die aus der grenzenlosen Fülle unseres wahren Seins fließt. Diese Liebe ist es, die den bewussten inneren Raum zu einem kraftvollen Heilraum werden lässt, denn Liebe kann alles heilen und transformieren.

Unbewusster Umgang mit der Bewusstseinskraft der Liebe

Solange wir als scheinbares Ich versuchen, innerhalb der Matrix zu lieben, ist das meist ein schwieriges Unterfangen. Denn dieses Ich glaubt immer wieder, entweder sehr mangelhaft, unter- oder überlegen, einsam, unsicher, besonders oder großartig zu sein. Solange wir innerhalb der Matrix kaum Zugang zur Liebe und inneren Fülle unseres wahren Selbst haben, suchen wir diese Dinge außerhalb von uns. Auf dieser Ebene, auf der wir so sehr mit Suchen, Kämpfen und Kontrollieren beschäftigt sind, übersehen wir, dass alles immer schon da ist, was wir in der äußeren Welt suchen. Egoliebe basiert auf der unausgesprochenen Erwartung, dass zwei getrennte Personen sich gegenseitig so viel Liebe geben, dass ihre inneren Mangelzustände sich möglichst auflösen oder zumindest nicht mehr spürbar sind. Deshalb hat Egoliebe auch die Tendenz, andere zu benutzen, um scheinbar unerträgliche innere Zustände zu vermeiden. Wenn wir auf der Ebene des Egos lieben, identifizieren wir uns meist rasch mit der auserwählten Person, wodurch wir anderen Menschen Macht über unser Empfinden und unser Identitätsgefühl geben, aber wir versuchen auch, unser Gegenüber zu kontrollieren. Außerdem verwechseln wir innerhalb der Matrix Liebe sehr oft mit Bestätigung, scheinbarer Sicherheit oder Kontrolle und hoffen, dass uns der andere Mensch vielleicht irgendwie aus unserer Matrix befreien kann. Wir möchten als Ich geliebt, wertgeschätzt, respektiert oder gar bewundert werden. Gleichzeitig wird unser Verhalten in Freundschaften und Beziehungen oft von Ängsten gesteuert, beispielsweise von der Angst vor Ablehnung, Angst vor dem Alleinsein, Angst nicht zu genügen oder auch Angst vor wahrer Intimität und Hingabe. Sobald wir wieder Zugang zum Bewusstseinspotenzial in uns finden, wird uns klar, dass Liebe nicht von außen kommt, sondern als eine unerschöpfliche Quelle aus der Einheit mit unserem wahren Selbst strömt.

Die Kraft der Liebe bewusst nutzen

Erst Bewusstsein kann uns Zugang zu genügend innerem Raum und innerer Sicherheit eröffnen, damit sich unser Herz bedingungslos öffnen und die Liebe wieder frei durch uns fließen kann. Das zeigt sich nicht darin, dass wir emotionaler werden müssten, sondern vor allem darin, dass das Leben wieder bis in unser Herz findet, weil sich trennende Identifikationen im Licht des Bewusstseins auflösen. Indem sich im Heilraum des Bewusstseins die Identifikationen mit ihren Verletzungen, Schutzprogrammen und auch Traumen befreien, öffnet sich unser Herz wie eine Blume und lässt uns wieder Verbundenheit mit allen Lebewesen erfahren.

Die Liebe kann als natürlicher Ausdruck unseres wahren Selbst wieder frei durch unser Herz fließen. Liebe ist grenzenlose Verbundenheit mit allem Leben, mit der Natur und mit dem gesamten Kosmos. Je stärker die Liebeskraft des Bewusstseins in uns erwacht, desto erfüllter, verbundener und freier fühlt sich unser Leben an.

Wenn alles Kämpfen, Flüchten und Suchen im Bewusstsein Raum findet, dann kann die Liebe wieder ungehindert durch uns fließen. Wenn sämtliche inneren Bewegungen in der großen Stille des Gewahrseins ausvibrieren und nur noch reine Präsenz übrig bleibt, wird alles Innere und Äußere in das strahlende Licht reiner Liebe gehüllt. Einer tief heilenden und nährenden Liebe, die einfach aus sich selbst strahlt, aus dem Überfluss und Überfließen des befreiten Raumbewusstseins. Wenn bewusste Liebe sich auf eine Herausforderung oder auf einen emotionalen Zustand richtet, kann sie dieses Thema heilen und transformieren. Nicht die geringste Form von Trennung ist dann mehr möglich, alles ist eins in mir.

Ich bin diese Liebe.

Ich bin der grenzenlose Raum der Einheit für die Welt in all ihren Ausdrücken und Formen.

Ich bin das weit offene Herz, das im Einklang mit dem Universum pulsiert.

Diese Liebe und diese Einheit sind immer in uns allen, aber der Fokus unserer Aufmerksamkeit ist meist viel mehr bei der scheinbaren Person, die innerhalb der Trennungsmatrix nach Liebe sucht.

Liebe ist die verbundene Kraft, die aus dem Erkennen der inneren Einheit aller Dinge fließt. Sie ist grenzenloses Mitgefühl und Verbundenheit mit allen Lebewesen. Bewusste Liebe hat die Kraft, alle Schutzmauern, Ausweichprogramme und die gesamte erlernte Sprachlosigkeit unserer Matrix aufzulösen. Wir erfahren uns dabei wieder als wirklich erreichbar, nahbar und tief verbunden mit allem Leben.

6. Bewusstseinskraft: Gewissheit

Wenn wir das Nichtwissen des Verstandes in seiner ganzen Tiefe zulassen, dann entsteht eine grenzenlose Offenheit in uns, die enorm viel Raum für Wunder in sich trägt.

Wir alle sind auf der Ebene unseres wahren Selbst mit einer Art universellem Wissen verbunden. Einer Gewissheit, die uns intuitiv in jedem Moment des Lebens den Weg weist. Zu diesem tieferen, intuitiven Wissen haben wir im Grunde stets Zugang. Aber sobald wir mit einem Gedanken, einem Widerstand, einem Gefühl oder sonst etwas in uns identifiziert sind, verschließt sich etwas in uns und dieser Zugang scheint verschwunden.

Unbewusster Umgang mit der Bewusstseinskraft Gewissheit

Wir alle wissen, dass wir uns innerhalb der Matrix manchmal dem unerschöpflichen Strom der Gedanken ziemlich ausgeliefert fühlen. Wir treffen dann unsere Entscheidungen über den Verstand und versuchen das Leben allgemein zu planen, zu kontrollieren oder für unser Ego möglichst viel Sicherheit anzuhäufen. Dazu kommen noch Emotionen, mit denen wir nicht umgehen können, widerstrebende innere Anteile zu einem Thema und von außen werden über andere Menschen sehr viele unterschiedliche Meinungen zu uns getragen. Vielleicht lesen wir Bücher mit Sachwissen, die uns in schwierigen Situationen Tipps und Konzepte liefern sollen, wie wir ein Problem lösen oder ein Thema angehen können. Innerhalb der Matrix soll Wissen dem Ich möglichst viel Sicherheit, Kontrolle und ein möglichst angenehmes Leben ermöglichen. Aber Wissen ist enorm instabil. So gibt es viele Theorien und Konzepte, die den Kindern an allen Schulen jahrelang als „bewiesen" vermittelt wurden, irgendwann aber plötzlich als widerlegt gelten. Wenn wir etwas zu wissen glauben, kann es gut sein, dass am Folgetag das Leben genau diese Konzepte wieder vollkommen erschüttert. Wissen ist innerhalb der Matrix wie ein Kartenhaus, das wir zu einzelnen Themen errichten, bis es irgendwann wieder in sich zusammenfällt. Es gibt kein sicheres Wissen und im Wissen liegen nicht die so ersehnte Kontrolle und Sicherheit. Schon der Philosoph Sokrates kam zu der Erkenntnis, dass wir letztlich nur wissen können, dass wir nichts wissen.

Innerhalb der Matrix sind wir es gewohnt, über Entscheidungen nachzudenken. Hin und her zu überlegen, mit anderen über unsere Optionen zu diskutieren und in schlaflosen Nächten nach der hoffentlich richtigen Lösung zu grübeln. Wenn dann irgendwann die Entscheidung da ist, wenn der Verstand sagt, wir machen es oder wir machen es nicht, dann beschleicht uns oft recht rasch wieder ein Gedanke des gleichen Verstandes, der uns einredet, dass es vielleicht doch die falsche Entscheidung gewesen ist.

Und irgendwann werden wir müde vom steten Überlegen und von

all den Theorien. Wir wünschen uns, einfach intuitiv und spontan entscheiden zu können. Aber das Ich kann das nicht erreichen. Denn das Ich ist auch nicht mehr als einer der vielen Gedanken, die uns von der Stimme der Intuition in uns abhalten.

Wissen basiert auf Gelerntem, auf Vorwissen und früheren Erfahrungen. Dieses Erfahrungswissen kann bei bestimmten Abläufen, die immer wieder gleich sind, hilfreich sein. Aber bei Entscheidungen, bei Heilprozessen, allgemein bei Lebensprozessen hilft die Gewissheit des Bewusstseins viel besser weiter. Wissen, mit dem eine Identifikation besteht, hat die Tendenz, unsere Wahrnehmung in immer ähnliche Richtungen zu steuern. Wenn diese Identifikation wegfällt, dann ist da auch ein vollkommen offener Raum des Nichtwissens, dann bleibt eine grenzenlose Offenheit, ein tiefes Interesse, ein Staunen über die Wunder des Lebens.

Bewusster Zugang zur Kraft der Gewissheit

Erst wenn wir bereit sind, alles scheinbare Wissen und die vermeintliche Sicherheit oder Kontrolle, die es bietet, loszulassen, wenn wir aus den Verstrickungen der Matrix in den inneren Bewusstseinsraum zurückfinden, eröffnet sich uns wieder der Zugang zu einer viel tieferen Ebene von Wissen. Wenn wir allen inneren Besuchern gleichermaßen Raum sein können, wenn keine Parteinahme oder Identifikation mehr unser inneres Lauschen trübt, dann finden wir Zugang zu einer Art von Gewissheit oder Intuition, die nicht auf erlerntem Vorwissen, sondern auf den spontanen Impulsen des gegenwärtigen Moments aufbauen. Einen Zugang zum Lebenscode selbst und zur Wahrheit hinter allen Gedanken und hinter allen Theorien. Der bewusste Raum birgt in sich auch eine unglaubliche Klarheit und Intuition in Bezug auf Themen, Entscheidungen oder Prozesse, die innerhalb der Matrix scheinbar anstehen. So können daraus klare Bilder oder intuitive Erkenntnisse in Bezug auf ein Problem oder ein Lebensthema auftauchen. Tief befreiende Heilimpulse oder Lösungen, die alle unsere Konzepte oder Überlegungen in den Schatten stellen.

Revolution des Bewusstseins: Die Kraft der Intuition bewusst nutzen

Sei bereit, für diesen Moment all deinem Wissen, all deinen Erfahrungen, Vorstellungen und Erwartungen einfach Raum zu sein.

Eröffne den inneren Heilraum für alle Empfindungen und Bedürfnisse, die zu einem Thema in dir da sind.

Erkenne, dass du all das beobachten kannst.

Werde dir bewusst, dass du nichts davon bist und dass alles genau so da sein darf.

Erkenne jetzt tief, dass in Wirklichkeit jeder Moment vollkommen neu ist und dass du deshalb nichts wirklich weißt.

Gib dich jetzt ganz der grenzenlosen Weisheit des Lebens hin.

Gleichzeitig kannst du dir erlauben, alles Bestehende und alle deine Konzepte infrage zu stellen.

Öffne dich für die Kraft der inneren Gewissheit und Intuition, die in dir hinter allen Konzepten und Erfahrungen immer da ist.

Erkenne, welche neuen Impulse, Bilder oder Ideen daraus in dir auftauchen.

Welche davon lösen in dir eine leise oder stärkere innere Freude aus?

Bist du bereit, diesen Impulsen oder Bildern in deinem Leben jetzt die Führung zu überlassen?

Was ist der eine nächste Schritt, um in diese Richtung zu gehen?

Bedanke dich innerlich für diesen Impuls.

Stehe jetzt auf und führe diesen Schritt aus.

Für den nächsten Schritt kannst du wieder gleich vorgehen.

Falls scheinbar nichts auftaucht, ist das auch vollkommen in Ordnung, dann ist es einfach noch nicht Zeit, eine Entscheidung zu treffen.

Bedanke dich auch dafür und lausche zu einem anderen Zeitpunkt wieder von Neuem in dich.

7. Bewusstseinskraft: Einfach sein oder reines Gewahrsein

Bewusstsein muss sich nicht auf innere Besucher ausrichten, es kann auch einfach in sich selbst ruhen. Es kann einfach sein. Nicht berührt vom Auf und Ab des Lebens in der Matrix und dennoch vollkommen verbunden mit allem Leben.

Unbewusster Umgang mit der Kraft des Einfach-Seins

Innerhalb der Matrix sind wir hauptsächlich damit beschäftigt, jemand zu sein, dieses Ich zu stärken, zu verteidigen oder gut dastehen zu lassen, und für dieses Ich Erfolg, Glück, Kontrolle und Besitz zu erreichen. Auf dieser Ebene investieren wir sehr viel Zeit und Energie in das Jemand-Sein und nehmen das Leben sehr persönlich. Weil dieser Überlebenskampf viele Menschen ermüdet und kaum mehr richtig abschalten lässt, versucht das Ich beispielsweise in Meditation, Yoga oder Entspannungstechniken wieder etwas Ruhe und Frieden zu finden. Im Kern bleibt das Problem aber bestehen, weil all das für ein Ich getan wird und es im Grunde um die Optimierung dieses Ichs geht.

Bewusst in der Kraft des Einfach-Seins ruhen und daraus wirken

Wenn Sie völlig aufmerksam sind, mit Ihrem ganzen Körper,
Ihrem Nervensystem, Ihren Augen, Ihren Ohren, Ihrem Geist,
mit Ihrem ganzen Wesen, dann gibt es kein Zentrum,
von dem aus Sie aufmerksam sind.
Dann gibt es nur noch Aufmerksamkeit.
Diese Aufmerksamkeit ist völlige Stille.

Jiddu Krishnamurti[1]

Wenn keine Identifikation mit inneren Bewegungen, Gedanken, Gefühlen oder Erfahrungen mehr besteht, wenn die Aufmerksamkeit sich zum vollkommen präsenten inneren Raum wandelt, in dem die Bewegungen des Lebens einfach erscheinen und ausvibrieren können, dann bleibt reines Gewahrsein oder grenzenlose Stille. Eine Stille, die ähnlich wie der bewusste Raum immer schon da ist hinter allen Geräuschen, Gedanken oder Sinneserfahrungen. Eine Stille, die in sich eine enorme Kraft und Energie birgt, weil sich die Energie nicht mehr in Gefühlen, in mentalen Geschichten, in inneren Kämpfen, Wünschen oder Widerständen verzettelt. Wenn sich die Identifikationen im Licht unserer Bewusstseinskräfte immer mehr in befreite Verbundenheit wandeln, bleibt kein persönliches Ich mehr übrig, die Matrix weicht auf und was bleibt, ist eine grenzenlose Offenheit für das, was das Leben bringt.

Wenn niemand mehr da ist, dessen scheinbare Identität beispielsweise auf anderen Menschen, auf Besitz, Gedanken, Gefühlen, Wissen oder Fähigkeiten aufbaut, wird das Leben viel einfacher. Dann wird deutlich, dass keine Identifikationen und keine Matrix für unser Überleben und Leben nötig sind. Handlungen, Entscheidungen, Impulse, Sinneserfahrungen, Gedanken und Gefühle tauchen auch dann auf, wenn es keine Person gibt, die all das scheinbar erlebt oder verursacht.

Im Einfach-Sein kann es Momente von absoluter Stille, von reinem Gewahrsein, aber auch wieder aktive Momente des Wirkens geben. Wenn kein Ich mehr den Fluss des Lebens versperrt, dann drückt sich Bewusstsein direkt durch uns aus. Wir werden zu einem Werkzeug des Lebens.

Es ist niemand mehr da, der etwas tut.

Handlungen geschehen aus dem Bewusstsein heraus.

Aus dem Einfach-Sein des Bewusstseinsraums tauchen oft Einheitsgefühle auf. Gefühle, die nicht von einem Ich, von äußeren Umständen, Empfindungen oder Gedanken abhängig sind. Gefühle, die keinen anderen Ursprung haben als das Bewusstsein selbst. Gefühle wie Dankbarkeit, Freiheit, Liebe, Verbundenheit, Frieden, Ganzheit, Freude und grundloses Glück. Wenn der Gedankenstrom nicht länger durch unsere identifizierte Aufmerksamkeit genährt wird und dadurch immer mehr zur Ruhe kommt, kann im inneren Bewusstseinsraum aber auch eine grenzenlose Stille oder Leere auftauchen, genauso wie eine innere Fülle, die jenseits von Besitz oder anderen Formen ist.

Es gibt keinen Handelnden mehr, sondern nur noch Handlungen. Das Leben selbst wirkt durch uns. Handlungen, Worte oder Texte entstehen aus dem Nichttun, vollkommen spontan aus den aktuellen Impulsen des Lebens. Im Einfach-Sein des Bewusstseins können wir das Leben durch uns geschehen und sich entfalten lassen.

Unser wahres Selbst ist immer schon vollkommen heil, im Frieden, befreit und verbunden mit allem Leben. Unser wahres Selbst ist reines, grenzenloses Bewusstsein. Welch ein Geschenk dies jetzt immer tiefer realisieren zu dürfen!

Alle deine Bewusstseinskräfte aktivieren

Revolution des Bewusstseins:
Aktivierung der Bewusstseinskräfte

Setze dich aufrecht hin. Atme tief ein und verankere dich in diesem Moment.

Falls deine Kraft der Aufmerksamkeit noch irgendwo zerstreut ist, kannst du sie jetzt aus Gedanken, Empfindungen, Erfahrungen, Vorstellungen oder auch aus anderen Menschen zurückholen.

Hole jetzt die Energie und Kraft aus allen inneren und äußeren Formen und Bewegungen zurück in deine Mitte. Verankere dich tief in der absoluten Bewegungslosigkeit hinter allen Dingen. In der Quelle der Aufmerksamkeit, an dem Ort in dir, an dem es keine Trennung und keine Verstrickungen gibt und nie geben wird.

Nutze jetzt deine Bewusstseinskraft des Erkennens und entdecke, was in diesem Moment in dir vielleicht noch zu Besuch ist. Welche Empfindungen, Erfahrungen oder körperlichen Symptome zeigen sich im Moment vielleicht noch in deinem inneren Raum?

Du kannst jetzt auch die Kraft des Erforschens auf diese inneren Besucher und auf deine Beziehungen dazu richten. Erforsche, wo es vielleicht noch innere Verstrickungen, Verhärtungen, Widerstände oder Anhaftungen gibt.

Ohne etwas damit zu tun.

Nutze nun deine Kraft des Raumbewusstseins, um all dem, was jetzt da ist, einfach Raum zu sein.

Nichts muss weggehen, sich verändern oder bleiben.

Begegne allem einfach vollkommen offen, interessiert und präsent.

Du bist der bewusste Raum, in dem alles erscheint und irgendwann wieder ausvibriert.

Vielleicht eröffnet dir das absichtslose Raumbewusstsein jetzt Zugang zu einer tiefen, grenzenlosen Stille.

Wenn dich zuvor ein Thema oder eine Entscheidung beschäftigt hat, dann ist es möglich, dass die Kraft der Gewissheit dir nun dazu einen klaren Impuls zukommen lässt.

Wenn nicht, ist das auch vollkommen in Ordnung.

Vertraue, dass immer alles seine Richtigkeit hat.

Wenn etwas in dir sich verletzt, abgetrennt oder blockiert anfühlt, dann kannst du jetzt ganz bewusst deine Liebeskraft darauf richten. Lasse diese lichtvolle, heilende Kraft auf das in dir strahlen, was vielleicht noch der Heilung bedarf.

Ohne Absicht, einfach weil du Liebe bist!

Erkenne jetzt tief, dass du nie jemand sein musstest.

Dass es in diesem inneren Raum, in der Liebe und Stille keine Person mehr gibt, nur bedingungslose Präsenz.

Verankere dich nun in der Kraft des Einfach-Seins und lasse sie aus dir herausstrahlen.

Erkenne dich als Werkzeug des Lebens.

Lasse deinen Herzensraum von tiefer Dankbarkeit, Freude und Güte überfluten.

Ermächtige dich jetzt, alle Kräfte deines Bewusstseins in jedem Moment deines Lebens zu verwirklichen!

Lebe dein wahres Potenzial, vollkommen bewusst, befreit und tief verbunden!

Danke!

Von der Raupe zum Schmetterling

Wir suchen wahre Heimat, Erfüllung und Liebe in der Welt und bei anderen Menschen, solange wir nicht erkennen, dass all das immer schon in uns selbst da ist.

Man könnte das Erwachen des Bewusstseinspotenzials eines Menschen mit dem Erblühen einer Blume oder auch mit der Metamorphose einer Raupe zum Schmetterling vergleichen. Weil dieser Prozess keinen willentlichen Entschluss voraussetzt, sondern einfach einsetzt, wenn die Zeit dafür reif ist, kann jeder Mensch unabhängig von seinen bisherigen Interessen, von seiner Lebensweise, seinem Glauben oder seinen Verstrickungen und inneren Verletzungen davon erfasst werden.

Ich gehe davon aus, dass wir die Symptome dieses Erwachens oft überhaupt nicht als das erkennen, was sie sind, und deshalb diesen eigentlich tief befreienden inneren Prozessen noch oft mit Widerstand oder mit Diagnosen begegnen. Weil in unserer Kultur die Auswirkungen des Erwachens oft noch belächelt, als esoterischer Unfug abgetan oder gar als psychische Krankheit fehlinterpretiert werden, fällt es uns schwer, uns voller Hingabe, Freude, Vertrauen oder auch Dankbarkeit auf diese Prozesse einzulassen.

Erwachen passiert dann, wenn die Zeit reif ist, wenn das Leben eingreift und beschließt, mehr heilendes Licht in deine Beziehungen, in deinen Körper und in dein verletztes Herz fließen zu lassen. Wenn das Licht des Bewusstseins stärker in unser Dasein leuchtet, wird uns klarer, wie sehr wir uns in der Matrix verstrickt haben und wie oberflächlich, ausweichend oder ängstlich wir leben.

Wir haben das Glück, in einer Zeit zu leben, in der immer mehr Menschen erwachen und zu ihrer wahren inneren Kraft erblühen. In einer Zeit, in der sich unser immenses inneres Potenzial noch auf einer höheren Ebene verwirklichen will. Natürlich ist eine Blume auch dann wunderschön, wenn sie noch nicht erblüht ist. Sie ist in jedem Stadium immer genau perfekt und ein einzigartiger Ausdruck der Natur. Dennoch ist in ihr das gesamte Potenzial des Erblühens stets schon angelegt. In der Blüte erreicht sie noch eine andere Dimension ihrer inneren Möglichkeiten.

Genauso ist schon jede Raupe ein unglaubliches und einzigartiges Wunder der Natur, aber erst in ihrer Verpuppung zum Schmetterling realisiert sie ihr gesamtes Potenzial.

In dieser Analogie entspricht die Raupenphase dem Leben innerhalb der Matrix, in dem das hungrige Ego im Zentrum steht, das ständig neue Nahrung in Form von Identifikation braucht. Die Verpuppungsphase entspricht dem Erwachen und die Schmetterlingsphase dem vollständigen Ausbrechen aus der Raupenmatrix ins Raumbewusstsein.

Um noch bewusster zu erkennen, worin unser scheinbares Gefängnis besteht, werden wir einige wesentliche Aspekte des Raupenbewusstseins nun genauer unter die Lupe nehmen. Wenn wir klar erkennen und tief durchschauen, wie wir uns abtrennen, beengen und blockieren, dann verlieren diese Aspekte ihre Macht über unser Leben. Dann hat die Raupe schon eine erste Ahnung ihres Schmetterlingspotenzials gefühlt und eine tiefe neue Sehnsucht bewegt unser Herz.

4
Bewusstsein in die Matrix bringen

Woher willst du wissen, ob nicht jeder Vogel,
der deinen Luftweg durchschneidet,
eine ungeheure Welt des Entzückens ist,
verschlossen deinen fünf Sinnen?

William Blake[2]

Die Matrix

Angenommen, du liegst schlafend im Bett und dein Verstand schenkt dir ein nächtliches Unterhaltungsprogramm in Form eines Traums. Vielleicht balancierst du darin auf einer sehr steilen Klippe, jeden Moment könntest du ins Bodenlose stürzen. Voller Todesangst und Panik versuchst du das Gleichgewicht zu halten, aber der Sog nach unten ist enorm stark. Plötzlich passiert dir tatsächlich ein Fehltritt und du stürzt in die Tiefe. Du kannst körperlich spüren, wie du dich im freien Fall befindest. Vielleicht nimmst du voller Panik sogar den Flugwind auf deiner Haut wahr.

Plötzlich wird dein Fall in die Tiefe unmittelbar dadurch gebremst, dass du aus dem Traum aufwachst und völlig verschwitzt und am ganzen Kör-

per zitternd erkennst, dass du die ganze Zeit sicher in deinem warmen, geborgenen Bett gelegen hast.

Du erkennst, es war nur ein Traum.

Im Erwachen bist du vollständig aus der Traummatrix ausgebrochen. Deshalb musst du jetzt auch keine Lösungen mehr für das Problem suchen, wie du sicher wieder von der schmalen Klippe herunterkommst oder wie du den Sturz überleben kannst. Mit der Matrix sind auch alle Probleme, die sie erzeugt hat, verschwunden.

Du hast die Ebene gewechselt von der Traumwahrnehmung zur Wachwahrnehmung.

Ein Traum zeigt eindrücklich, dass unser Verstand uns eine Realität als sehr echt erfahren lassen kann, besser als jeder noch so gute Film und jedes Theaterstück. Es ist schier unglaublich, wie er es fertigbringt, uns in jedem Moment des Lebens eine derart reale Wahrnehmung der Welt mit dem Ich als Hauptdarsteller zu präsentieren. Eine Wahrnehmung der Welt und unserer scheinbaren Person, in der wir ganz unterschiedliche und teilweise sehr emotionale Erfahrungen machen können. So wirkt jede Art von Matrix magisch und enorm real auf uns.

Die Verstandesrealität erscheint uns deshalb so fix und selbstverständlich, weil sie uns von unserem Verstand schon seit vielen Jahren sehr ähnlich präsentiert wird und auch viele Überschneidungen zu den meisten anderen Menschen aufweist. (Dieses Thema habe ich in meinem Buch *Glücksschule* eingehender erforscht.) Manche Aspekte unseres Wahrnehmungsrahmens haben wir von unseren Eltern, andere von der Schule, den Medien oder anderen Menschen gelernt oder übernommen. Wir haben Bewertungen, Interpretationen, Überzeugungen, alles Wissen, sämtliche Konzepte und Muster genauso erlernt wie unser Selbstbild, den Umgang mit Gefühlen, Gedanken und dem Leben allgemein. Irgendwann hat das Gehirn den Wahrnehmungsprozess vollkommen automatisiert und seither läuft er meist zuverlässig in etwa der gleichen Weise in uns ab. Die Matrix ist installiert und wir erleben oder glauben nur noch das, was unsere Matrix zulässt. Natürlich werden immer wieder auch neue Dinge und neues Wissen gelernt, die unsere Art der Wahrnehmung etwas verändern können, aber der grundsätzliche Rahmen der Realitätserfahrung bleibt bei den meisten Menschen unverändert. Wenn man die Matrix als eine Art Theaterstück ansieht, dann spielt darin jeder eine etwas andere Rolle. Aber die Rolle oder Persönlichkeit (lateinisch *persona*: durchtönen, verkleiden, Maske, Rolle) ist nie unsere wahre Identität.

Auch die erlernte Matrix und das Ich, das scheinbar darin lebt, sind nur eine Art Traum, in dem wir genauso gefangen und identifiziert sein können wie in einem nächtlichen Traum. Auch aus dem unbewussten Wachtraum der Matrix können wir jederzeit aufwachen und die Ebene wechseln.

Unser Wecker ist die Kraft des Bewusstseins.

Die Art deiner Matrix

Innerhalb der Matrix, im Raupenstadium unseres Daseins, dreht sich alles um das scheinbare Ich, das von irgendetwas mehr oder weniger möchte. Die Rolle, die wir innerhalb der Matrix spielen, kann sich aber hinsichtlich der zentralen Lebensthemen des scheinbaren Ichs ziemlich unterscheiden. In der einen Matrix geht es hauptsächlich um Selbstwertprobleme, in einer anderen um Krankheiten, in wieder einer anderen vorwiegend um Beziehungsprobleme oder um berufliche Herausforderungen. Jedoch geht es in einer Matrix vor allem auch um Stress, Macht, Schuld, Angst oder das Überleben. So können wir uns beispielsweise in der Matrix der Perfektion, des Wartens, des Aushaltens oder der Helferrolle, in der Opfermatrix oder in der Matrix der Sprachlosigkeit, des Leistens oder auch des Rückzugs verfangen.

Im Zentrum unserer Matrix stehen stets die Aspekte, mit denen wir uns am stärksten identifizieren. Wenn sich unsere Identifikationen auflösen, verändert sich deshalb auch unser Wertesystem grundlegend.

Was innerhalb der Matrix im Zentrum unseres Lebens steht, unterscheidet sich meist grundlegend von dem, was wir auf der Ebene des Bewusstseins als wesentlich ansehen.

Indem wir die Ebene wechseln, verlieren auch die ganzen Probleme, Sorgen und Herausforderungen innerhalb der Matrix massiv an Bedeutung. Der Sturz von der Klippe im Traum kümmert uns nicht mehr weiter, denn das Ich, das scheinbar alle diese Probleme hat, löst sich zusammen mit der Matrix auf.

Mitten im Traum ist uns meist nicht bewusst, dass es nur ein Traum ist. Erst wenn wir aus dem Traum aufwachen, können wir es erkennen. Ähnlich können wir auch mit dem Wahrnehmungsrahmen der Matrix so stark identifiziert sein, dass wir nicht erkennen können, dass es sich nur um ein automatisiertes Schauspiel handelt. Sobald wir aber beginnen, unser Gefangensein oder die Sinnlosigkeit des Lebens in der Matrix zu erkennen, sind wir nicht mehr vollständig darin gefangen. Der Prozess des Erwachens hat schon begonnen.

Revolution des Bewusstseins: Reflexion über die Matrix

Womit hast du dich zu identifizieren gelernt?

Was steht im Zentrum deiner Matrix – was erscheint dir auf der Ich-Ebene als wirklich wesentlich?

Was ist wesentlich für dich, wenn du auf der Ebene des Bewusstseins bist?

Zentrale Aspekte der Matrix

Je klarer wir erkennen, aus welchen Aspekten sich unsere Matrix zusammensetzt, desto leichter wird es, daraus auszusteigen.

Die Matrix beinhaltet alles, was uns bisher als selbstverständlich, normal und real erschienen ist. Sie legt vor dem Erwachen der Bewusstseinskräfte auch fest, was wir als Stress, als Überforderung, als Problem oder als Freude erfahren. Bewusstsein lässt uns erkennen, dass nie die äußeren Umstände, nicht andere Menschen und nicht das Leben an unserem Leiden und Unglücklichsein schuld sind. Es ist überhaupt nichts und niemand schuld. Diese Erfahrungen gehören einfach zur Matrix oder zum Leben in der dualen Welt unseres Verstandes. Auf der identifizierten Ebene machen wir immer wieder ähnlich einschränkende, leidvolle oder stressige Erfahrungen. Wir sehen oft vor lauter Bäumen den Wald nicht mehr und sind gefangen in einem Tunnelblick, in dem wir nur noch die scheinbar persönlichen Probleme, aber nicht mehr das große Ganze hinter dem Schauspiel erkennen können. Das gehört zum Schauspiel dazu. Aber sobald wir uns erlauben, über die Überlebensmatrix hinauszugehen, erkennen wir, wie entspannt und tief freudvoll das Leben sein kann.

Das bewusste Erforschen lässt uns auch erkennen, dass es innerhalb der Matrix oft darum geht, recht zu haben, andere zu überzeugen, die eigene Meinung zu verteidigen oder durch scheinbar wissenschaftlich sicheres Wissen zu festigen. Wir streben danach, Zusammenhänge verstehen zu wollen und möglichst vernünftig, sachlich und rational zu argumentieren. Wir möchten alles begründen können und stehen dem, was nicht in unser Welt- und Menschenbild passt, oft ausgesprochen kritisch oder ablehnend gegenüber. Ironischerweise blockieren wir dadurch den Zugang zu Dimensionen in uns, in denen wahres Glück, Erfüllung und Freiheit möglich wären.

Solange wir glauben, dass die Person in der Matrix wirklich unsere Identität ist, klammern wir uns an die Realität der Matrix, egal als wie leidvoll wir sie erfahren. Hauptantrieb ist dabei die Angst vor dem Tod. Vor dem Tod unseres scheinbar persönlichen Ichs und der Realität, in der es lebt.

Bewusstsein lässt uns erkennen, dass stets nur die Identifikationen wegfallen oder sterben können, nie aber unser wahres Selbst, das Bewusstsein!

Wir sind nur zu Besuch in diesem Körper und auf dieser Erde. Jederzeit kann der Moment unserer Weiterreise kommen. Wie in einem Hotel gehört uns hier nichts wirklich und wenn unsere Reise weitergeht, können wir nichts mitnehmen, nicht einmal den Körper. Das ist aber auch nicht nötig, weil wir die ganze Welt und damit auch eine unermessliche Fülle schon in uns tragen!

Suche nach Sicherheit und Zuflucht

Vor dem Erwachen haben wir Zuflucht, Sicherheit und Zugehörigkeit in der Matrix und in der Ich-Identität gesucht. Durch die Entfaltung unseres Bewusstseinspotenzials eröffnet sich uns dagegen ein Zugang zu wirklicher Zuflucht, Sicherheit und Verbundenheit im wahren Selbst. Aber gleichzeitig taucht in uns manchmal auch eine Angst vor der Weite oder Leere auf, die bleibt, wenn das Schauspiel der scheinbaren Person nicht mehr unser gesamtes Leben ausfüllt. Die Matrix war bisher der scheinbar sichere Wert in unserem Leben, auch wenn sie uns sehr viel Leiden und Ohnmacht und Oberflächlichkeit beschert hat. Der Sprung aus der Matrix erscheint uns deshalb zunächst auch wie ein Sprung ins Ungewisse. Das scheinbare Ich, das nicht weiß, wie Vertrauen geht, darf sich jetzt plötzlich dem Leben anvertrauen. All die Emotionen und Gefühle, die sich bisher innerhalb der Matrix immer wieder recht gut verdrängen ließen, bekommen jetzt liebevoll Raum. All das scheinbar sichere Wissen verhallt in der Stille des grenzenlosen Bewusstseins. Für ein Tier, das viele Jahre seines Lebens in Gefangenschaft verbracht hat, wirken die Freiheit und die Wildheit des Lebens außerhalb seines Gefängnisses zwar sehr anziehend, aber vielleicht im ersten Moment auch bedrohlich. Auch der Anteil in uns, der so sehr daran gewöhnt ist, sich an die wahrgenommene Welt zu klammern, das Ich zu kultivieren und sich von scheinbar anderen abzugrenzen, fürchtet sich vielleicht zunächst noch vor der grenzenlosen Weite und vor der Liebe des wahren Selbst. Aber je mehr Bewusstsein in die Matrix und das Ich fließt, desto klarer wird erkannt, dass nie eine wirkliche Gefahr bestanden hat. Alles Wirkliche kann nie vergehen und bedroht werden. Unser wahres Selbst ist stets gleichermaßen beschützt – in jedem Moment des Lebens. Wir erkennen, dass die Matrix uns nur eine Scheinsicherheit vorgegaukelt hat, weil es wahre Sicherheit nur auf der Ebene des Bewusstseins gibt.

Der bewusste Raum war schon längst da, bevor sich die Matrix und das Ich gebildet haben. Nicht in der Matrix und für das Ich erscheint dieser grenzenlose Raum, sondern umgekehrt – das Ich und die Matrix erscheinen im Raumbewusstsein und können sich jetzt immer tiefer in diese Ebene hinein entspannen.

Deshalb kann sich das kleine Ich mit der ganzen gewohnten Realität jetzt in das große Sein hinein entspannen und die erforschende und erkennende Kraft des Bewusstseins richtet sich ganz gezielt auf die Abläufe und Aspekte der Matrix. Bis in jedem Moment wieder die reine Präsenz des wahren Selbst erfahren werden kann. Es gibt nur Bewusstsein oder Matrix – aber nie beides gleichzeitig!

Fluchtversuche aus der Enge der Matrix

Manchmal versuchen wir durch Konsum, Drogen oder Mediennutzung aus der Matrix auszubrechen oder uns damit zu betäuben. Das kann bewirken, dass für eine gewisse Zeit die Enge der Matrix, die Emotionen und Gedankenschlaufen überdeckt werden. Es ist eine Selbstmedikation für unser traumatisiertes Ich. Aber sobald die Wirkung der betäubenden

Substanzen oder Reize nachlässt, fühlt es sich wieder mindestens genauso eng und gefangen wie zuvor. Vielleicht läuft dann noch zusätzlich ein Programm der Selbstanklage in uns ab, mit dem wir uns identifizieren und das uns unser Dasein noch hoffnungsloser und persönlicher erfahren lässt. Bewusstsein lässt uns erkennen, dass es nie ein süchtiges Ich gegeben hat, sondern immer nur ein vollkommen unpersönliches Suchtprogramm, das in uns abgelaufen ist, solange es sich unerkannt am Bewusstsein vorbeischleichen konnte.

Im Erwachen wird auch erkannt, dass es zur Matrix dazugehört, dass unsere Aufmerksamkeit vor allem in die Vergangenheit oder die Zukunft fließt, aber kaum je wirklich in der Gegenwart verankert bleibt.

Bewusstsein ermöglicht dir, dich voll und ganz im jetzigen Moment zu verankern. Allen Geschichten über Früher oder Später einfach Raum zu sein, ohne darauf einzusteigen.

Innerhalb der Matrix hoffen wir immer wieder von Neuem darauf, dass es irgendwann echte Erfüllung, Freiheit und Glück für das Ich geben wird, wenn wir die Dinge, uns selbst oder andere Menschen optimiert haben. Vielleicht dann, wenn wir den richtigen Partner oder die richtige Partnerin gefunden haben, wenn wir noch etwas gekauft, erreicht oder verändert haben.

Wenn meine Partnerin sich endlich verändern würde, wenn meine Kinder sich besser verstehen würden, wenn wir mehr oder besseren Sex hätten, wenn ich Freunde hätte, mit denen ich über spirituelle Themen sprechen könnte, wenn ich genug Geld hätte, um ein eigenes Haus zu kaufen, wenn ich einen besseren Job hätte, wenn ich meine Berufung leben würde, wenn ich weniger Ängste hätte, wenn das Wetter besser würde …

Je mehr Bewusstsein in diese Optimierungsprogramme fließt, desto klarer erkennen wir, wie müde wir von der ständigen Suche nach Glück und Selbstoptimierung, vom Manipulieren an Umständen und anderen Menschen sind. Plötzlich können wir uns nicht mehr im Traum verlieren, weil wir schon zu wach dafür sind.

Der Matrixtest

Erlaube dir, ab jetzt im Alltag immer öfter bewusst zu erkennen, auf welcher Ebene du im Moment lebst. Bringe Bewusstsein in alle Lebenssituationen und in dein gewohntes Leben, sodass sich immer mehr befreien kann. Die scheinbare Person und ihr Streben verlieren dadurch an Bedeutung und ein großer Friede leuchtet stattdessen hinter dem Schauspiel der Matrix hervor.

Um im Alltag das Bewusstsein dafür zu schärfen, auf welcher Ebene du im aktuellen Moment lebst, kann der folgende Matrixtest hilfreich sein.

Wenn du einen oder mehrere der folgenden Punkte mit „Ja" beantwortest, hat dich die Matrix wieder in ihren Bann gezogen. Sobald das erkannt wird, bist du aber nicht mehr vollkommen darin gefangen. Denn die erkennende Kraft kommt bereits aus deinem wahren Selbst – aus dem Bewusstsein, das vollkommen frei von jeder Matrix ist!

Revolution des Bewusstseins: Der Matrixtest

Fühlt sich dein Dasein aktuell beengt, abgetrennt, blockiert, leidvoll oder begrenzt an?

Geht es im Moment eher ums Überleben als darum, der Freude im Leben zu folgen?

Entstammt dein aktuelles Handeln irgendwelchen Ängsten?

Versuchst du, die Erwartungen anderer zu erfüllen?

Wartest, suchst, hoffst, kämpfst oder flüchtest du gerade?

Hat sich deine Präsenz in Geschichten, Dramen oder Gedanken verloren und kannst du deshalb im Moment die Schönheit und das Wunder des Lebens nicht erkennen?

Steckst du aktuell in einer Geschichte rund um dein scheinbares Ich mit seinen Wünschen, Hoffnungen, Ängsten, Sorgen oder Zielen fest?

Fühlst du dich in irgendeiner Form als Opfer der Umstände oder anderer Menschen?

Spürst du aktuell eher einen inneren Mangelzustand als die Liebe, das Licht und die enorme Kraft, die ständig durch dich fließen?

Gib es innere Konflikte in dir?

Sind in dir aktuell Emotionen oder Gefühle zu Besuch, die du weghaben oder festhalten möchtest?

Steckst du in Selbstvorwürfen oder in Gedanken fest, was du an dir verändern oder verbessern solltest?

Wenn du eine oder mehrere Fragen mit „Ja" beantwortet hast, ist kein Urteil, keine Bewertung nötig. Du hast nicht versagt und es ist nicht schlecht oder falsch, dass sich dein Leben aktuell so zeigt. Freue dich, dass du es erkannt hast – das ist die Voraussetzung, um dich jetzt daraus zu befreien.

Wenn es einen Impuls gibt, kannst du jetzt eine der Meditationen zum Wechseln der Ebenen durchführen.

Erkenne auch: Dein wahres Selbst ist von der Täuschung der Matrix in keiner Weise betroffen.

Licht in das Leben innerhalb der Matrix bringen

Innerhalb der Matrix leben wir unbewusst ein Leben, von dem wir denken, dass es dazu keine Alternative gibt. Wir leiden vielleicht an diesem Leben, wir fühlen uns darin gefangen oder begrenzt, vielleicht erfahren wir unser Leben auch immer wieder als einsam oder voller Ängste. Oder wir versuchen unser Leben innerhalb des gewohnten Wahrnehmungsrahmens in Ordnung zu bringen, um endlich erfolgreich, glücklich oder frei zu werden. Wir bemühen uns immer wieder, innerhalb dieses Rahmens bestimmte Dinge zu verändern und zu hinterfragen.

Kaum je aber hinterfragen wir den gesamten Rahmen.

Das erscheint uns absurd oder unvernünftig. Erst wenn die Kräfte des Bewusstseins in uns erwachen, wird es für uns möglich, auch den gesamten Rahmen des Schauspiels und nicht nur die einzelnen Szenen oder Inhalte der Matrix zu reflektieren.

Innerhalb unserer Matrix erleben wir es als selbstverständlich, dass wir immer wieder im Flucht-Kampf-Modus feststecken und dass unser Reptiliengehirn stets in Alarmbereitschaft bleibt, um nötigenfalls das Ego zu verteidigen. Wir haben uns daran gewöhnt, dass unser Herz verschlossen ist, dass wir die Wunder des Lebens nicht wirklich erkennen und dass wir die Liebe irgendwo dort draußen suchen müssen. Aber in diesem und in jedem anderen Moment gibt es in dir noch eine andere Ebene, auf der immer gleichermaßen Erfüllung, Frieden und Liebe da sind.

Aus dieser Ebene heraus können wir allem im Leben mit Bewusstsein begegnen.

Wenn wir diese erforschende Kraft des Bewusstseins auf die Matrix richten, entdecken wir, welche Programme und Rollen automatisch unser Verhalten steuern, solange wir nicht durch Bewusstsein daraus aussteigen.

Auch unsere Beziehungen haben es innerhalb der Matrix nicht leicht, weil wir unserem Gegenüber immer wieder aus Mustern und Programmen heraus begegnen. Innerhalb der Matrix gibt es aber kaum wirkliche Entwicklungen und gegenseitige Befreiung. Erst wenn Bewusstsein in unseren inneren Raum fließt, wird es möglich, unsere Verletzungen, Traumen oder Überlebensprogramme nicht mehr an andere Menschen und vor allem an unsere Kinder weiterzugeben. Dann öffnet sich in uns die Tür für echte innere Heilprozesse.

Dazu ein Beispiel: Ein Vater kommt in Konflikten mit seinem kleinen Sohn immer wieder an einen Punkt, an dem er den Vierjährigen anschreit und ihm mit Konsequenzen droht, wenn er sein Verhalten nicht ändert. Danach fühlt sich der Vater oft schlecht, leidet an Schuldgefühlen und nimmt sich fest vor, beim nächsten Mal entspannter und ruhiger zu re-

agieren. Doch es gelingt ihm kaum jemals, diese Vorsätze umzusetzen, sodass auch beim nächsten Konflikt wieder ganz ähnliche Muster bei ihm ablaufen.

Erst mit dem Erwachen seiner Bewusstseinskraft beginnt er zu erkennen, mit welchen Gedanken und Gefühlen er sich automatisch identifiziert, die dann auch seine Verhaltensmuster aktivieren. Er beginnt genau zu erforschen, welche Überzeugungen ihn immer wieder in die gleichen Muster „einhängen" lassen, und er erkennt, dass etwas in ihm die Schuldgefühle, aber auch Gefühle von Überforderung, Ohnmacht, Ärger und Angst durch das Verhalten loswerden möchte. All das nimmt er liebevoll in den inneren Heilraum.

Schrittweise verändert sich der Umgang mit seinem Sohn, weil er jetzt viel früher erkennt, was in ihm abläuft, und dadurch viel mehr inneren Spielraum für andere Handlungsmöglichkeiten vorfindet.

Revolution des Bewusstseins: Welche Muster laufen in deiner Matrix automatisch ab?

Wenn du magst, kannst du jetzt die erkennende und erforschende Kraft des Bewusstseins auf typische Programme, Muster oder Rollen innerhalb deiner Matrix richten, damit du sie immer klarer erkennen kannst und ihnen nicht mehr immer folgen musst. Welche Programme, Muster oder Rollen kannst du in deiner Matrix beobachten?

- *Wer ist schuld, wer hat recht?*
- *Opfer-, Täter- oder Retterrolle*
- *Rückzug, Schweigen, Schmollen*
- *Nörgeln, Kritisieren*
- *Bewerten, Verurteilen und Vergleichen*
- *Leisten und enorm viel arbeiten – oft für Anerkennung oder „Liebe"*
- *Machtanwendung und Manipulation*
- *Ausweichen, Warten oder Aushalten*
- *Gegenangriff, Rechtfertigung oder Vorwurf*

- *Schutzprogramme, Distanz und scheinbare Stärke*
- *Gleichgültigkeit, Zynismus, Sarkasmus*
- *Überlegenheit oder Minderwertigkeit*
- *Frustration, Unzufriedenheit*
- *Launisch oder dramatisch*

Welche weiteren Muster oder Programme kannst du vielleicht in deiner Matrix noch entdecken?

Der Anpassungsdruck der sozialen Matrix

Wenn du nicht mehr funktionieren kannst, dann beginnt das Leben!

Vor aller Erziehung und allem Lernen sind kleine Kinder interessiert, wahrhaftig, humorvoll und sehr lebendig. Sie verkörpern so ziemlich das Gegenteil von uns Erwachsenen, solange wir in der Matrix feststecken. Kinder sind für uns also immer auch Einladungen, aus der Enge und Strenge der Matrix auszusteigen und die nichtidentifizierten Qualitäten auch in uns wieder voll zu erwecken.

Solange wir aber unser eigenes Gefangensein nicht wirklich erkennen, bemühen wir uns oft, die Kinder an die scheinbare Realität der Matrix anzupassen, weil wir glauben, dass sie nur dadurch zu erfolgreichen und hoffentlich glücklichen Erwachsenen werden können. Wir gehen außerdem davon aus, dass es keine Alternative zur scheinbaren Realität gibt und dass dies auch die Kinder lernen müssen. Auch wenn es uns vielleicht schmerzt und sich oft nicht wirklich stimmig anfühlt, setzen wir unsere Kinder immer wieder unter Druck und wenden Machtstrategien an, um ihnen den Ernst des Lebens beizubringen. Wir geben unser Gefangensein in der Matrix an unsere Kinder weiter. Solange wir wirklich identifiziert leben, fühlt es sich außerdem bedrohlich an, wenn unsere Matrix durch die Echtheit und Lebendigkeit der Kinder ins Wanken gerät. Deshalb sind uns Gehorsam und Anpassung bei Kindern oft noch immer wichtiger als wahre Verbundenheit und gemeinsames Wachsen. Wir nennen den Prozess der Anpassung an diese soziale Matrix Sozialisation und er endet bisher oft damit, dass die Kinder danach genauso bewertend, verstrickt und innerlich eng leben wie wir. Im Verlauf der Sozialisation bringen wir die Kinder dazu, sich an unsere Überlebens-, Ego- und Machtstrukturen anzupassen. Sie lernen, Erwartungen zu erfüllen, um geliebt zu werden und das Selbstbild der Eltern möglichst nicht zu erschüttern. Auch wir haben im Verlauf unserer Erziehung und Ausbildung die ursprüngliche Echtheit, Verbundenheit, Lebendigkeit, Offenheit und Integrität fast immer aufgegeben. Auch wir wurden vor allem über das Auslösen unangenehmer Gefühle erzogen, indem unsere Bezugspersonen oder Eltern in uns Schuld-, Scham- und Angstgefühle ausgelöst und uns damit alleingelassen haben. Das ist ein wesentlicher Grund, weshalb wir Gefühle innerhalb der Matrix auch später im Leben so sehr fürchten. Denn wir erleben die Gefühle, über die wir erzogen wurden, noch immer oft als Strafe oder bestrafen uns selbst für diese inneren Besucher.

In Bezug auf die Sozialisation wurde bei vielen von uns ein weiteres Programm installiert: das Programm, sich an anderen Menschen und nicht an inneren Impulsen und an der Freude zu orientieren. Das Joch „Was denken denn die anderen?" bleibt so lange wesentlich, wie es innerhalb der Matrix um Bestätigung, Zugehörigkeit und Harmonie für das scheinbare Ich geht. Sobald wir uns erlauben, aus diesen Identifikationen auszusteigen, ziehen wir unsere Macht und Kraft wieder aus dem sozialen Umfeld ab.

Wenn du als Kind in der Schule und durch Erziehung gelernt hast, brav die Dinge zu erfüllen, die man dir aufgetragen hat, wenn du viele Jahre lang versucht hast, Liebe, Bestätigung und Erfolg durch Pflichterfüllung und Anpassung zu verdienen, wenn du dich hauptsächlich an dem orientiert hast, was du tun musstest, was von dir verlangt wurde und was andere vielleicht brauchten, dann weißt du als Erwachsener vielleicht nicht mehr, warum du wirklich hier bist, wofür du von innen heraus motiviert bist und was ganz allgemein deine wahren Bedürfnisse sind.

Du hast dann vielleicht auch gelernt, dass die Arbeit vor der Freude kommt, das Müssen vor dem Spielen, das Funktionieren vor dem Lebendigsein. Dabei ist die Freude der zentralste Antrieb, das Spiel die wesentlichste Lernform und die Lebendigkeit die erfüllendste Kraft im Leben. Solange wir so viel müssen, sollen und nicht dürfen, sprechen wir bei der restlichen Zeit des Tages von Freizeit. Es ist die Zeit des Tages, in der wir endlich frei von Verpflichtungen, frei vom Müssen sind. Diese Freizeit schlagen wir dann vielleicht mit sinnlosen, ablenkenden Tätigkeiten tot, auch deshalb, weil uns nach dem ganzen Müssen die Energie fehlt, das anzupacken, was uns wirklich guttun würde. Als eine Art von Gegenbewegung zum ständigen Müssen wollen wir dann in der Freizeit einfach nichts mehr müssen und lenken uns vor allem ab, beispielsweise durch Medienkonsum.

Aber wenn die Kraft des Bewusstseins in uns erwacht, wenn wir nicht mehr identifiziert sind und keine Gefühle mehr vermeiden müssen, kann die Machtmatrix uns nicht mehr erreichen. Weder wissenschaftliche noch andere Autoritäten können uns dann noch in unserer Selbsttreue erschüttern. Wenn wir bereit sind, allen inneren Gästen einfach bewusst Raum zu sein, sind wir nicht mehr manipulierbar und bleiben in der inneren Gewissheit als der einzig wahren Autorität verankert.

Zurück zur kindlichen Lebensfreude

Der aktuelle Wandel erschüttert auch unsere Erziehungsformen und Bildungseinrichtungen grundlegend. Die neuen Kinder sind oft schon viel zu bewusst, um sich weiter einem System anzupassen, das nicht dem Leben und der Wahrheit dient. Außerdem befreien sich immer mehr Eltern oder Lehrpersonen selbst zunehmend aus der Matrix, was sie der ursprünglichen Wunderwelt der Kinder wieder viel näherbringt. Neue, wirklich beziehungsorientierte Schul- und Erziehungsformen haben Hochblüte. Mit zunehmender Bewusstheit erkennen wir, dass nur glückliche Kinder später zu glücklichen Erwachsenen werden können. Und uns wird auch bewusst, wie zentral es ist, selbst aus der Matrix auszusteigen, um sie nicht mehr an die nächste Generation weiterzugeben.

Mit dem Erwachen unserer Bewusstseinskräfte können sich in uns auch die ursprünglichen kindlichen Qualitäten wieder befreien. Eine tiefe Lebensfreude, Begeisterung, Kreativität und immer mehr Humor und Offenheit warten darauf, uns wieder zu durchströmen!

So wird es uns möglich, den Kindern und allen anderen Lebewesen wirklich unvoreingenommen und aus der inneren Fülle heraus zu begegnen.

Je mehr wir im unpersönlichen Bewusstsein verankert außerhalb der Matrix leben, umso mehr werden wir zu Vorreitern für eine neue Kultur der Verbundenheit und Freude. Wirklich bewusste Menschen leben überaus liebevoll, mitfühlend, aber eben auch sehr klar und echt. Es geht für sie in keiner Weise darum, zu einem rebellischen Ich zu werden, das seine scheinbar persönliche Besonderheit darüber auslebt, dass es sich nicht anpasst. Wer als scheinbares Ich gegen die aktuelle Matrix ankämpft, bleibt noch genauso darin gefangen. Wahre Befreiung zeigt sich in einer vollkommen kampffreien, klaren und sanften Lebensweise, die sich an keinem Punkt mehr am Außen, sondern einzig an der inneren Liebe und Gewissheit orientiert.

Revolution des Bewusstseins: Die drei Schritte der Befreiung

Diese Schritte kannst du immer dann anwenden, wenn du dich in der Matrix verstrickt fühlst oder wenn dich etwas belastet, um die Ebene zu wechseln und um aus der Matrix auszusteigen. Setze dich dafür bequem und aufrecht hin und schließe die Augen.

1. *Die erkennende und erforschende Kraft des Bewusstseins nutzen:*
   Was läuft jetzt in mir ab?
   Wohin fließen meine Aufmerksamkeit, Energie und Schöpferkraft?

In welche Muster, Ängste, Gedanken, inneren Anteile, Programme, Sabotage- oder Ausweichstrategien?
Erkenne einfach klar, was in dir vor sich geht, ohne aktiv etwas zu verändern.

2. *Die Kraft der Aufmerksamkeit und ihre Energie aus der Matrix zurückholen:*
   Erlaube dir jetzt, den inneren Heilraum des Bewusstseins zu nutzen, um die Aufmerksamkeit und Energie aus all diesen Programmen, Gedanken, Überlebensstrategien und Ängsten in die kraftvolle Mitte deines wahren Selbst zurückzuholen.
   Hole deine Kraft auch aus allen Gefühlen, Emotionen, Dingen, Medien oder Personen in deine innere Mitte zurück.
   Erlaube dir jetzt, in dieser inneren Mitte und Kraft Zuflucht zu finden und dich tief zu verankern.

3. *Die Kraft der Aufmerksamkeit zu einem Heilraum für Gefühle ausweiten:*
   Welche Empfindungen verbleiben jetzt noch im Körper?
   Was sehnt sich danach, im heilenden Raum des Bewusstseins baden zu dürfen?
   Welche Gefühle, Verengungen, Blockaden oder Emotionen?
   Gib all dem, was noch an sinnlichen Erfahrungen oder Empfindungen in deinem Körper bleibt, einfach Raum.
   Bewegungslos, liebevoll und vollkommen offen.
   Nichts muss weggehen, bleiben oder sich verändern.
   Bleibe einfach vollkommen präsent mit dem, was jetzt in dir da ist.

Die Matrix ist nur ein mentales Konstrukt

Gedanken erschaffen unsere Matrix, indem sie uns eine Geschichte erzählen, auf die wir einsteigen, solange wir unsere Bewusstseinskraft nicht aktiv nutzen. Die Gedanken erzählen Geschichten über alles Mögliche, was für unser Ich scheinbar wichtig, problematisch, unmöglich oder bedrohlich sein könnte. Die Geschichten klingen oft enorm überzeugend, sodass wir ihnen immer wieder an den Haken gehen.

Vielleicht lautet die Geschichte: „Ich bin zu dick, ich hätte nicht so viel essen sollen. Weshalb halte ich mich nicht an meine Vorsätze? Ich werde es nie schaffen, so auszusehen, wie ich mich wohlfühlen würde. Ich bin unfähig, aber andere können das. So wird sich mein Mann bestimmt von mir abwenden …"

Vielleicht klingt die Geschichte auch so: „Wenn ich eine Partnerin oder einen Partner hätte, die oder der sich auch wirklich auf die Spiritualität einlassen würde, dann würde es mir viel besser gehen. Wir könnten dann gemeinsam diese Prozesse machen und uns gegenseitig im Erwachen unterstützen. Das würde meinen Prozess beschleunigen, sodass ich schon viel rascher wirklich erwachen könnte …"

Welche Geschichten erzählen die Gedanken bei dir? Wie fühlen sich deine Lebensrealität und dein Erleben an, wenn du diesen Geschichten an den Haken gehst?

Es ist wesentlich, sich bewusst zu machen, dass unser Gehirn die Matrix wie auch das Ich in jedem Moment des Lebens durch Gedanken automatisch konstruiert. Die Matrix ist also überhaupt nichts Stabiles, auch wenn es sich vielleicht so anfühlt. Es fühlt sich nur deshalb stabil an, weil uns der Verstand in jedem unachtsamen Moment automatisch wieder den bisherigen Erfahrungsrahmen präsentiert. Wenn wir einem angsterfüllten Gedanken, einer intensiven Emotion oder irgendeinem anderen inneren Besucher nicht aus unserem wahren Selbst heraus, sondern unbewusst begegnen, formieren sich rasch wieder die automatischen Programme oder Muster der Matrix. Für all das müssen wir nichts aktiv tun, es ist Teil der Programmierung, die sich immer dann automatisch entfaltet, wenn wir dem, was da ist, nicht aus der Kraft des Bewusstseins heraus begegnen.

Innerhalb der Matrix zu leben ist nicht schlecht oder falsch, es ist einfach nur eine Phase in unserer menschlichen Entwicklung. Irgendwann kommt die Zeit, in der diese Phase vorbei ist und ein nächster Entwicklungsschritt auf dem Weg zur Entfaltung unseres gesamten Potenzials ansteht.

Erkenne jetzt noch tiefer: Nie bist „du" als Person im Bann der Matrix. Niemand ist darin gefangen. Die gesamte Matrix und das scheinbare Ich sind nur erlernte Programme oder eine Art Täuschung.

Die scheinbar persönliche Realität mit Problemen, Bewertungen und Ängsten erscheint im inneren Bewusstseinsraum und wird vom Verstand automatisch abgespielt – aber diese Realität ist nur eine Art Überbau über das Einfach-Sein des Lebens. Wenn dies erkannt wird, geschieht Befreiung – aber nicht für eine Person. Sowohl die Matrix als auch das scheinbare Ich, das sich darin als gefangen erfährt, sind nur mentale Konstrukte, die sich für uns oft enorm real anfühlen. Deshalb kann kein Ich je aus der Matrix ausbrechen. Wenn die erwachenden Bewusstseinskräfte die Matrix durchschauen, bleibt da kein scheinbar persönliches Ich mehr. Auf der Ebene des Bewusstseins löst sich überhaupt alles scheinbar Persönliche, Getrennte oder Mangelhafte auf. Das ist für uns sehr schwer vorstellbar, weil uns das Leben innerhalb der Matrix so selbstverständlich persönlich vorkommt.

Deshalb ist es wesentlich zu erkennen, dass viele große Entwicklungsschritte in der Geschichte der Menschheit ihren Anfang im Hinterfragen scheinbar selbstverständlicher Aspekte des Lebens genommen haben. Auch unsere Wahrnehmung, die festlegt, was wir als Realität erfahren, ist ein solcher – enorm zentraler – Aspekt. Wenn für eine Weile keine Gedanken mehr da sind, dann sind da auch keine Matrix und keine Person, die scheinbar denkt, handelt, fühlt, redet oder Probleme hat.

Erwachen bedeutet, tief zu erkennen, dass du der bewusste Raum bist, für die gesamte Matrix genauso wie für das scheinbare Ich.

Die Matrix und auch das Ego müssen nicht weggehen oder sich auflösen. Es reicht, wenn erkannt wird, dass unser wahres Selbst davon nicht berührt ist und stets frei von Matrix und Person bleibt. Sobald wir über den üblichen Wahrnehmungsrahmen hinausgehen, finden wir Zugang zu diesem grenzenlosen Raum, der hinter dem Matrixrahmen immer da ist.

Dank der erweckenden und erforschenden Kraft des Bewusstseins ist es, wie bei den nächtlichen Träumen auch, jederzeit möglich, aus dem Traum unseres Wahrnehmungsrahmens zu erwachen.

Macht die Matrix dich glücklich?

Wenn unsere Realitätserfahrung oder Matrix gelernt ist, dann handelt es sich dabei also einfach um *eine* Möglichkeit oder um eine Variante, wie wir das Leben und unsere Identität wahrnehmen können. Um einen Vorschlag oder ein Angebot des Gehirns, wie etwas aufgrund unseres Vorwissens sein könnte, wo es vielleicht Probleme geben könnte und worauf deshalb der Fokus gerichtet werden sollte.

Nichts davon ist fest. Diese Erkenntnis kann vor allem bei Themen wie chronischen Krankheiten, leidvollen Bewertungen, Urteilen oder Interpretationen sehr befreiend wirken. Wären wir in einer komplett anderen Kultur – beispielsweise bei einem Naturvolk – aufgewachsen, hätten wir mit Sicherheit eine andere Art der Wahrnehmung von uns selbst, von Gesundheit, Krankheit oder von der Welt erlernt. Im Grunde ist Wahrnehmung einfach immer nur das, was wir für wahr nehmen. Die entscheidende Frage ist aber nicht, ob unsere Wahrnehmung wirklich wahr ist oder nicht – weil sie sowieso nur ein mentales Konstrukt darstellt.

Die wirklich wesentliche Frage ist, ob unsere Sicht auf uns selbst und das Leben uns glücklich macht und uns innerlich frei und grenzenlos sein lässt.

Eine weitere Frage, die wir uns ebenso stellen müssen, ist, ob wir mit unserer Wahrnehmung aus der inneren Fülle, im Frieden, verbunden, voller Selbstverantwortung und nachhaltig leben können. Wenn nicht, dann lohnt es sich, über den bisherigen Wahrnehmungsrahmen hinauszugehen.

Hochblüte des Alten vor dem nächsten Entwicklungsschritt

Viele gesellschaftliche Tendenzen erreichen vor ihrem Zusammenbruch noch einmal eine Art Hochblüte. Manchmal nimmt ein gesellschaftlicher Trend kurz vor dem nächsten Entwicklungsschritt sogar schon fast absurde, überzeichnete Formen an. Dies scheint bei der Identifikation und dem darauf aufbauenden Egokult oder Narzissmus in unserer Kultur aktuell der Fall zu sein. Im Zeitalter der sozialen Medien, der Selfies und der Selbstoptimierung investieren wir sehr viel Energie in die Anteile in uns, die sich ideal präsentieren und gut darstellen möchten, die sich selbst erhöhen und nach außen ein möglichst tolles Bild von sich zeigen möchten.

Solange die Identifikationen unser Leben bestimmen, fließt ein großer Teil unserer Lebensenergie immer wieder in irgendeine Form der Selbstdarstellung oder Selbsterhöhung. So lange versuchen diese inneren Anteile, über die äußere Welt Frieden oder Erfüllung zu finden. Sie möchten dabei vor allem besonders sein, besonders gutaussehend, klug, reich, berühmt, wichtig oder auch bescheiden, zurückhaltend oder verschwiegen. Aber in dem Ausmaß, in dem wir uns mit diesen Anteilen und ihren vielen Bedürfnissen identifizieren, fühlt sich unser Dasein immer auch irgendwie mangelhaft, einsam, unsicher und gefangen an. Auf einer tieferen Ebene leiden wir mehr oder weniger bewusst immer mehr an einem akuten Mangel an Liebe, Verbundenheit, Frieden und Vertrauen, weil wir all das nur in unserem wahren Selbst finden könnten. Unsere Langzeitbeziehungen innerhalb der Matrix sind kompliziert, abhängig, erkaltet oder auch oberflächlich, weil wir unser Gegenüber benutzen möchten, um unsere Identifikationen zu stabilisieren, die daraus resultierenden Ersatzbedürfnisse zu befriedigen und den tieferen Gefühlen auszuweichen, von denen wir glauben, dass wir sie nicht aushalten können.

Bewusstsein hat die Kraft, Klarheit in alle diese Prozesse zu bringen und dem Leben immer mehr aus der inneren Fülle und Liebe unseres wahren Selbst zu begegnen.

Revolution des Bewusstseins: Selbstermächtigung

Du kannst jetzt einfach innerlich loslassen.

Erkenne tief, dass alles, von dem du glaubst, es sicher zu wissen, nur ein Konstrukt deiner erlernten Wahrnehmung ist. Auch scheinbar bewiesene wissenschaftliche Fakten sind oft nur für eine gewisse Zeit und vor allem nur auf der relativen Ebene der Matrix gültig. Alles ist im Wandel und das Leben in seiner gesamten Tiefe ist und bleibt für uns ein Mysterium. Lasse los von allen Vorstellungen, Meinungen, Bewertungen, Theorien und Konzepten. Erkenne jetzt tief, dass wir nie etwas sicher wissen oder erklären können. Erlaube dir, dich tief in deinen inneren Raum des Bewusstseins hinein zu entspannen, in dem alle Meinungen, Positionen und Sichtweisen gleichermaßen und unpersönlich da sein dürfen. Mache deinen inneren Raum ganz weit für alle Bewertungen, für den Wunsch, recht zu haben, andere zu überzeugen, anderen ihre Fehler aufzuzeigen. All das darf in dir da sein, ohne dass du aus einem dieser inneren Besucher heraus handelst. Folge einfach der tiefsten, nichtidentifizierten Wahrheit in dir und stehe ganz dafür ein, aber ohne jemanden davon überzeugen zu müssen. Folge deiner inneren Wahrheit. Löse dich jetzt vollständig aus der Matrix, was andere über dich denken oder sagen könnten. Warte nicht mehr auf andere Menschen, warte nicht auf ihren Wandel und ihre Klarheit. Gehe voller Liebe und ohne Gegenbewegungen deinen Weg. Lasse die Klarheit des Bewusstseins aus dir leuchten und wirke kraftvoll aus deiner innersten Wahrheit.

Wo wir nach Befreiung suchen

Vor dem Erwachen bildet die Matrix nicht nur den Rahmen, innerhalb dessen wir leben, sondern auch den Rahmen, innerhalb dessen die Suche nach Befreiung abläuft. Vielleicht hoffen wir auf mehr Freiheit, indem wir etwas Neues lernen, Bücher über Psychologie, Beziehungen oder gewaltfreie Kommunikation lesen. Wir unternehmen eventuell sogar einiges, um uns spirituell weiterzuentwickeln, wir meditieren, gehen zu Heilern oder besuchen Seminare. Innerhalb der Matrix reagieren wir meist, statt zu agieren. Das Streben danach, bestimmte Erfahrungen loszuwerden oder auch an ihnen festzuhalten, führt zu verschiedenen inneren Bewegungen, die wir im folgenden Kapitel noch genauer erforschen werden. Es führt immer wieder zu einem oft unbewussten Kampf mit dem, was da ist. Wirklicher Frieden mit dem Leben kehrt erst dann ein, wenn wir bereit sind, über dieses ständige Reagieren hinauszugehen. Wenn wir bereit sind, alles zurückzulassen, was wir zu sein oder zu wissen glauben, und uns in die größere Ordnung des einen Bewusstseins einzufügen. Wenn wir offen sind, unsere scheinbare Besonderheit, Bescheidenheit oder Überlegenheit aufzugeben und jedem Gefühl oder jeder Emotion ganz intim und mit unserer gesamten Präsenz zu begegnen. Über die Matrix hinauszugehen verlangt die Radikalität, alle Schutzprogramme, den Rückzug und die Isolation genauso hinzugeben wie sämtliche Bewertungen und Meinungen. Die Bereitschaft, schonungslos zu erforschen und zu reflektieren, welche Programme oder Muster in uns noch ablaufen, und zu erkennen, dass all das unpersönlich ist. Dadurch wird es möglich, allem bewegungslos und präsent zu begegnen, was das Leben uns an Erfahrungen und Empfindungen schenkt.

Befreiung bedeutet, bewusst über den **bisherigen Rahmen** und damit auch über die automatisierten Reaktionen hinauszugehen, um in jedem Moment unser wahres Bewusstseinspotenzial zu leben.

Das ist in jeder Lebenssituation möglich – möge sie noch so herausfordernd sein.

Bewusstsein führt sachte aus deinen scheinbaren Begrenzungen heraus, damit sich die Tür zu dem grenzenlosen Raum in dir wieder öffnet, der immer randvoll ist mit Glückseligkeit und Liebe. Es erinnert dich außerdem immer wieder daran, dass du dich dem Leben vollkommen anvertrauen kannst, sodass du das Licht nicht mehr fürchtest, sondern als dein wahres Selbst erkennen kannst. Es bietet aber auch einen sanften, von bedingungsloser Liebe, Wärme, Zärtlichkeit und Vertrauen durchtränkten Heilraum, damit dein Herz sich immer weiter öffnen kann für Liebe, Lebensfreude und Dankbarkeit für das Wunder des Lebens.

Was bleibt, ist ein grenzenloser und vollkommen unpersönlicher Raum des Nichtwissens – und darin tiefe Erfüllung, Frieden, Liebe und Freiheit.

5
Die kleine Revolution des Bewusstseins im Alltag

Heilräume für innere Besucher

Bewusstsein in das fließen lassen, was da ist

Es geschieht tatsächlich eine Revolution in unserem Leben und Erleben, wenn wir aus der Klarheit des Bewusstseins statt aus automatischen und unbewussten Programmen heraus handeln.

Aber wie genau kannst du deine Bewusstseinskräfte im Alltag nutzen und einsetzen? Wie wird es möglich, jederzeit die Ebene zu wechseln, um auch in anspruchsvollen Situationen in dir einen Heil- und Befreiungsraum für die aktuellen Themen und inneren Besucher zu eröffnen? In diesem Kapitel geht es darum, wie du die heilenden Kräfte des Bewusstseins für alle Aspekte der Matrix und auch für alle inneren Besucher wie Erfahrungen, Empfindungen oder Gedanken nutzen kannst. Nicht weil etwas so, wie es ist, nicht in Ordnung wäre und erst recht nicht, weil dein scheinbares Ich dadurch freier oder glücklicher werden müsste. Es liegt einfach in der Natur von Bewusstsein, dass in seinem absichtslosen Licht natürlicherweise alles heilt. Bewusstsein kann allem, was dich scheinbar einschränkt, belastet, abtrennt, begrenzt oder intensive Emotionen und Gefühle in dir auslöst, einfach liebevoll Raum geben und es dadurch ausvibrieren lassen.

Wenn wir Verstrickungen und Identifikationen mit Bewusstsein begegnen, kann es sein, dass die entsprechenden Themen nach und nach ausvibrieren und sich auflösen. Vielleicht möchten sie aber auch noch bei uns bleiben. Dennoch gibt es eine grundlegende Veränderung, denn sobald wir diesen Themen oder Erfahrungen wirklich mit Raumbewusstsein begegnen, **müssen sie nicht mehr weggehen**, weil es keine Identifikation mit dem Anteil mehr gibt, der sie weghaben will. Vor allem aber wird die emotionale Ladung dieser Themen abnehmen, weil wir uns immer weniger mit ihnen identifizieren.

Was heilen möchte

Wenn die erkennenden und erforschenden Kräfte des Bewusstseins beginnen, auf unser Leben in der Matrix zu leuchten, sieht es oft zuerst so aus, als gäbe es enorm viele Themen, Probleme und Herausforderungen, die sich angestaut haben. Denn uns wird erst im Licht des Bewusstseins klar, womit wir bisher unbewusst verstrickt waren und was in uns alles scheinbar der Heilung bedarf.

So kommen die Themen jetzt klarer ans Licht, die uns innerhalb der Matrix vielleicht schon länger herausgefordert oder auch überfordert haben und die sich oft schon lange nach dem inneren Heilraum des Bewusstseins sehnen. Dazu können beispielsweise Selbstwertprobleme, Minderwertigkeitskomplexe oder Ängste sowie Beziehungsprobleme, innere Konflikte, Verluste oder Enttäuschungen gehören. Vielleicht beobachten wir auch, dass immer wieder bewertende, vergleichende oder andere leidvolle Gedankenschlaufen ablaufen, denen wir uns bisher ausgeliefert fühlten. Vielleicht drängen aber auch hauptsächlich körperliche oder gesundheitliche Probleme in den inneren Heilraum oder leidvolle Sabotageprogramme sowie Süchte und Erfahrungen von Stress, Burnout oder Mobbing. Vielleicht sind wir konfrontiert mit Entlassung, finanziellen oder anderen Mangelzuständen oder auch mit Streitereien, Niederlagen oder Einsamkeit. Auch Erfahrungen von Ablehnung, Missbrauch oder Gewalt sehnen sich nach der heilenden Kraft des Bewusstseins. Aber auch die Menschen, die wir lieben oder die uns nahe sind, machen immer wieder herausfordernde Erfahrungen, die uns sehr beschäftigen können. Dazu kommen noch unsere globalen Themen wie Nachhaltigkeit und unser Umgang mit der Natur sowie viele weitere brennende Probleme. Auch wenn es sich manchmal wirklich so anfühlt, als würden wir eine Großbaustelle in uns tragen, geht es doch im Grunde bei all diesen Themen immer wieder um die gleichen Punkte, die alle zum Schauspiel der Matrix gehören. Unser wahres Selbst wird von all dem in keiner Weise berührt!

Es ist viel einfacher, als es scheint

Angenommen, eine herausfordernde Situation, die du schon von früher kennst, tritt erneut in dein Leben. Bisher hat diese Situation in dir vielleicht sehr viele Gedanken, intensive Emotionen, Widerstand und Leiden ausgelöst. Angenommen, diese Situation ist jetzt genau so wieder da, nur etwas ist anders. Dein Verstand bleibt einfach still. Keine Bewertungen, kein Urteil, keine Interpretation – einfach Stille.

Wenn du dir jetzt dieses Bewusstseinsexperiment weiter erlaubst: Was würde sich für dich verändern, wenn überhaupt keine Gedanken da wären? Wäre es überhaupt noch möglich, an der aktuellen Situation zu leiden?

Vielleicht würde die Situation in dir automatische Emotionen oder Gefühle auslösen – dein System würde aber auch sie in keiner Weise mehr bewerten oder bekämpfen.

Alles wäre einfach so, wie es ist – keine mentale Reaktion.

Das ist nicht nur ein Experiment. Im Erwachen verändert sich unsere Beziehung zu Gedanken, aber auch zu Empfindungen grundlegend, sodass wir sie nicht mehr persönlich nehmen, sondern auch einfach liebevoll beobachten können. Dann erfahren wir unsere Realität als viel stiller und freier.

Das Experiment macht auch deutlich, dass nie die Umstände oder Situationen im Leben das Herausfordernde sind, sondern einzig die automatische Identifikation mit der mentalen und emotionalen Reaktion darauf. Diese Einsicht ist enorm entscheidend auf dem Weg zur Befreiung. Denn innerhalb der Matrix sagen wir vielleicht: „Diese Situation belastet mich." Dadurch können scheinbar die äußeren Umstände unser Erleben steuern. Aber bei genauerer Betrachtung ist das so nicht korrekt, vielmehr belastet uns die automatische, identifizierte Beziehung zu den mit dieser Situation verknüpften Gedanken und Gefühlen. Natürlich geht es nicht darum, dass das Bewusstsein einfach das Denken und das Fühlen ausschaltet – das ist nicht das Ziel. Bewusstsein kann den Umgang mit inneren Besuchern wie Gedanken und Empfindungen grundlegend wandeln. Alle herausfordernden Lebensthemen haben gemeinsam, dass durch sie in uns einige intensive Besucher aktiviert werden. Und wir haben bisher kaum gelernt, aus der Kraft unseres Bewusstseins heraus mit diesen inneren Besuchern in Beziehung zu treten.

Gleichzeitig lässt uns die Bewusstseinskraft erkennen, dass innerhalb der Matrix nie etwas Schlimmeres passieren kann als intensive innere Gäste in Form von Gefühlen oder Emotionen und sehr einschränkenden Gedanken. Indem wir uns jetzt erlauben, allen inneren Gästen bewusst Raum zu sein, enden unsere angstgesteuerten Verhaltensweisen und wir werden innerlich frei.

Deine Beziehung zu inneren Besuchern

Wenn du allen inneren Besuchern aus deinem wahren Selbst, dem Bewusstsein, heraus begegnest, dann bist du frei!

Je mehr Bewusstsein und Klarheit in unsere inneren Beziehungen fließen, desto deutlicher wird uns auch, wie sehr wir uns mit Gedanken und Empfindungen verstrickt und unser Glück bisher davon abhängig gemacht haben. Bewusstsein eröffnet uns Wege von identifizierten inneren Beziehungen hin zu befreiten, bewussten und liebevollen inneren Verbindungen.

Wenn unser Bewusstseinspotenzial erwacht, beginnt sich die Identifikation mit Gefühlen, Erfahrungen und Gedanken aufzulösen und wir können den inneren Besuchern aus der Mitte und präsenten Klarheit unseres wahren Selbst Raum geben, ohne ins Reagieren zu verfallen. Es eröffnet sich uns ein Zugang zum inneren Heilraum, der uns hilft, dem, was da ist, mitfühlend zuzuhören.

Muster, Vorwürfe, Bewertungen oder andere verletzende Aussagen, die automatisch unser Verhalten steuern möchten, werden erkannt und vielleicht sogar noch gestoppt, bevor sie aktiv werden. Aber auch wenn wir solche automatischen Reaktionen erst bemerken, wenn sie schon aktiv sind, ist es immer noch möglich, einfach dann aus den Mustern auszusteigen und die Ebene zu wechseln.

Wir werden jedenfalls die erforschende und erkennende Kraft unseres Bewusstseins jetzt dafür einsetzen, die inneren Beziehungen zu Gedanken, Empfindungen und anderen Erfahrungen tief zu erforschen. Dieses Kapitel ist so aufgebaut, dass sich der Fokus des Bewusstseins schrittweise ausweitet und so immer mehr Aspekte eines Lebensthemas in den Heilraum des Bewusstseins eingeladen werden. Zu Beginn wird der befreite Umgang mit Gedanken thematisiert, dann rückt die innere Beziehung zu Empfindungen in den Fokus des Bewusstseins. Danach weitet sich der Heilraum noch weiter aus, um auch komplexe Situationen und Lebensthemen ganzheitlich und tiefgreifend im Heilraum des Bewusstseins willkommen zu heißen.

Befreiter Umgang mit Gedanken

Wenn du jetzt deine Augen schließt und deinen Blick, dein Forschen nach innen richtest oder versuchst, mit tieferen Dimensionen in dir Kontakt aufzunehmen, sind Gedanken oft das Erste, was dir begegnet.

Es sind Gedanken über Ziele, Wünsche, Probleme, Ängste, Sorgen oder Fantasien und vieles mehr, die ständig kommen und wieder vergehen. Gedanken können deine Bemühungen nach innerem Kontakt sehr laut übertönen. Weil fast alle Menschen mit dem Gedankenstrom identifiziert sind und wir kaum je gelernt haben, Gedanken einfach zu beobachten, fühlt es sich vielleicht auch für dich manchmal so an, als wärest du den Gedanken hilflos ausgeliefert.

Deshalb richten wir den Lichtstrahl des Bewusstseins jetzt auf die Gedanken und auf den Verstand allgemein. Wir eröffnen für ihn den grenzenlosen inneren Heilraum, damit sich dieser wundervolle Anteil von uns tief entspannen und in den Dienst des Bewusstseins stellen kann.

Auch wenn unser Verstand ein wundervolles und geniales Werkzeug ist, das wir nutzen dürfen, so ist es doch wesentlich, dass wir als Bewusstsein entscheiden, wie viel Macht und Verantwortung wir ihm über unser Leben und Erleben geben wollen.

Revolution des Bewusstseins: Selbstermächtigung

ICH als Bewusstsein hole jetzt all meine Macht, Energie und Aufmerksamkeit aus den Gedanken zurück.

ICH erlaube mir, jetzt wieder in meiner inneren Stille hinter allen Gedanken zu ruhen.

Gleichzeitig übernehme ICH jetzt wieder die Verantwortung für den Fokus meiner Aufmerksamkeit, für meine wahre, grenzenlose Identität und darüber, ob sich mein Leben eng oder weit anfühlt.

ICH ermächtige mich, ab jetzt mein wahres Bewusstseinspotenzial zu leben.

Gedanken am Ursprung der Matrix

Manchmal geschieht die Auflösung der Identifikation mit Gedanken sehr spontan, vollkommen ohne spirituellen Bezug, von einem Tag auf den anderen – wie es der Französin Yolande an einem Sommertag im August 2003 passiert ist. Sie hat erlebt, was es bedeutet, wenn mit einem Mal keine Gedanken mehr den inneren Raum überschwemmen.

Ohne erkennbaren Grund war in ihrem Kopf plötzlich totale Stille. Eine Art Raum zwischen ihren Gedanken öffnete sich und bewirkte, dass sie in den Hintergrund traten und den Einfluss auf ihr Leben verloren.

Da war eine Leichtigkeit, etwas Wohliges,
ich fühlte mich im Einklang mit mir,
verbunden mit mir wie nie zuvor.
Mit etwas verbunden, das ich nicht erklären konnte
und für das ich keine Worte hatte – diese Stille ...

Yolande Duran-Serrano[3]

Wir Menschen sind erstaunliche Wesen. Wir sind fähig, uns selbst Leiden zu erschaffen, allein aufgrund von Gedanken, mit denen wir uns identifizieren. Je nachdem, wie die Gedanken in unserem Kopf eine Situation interpretieren oder bewerten, löst dies sehr unterschiedliche Gefühle, Stimmungen, Muster oder gar Überlebensprogramme in uns aus. Je mehr Aufmerksamkeit und Energie in einen Gedankengang fließen, desto stärker werden dadurch unser Gefühlsleben, unser Verhalten und unsere Stimmung gesteuert. Auch was die Gedanken über unser Ich erzählen, über unsere Beziehungen oder über andere Menschen, reicht aus, damit wir uns entweder sehr bestätigt und froh oder aber auch enorm eng und belastet fühlen können. Diese ganzen Prozesse können auch vollkommen ohne äußeren Auslöser ablaufen, beispielsweise am Morgen noch vor dem Aufstehen im Bett. Je nachdem, auf welchen Gedankensender unser Verstand eingestellt ist, wird es weiter oder enger in uns. Wenn wir noch dazu bedenken, dass von den ungefähr 60.000 Gedanken pro Tag über 80 % die gleichen Gedanken sind wie am Vortag und nur etwa 3 % wirklich neu und positiv sind, dann erstaunt es kaum, dass sich unser Leben immer wieder ähnlich eng, eingeschränkt oder mangelhaft anfühlt.

Meist lösen bewertende oder einschränkende Gedanken zu einem Thema ihrerseits also wieder Gefühle oder Emotionen in uns aus. Die Identifikation mit einem Anteil in uns, der Angst vor diesen Gefühlen hat und dagegen ankämpft, und die damit verbundenen Ausweich- und Fluchtstrategien sind die wesentlichsten Bausteine unserer Matrix. Sie bilden das scheinbare Gefängnis, in dem wir uns immer wieder klein machen, anpassen, selbst verurteilen, ablehnen, ablenken, gegen das Leben ankämpfen, noch mehr leisten, nach Auswegen und Erlösung suchen oder auch einfach leiden. Denn immer wieder tauchen im Alltag in unserem inneren Raum wertende, bedrohliche, hoffnungsvolle oder verlockende Gedanken oder Empfindungen auf. Jeder dieser Gedanken hat unten einen Haken, an dem sich unser System einhängen kann. Identifikation bedeutet, den Gedanken oder Gefühlen an den Haken zu gehen. In jedem Moment geschieht entweder ein Einhängen in eine Erfahrung – also Unbewusstheit, Enge, Leiden und Ich-Dienst – oder es geschieht durch Bewusstsein ein Aushängen aus dem inneren Besucher, wodurch alles innerlich Raum bekommt, auch die Ich-Geschichte, die Enge, die Muster und die scheinbaren Probleme.

Im Raumbewusstsein kann alles ausvibrieren, was sich scheinbar dem natürlichen Fluss des Lebens entgegengestellt hat, und je freier der Fluss wieder fließen kann, desto tiefer heilen auch alle „unsere“ Lebensthemen.

Der Verstand ist nur dein Werkzeug

Noch ganz am Anfang seiner spirituellen Reise traf der indische Weise Sri Aurobindo auf den Meister Vishnu Bhaskar Lele, der ihn im Umgang mit dem Verstand unterwies.

Lele befahl ihm, sich zur Meditation hinzusetzen und einfach nur seinen Verstand zu betrachten. Er sollte auf Gedanken achten, die versuchten, in ihn hineinzukommen. Sobald er Gedanken entdeckte, die in seinen Kopf gelangen wollten, sollte er sie wegwerfen, bis der Kopf zu völliger Stille fähig würde. Obwohl Aurobindo noch nie davon gehört hatte, dass Gedanken sichtbar von außen in den Verstand eindringen konnten, setzte er sich hin und tat, was Lele ihm befohlen hatte. In diesem Augenblick wurde sein Verstand still wie windstille Luft auf einem hohen Berggipfel. Plötzlich sah er einen und dann noch einen weiteren Gedanken von außen herankommen. Er schleuderte sie von sich, bevor sie in sein Gehirn eindringen und Besitz von ihm ergreifen konnten. Nach drei Tagen war er frei.

Der Verstand selbst ist, wie jedes Werkzeug, immer begrenzt. Er kann beispielsweise nur in dualen Kategorien wie gut oder schlecht, richtig oder falsch und weit oder eng denken. Er interpretiert, bewertet und konstruiert Erfahrungen nicht wirklich neu, sondern auf der Basis von erlerntem Vorwissen. Das ist auch ein Grund, weshalb sich in unserem Leben bestimmte Dinge immer zu wiederholen scheinen. Aber nicht wir sind begrenzt oder gefangen, nur das Denken und damit auch die Matrix, in der wir zu leben glauben, bewegt sich immer wieder in ähnlich begrenzten und einengenden Bahnen. Nur weil der Verstand natürlicherweise begrenzt ist, heißt das aber überhaupt nicht, dass etwas an ihm schlecht oder falsch wäre. Es geht auch nicht darum, gegen ihn und die vielen Gedanken anzukämpfen. Es sollte vielmehr unser Bestreben sein, ihm wieder die Aufgaben zuzuweisen, für die er wirklich gut geeignet ist. Ihm wieder den Platz eines Werkzeugs in unserem Leben zu geben, der ihn nicht überfordert und deshalb auch nicht so heiß laufen lässt.

Bei genauerer Beobachtung erkennt man auch, dass dem Verstand die Fähigkeiten fehlen, zu vertrauen, zu lieben oder einfach nur glücklich zu sein. Er ist immer auf der Suche nach mehr – mehr Sicherheit, Glück, Liebe, Bestätigung, Erfolg, Macht, Ruhm oder auch Wissen. Wenn sich unser Leben begrenzt, eng oder gefangen anfühlt, dann haben wir unser Dasein auf das reduziert, was unser Verstand zu wissen glaubt. Aber sogar die Wissenschaft – beispielsweise die Quantenphysik – konnte aufzeigen, dass jede Beobachtung immer auch vom Beobachter abhängig ist, weil alles innerhalb unseres erlernten Wahrnehmungsrahmens abläuft.

Was also wissen wir wirklich?

Und macht uns dieses scheinbare Wissen innerlich grenzenlos weit und glücklich?

Wer denkt alle diese Gedanken?

Du hörst dich vielleicht sagen: „Ich denke …", und gehst davon aus, dass DU die Gedanken in deinem Kopf denkst. Aber wie sollte das gehen? Entscheidest du dich als Denker oder Denkerin vor jedem Gedanken, dass du ihn jetzt denken wirst?

Es sind nicht DEINE Gedanken. Du bist nicht die Denkerin oder der Denker! Es gibt überhaupt keine Denkerin und keinen Denker. Gedanken sind automatische Produkte des Gehirns oder Verstandes, die sich hauptsächlich aus Erinnerungen, Bildern, Vorstellungen und erlernten Konzepten aufbauen.

Das bedeutet, dass auch Gedanken, die mit „Ich denke …" anfangen, nicht persönlich sind, sondern einfach Teil eines alten Programms.

Ähnlich wie Autos auf einer Autobahn nicht der Autobahn gehören und nicht von der Autobahn gefahren werden, ist es auch mit den Gedanken. Wenn du die Herkunft von Gedanken genauer erforschst, dann kannst du beobachten, dass das Gehirn aufgrund von erlernten Konditionierungen, Überzeugungen, Wertesystemen und Grundannahmen einfach Gedanken konstruiert und oft auch in immer wieder ähnlichen Schlaufen ablaufen lässt.

Revolution des Bewusstseins: Mit Bewusstseinskraft die Entstehung von Gedanken erforschen

Wie genau entstehen Gedanken in dir? Denkst du davor immer, dass du das jetzt denken wirst?

Wenn du die Gedanken wirklich selbst lenkst, dann kannst du sie jederzeit so steuern, dass sie dir nur angenehme, ermutigende und unterstützende Dinge über dich und das Leben erzählen.

Versuche es jetzt einfach einmal für zehn Minuten.

Beobachte ganz genau, ob es „dir“ gelingt oder ob sich nicht doch immer wieder leidvolle, bewertende, verurteilende und überkritische Gedankenschlaufen einschleichen, die du so eher nicht freiwillig gewählt hättest.

Beobachte aber auch immer wieder ganz genau, wie die Gedanken entstehen: Musst „du“ aktiv etwas tun, damit ein Gedanke gedacht wird?

Unparteiischer Umgang mit Gedanken

Früher oder später wirst du wohl unweigerlich feststellen, dass Gedanken wirklich ein Eigenleben führen und eben nicht von dir gedacht werden. Diese Erkenntnis ist ein weiterer wesentlicher Schritt zur Heilung deiner Beziehung zu Gedanken. Dadurch erkennst du sie als vollkommen unpersönliche innere Besucher, die sich ohne dein Zutun entfalten.

Weil es nicht deine Gedanken sind, musst du auch längst nicht alles glauben, was sie erzählen!

Gedanken sind Boten aus der Vergangenheit, die für das kleine Ich eine möglichst sichere und befriedigende Zukunft erschaffen möchten. Aber sie sind nie im gegenwärtigen Moment und sie können die Dimension des Bewusstseins nicht erfassen.

Wenn du dir erlaubst, Gedanken einfach zu beobachten und zu erforschen, musst du keine Partei mehr für oder gegen sie ergreifen. Es ist nicht mehr nötig, einem Gedanken zu folgen, einen Gedanken loszuwerden oder festzuhalten. Dann erkennst du, dass es rasch zurück in die Verstrickungen der Matrix führt, wenn du aus Gedanken heraus handelst oder sie dein Leben steuern lässt. Gedanken sind zudem oft unstet und widersprüchlich. So kann es beispielsweise sein, dass die Gedanken dir dringend raten, etwas zu essen oder zu kaufen. Ein paar Augenblicke später, nachdem du das Gewünschte gegessen oder gekauft hast, machen die Gedanken dir hingegen plötzlich Vorwürfe, dass es doch keine gute Idee war, dass du es besser nicht gegessen oder gekauft hättest. Solche oder ähnliche Beispiele kennen die meisten Menschen zuhauf.

Es macht auf jeden Fall keinen Sinn, Gedanken zu bekämpfen oder dich zu bemühen, positiver und weniger kritisch zu denken – denn das wären nur Versuche, wieder als scheinbar denkendes Ich etwas innerhalb der Matrix zu optimieren. Es reicht vollkommen aus, allen mentalen Inhalten aus der bewussten Präsenz deines wahren Selbst zu begegnen – ohne etwas daran zu verändern.

Wenn wir negative, gewaltvolle oder sehr kritische Gedanken im Heilraum des Bewusstseins tiefer erforschen, dann entdecken wir dahinter oft sehr verletzte, abgetrennte und traurige innere Anteile. Indem wir diesen Anteilen mit liebevoller und mitfühlender Präsenz begegnen und ihnen Raum geben für alles, was sie mit sich tragen, können sie heilen und integriert werden. Je klarer aber erkannt wird, dass Gedanken stets gleichermaßen unpersönlich sind, umso mehr verlieren auch scheinbar zerstörerische oder negative Gedanken an Bedeutung. Du kannst sie einfach beobachten und ganz bewusst nicht darauf einsteigen.

Revolution des Bewusstseins: Die Stille hinter den Gedanken

Wenn dich Gedanken wieder einmal voll in ihren Bann gezogen haben, dann ist bewusste Erkenntnis der erste Schritt zur Freiheit. Erlaube dir einfach offen und liebevoll, es zu erkennen, und steige nicht auf ein Muster von Selbstvorwürfen ein.

In einem nächsten Schritt kannst du beginnen, tiefer zu forschen. Weil Gedanken die oberflächlichste Ebene deiner inneren Erfahrungen sind, kann es Sinn machen, mit folgender Frage tiefer zu gehen und deine Präsenz mehr in den sinnlichen Erfahrungen des jetzigen Moments zu verankern:

Was löst es in mir an Gefühlen aus, wenn diese Gedanken da sind oder wenn ich ihnen glaube?

Egal welche Gefühle die Gedanken in dir ausgelöst haben, lasse den Raum um diese Gefühle jetzt ganz weit werden. Vielleicht tauchen in dir hinter den Gedanken auch verletzte, unsichere oder ängstliche Anteile auf. Sei jetzt all dem einfach Raum, ohne Partei zu ergreifen. Sei einfach präsent und lasse alles, was auftaucht, genau so da sein.

Du kannst jetzt den Fokus deiner Aufmerksamkeit vollständig aus dem Gedankenstrom zurückziehen. Lasse die aktuelle Sendung des Gehirns einfach ablaufen, ohne hinzuschauen, und richte deine Aufmerksamkeit voll und ganz auf die grenzenlose Stille deines wahren Selbst hinter allen Gedanken und Gefühlen.

Der Verstand ist begrenzt – nicht du!

Die Sonne geht auf in dir, das erwachende Licht beleuchtet alles Trennende und lässt die Mauern um dein Herz wegschmelzen wie das Eis in der wärmenden Frühlingssonne.

Weil der Verstand begrenzt ist, übersteigt die Grenzenlosigkeit des Nachthimmels seine Kapazitäten, was bewirken kann, dass er bei dessen Anblick für einen Moment außer Gefecht gesetzt wird. Wir alle kennen im Leben wohl Phasen oder Momente, in denen die Verstandesmatrix keine Macht über uns hat und es sich in uns grenzenlos weit und offen anfühlt. Dann kann uns scheinbar nichts aus der Ruhe bringen. Das Herz jubiliert weit offen über das Wunder des Lebens und es fällt uns leicht, dem Leben zu vertrauen. In diesen Lebensphasen haben wir auch Zugang zu Humor, Großzügigkeit und Intuition. Gleichzeitig verfügen wir dann über viel mehr Energie, sprudeln vor kreativen Ideen und unser Leben fühlt sich mühelos und erfüllt an. Wenn wir uns innerlich grenzenlos weit fühlen, dann können wir auch anderen Menschen Raum geben, indem wir ihnen beispielsweise wertfrei und aufmerksam zuhören.

In diesem Moment sind wir nicht mit irgendwelchen Zweifeln, Erwartungen, Bewertungen, Vergleichen oder Vorstellungen der Gedanken identifiziert. Es ist, als würde unser Verstand die Freude des Lebens mit uns feiern.

In uns allen lebt die Wunderwelt der Kindheit stets weiter. Wenn sich unsere Aufmerksamkeit auch nur für einen kurzen Moment aus der Identifikation mit Gedanken, Gefühlen und anderen Erfahrungen befreit, eröffnet sich uns ein innerer Raum, der genauso grenzenlos, offen und frei ist wie der sternenklare Nachthimmel. Es sind Momente des Erwachens, des tieferen Erkennens einer Dimension in uns, die weit über unser verstandesorientiertes Weltbild hinausgehen. Wir finden Zugang zum inneren Raum jenseits des Verstandes, der sich für uns enorm wohltuend, frei und beglückend anfühlt.

Indem wir jetzt durch die Kraft des Bewusstseins allem Raum sind, was in uns aktuell zu Besuch ist, werden wir weit über die begrenzte Ebene des Verstandes hinausgetragen, zurück zur magischen und beglückenden Wunderwelt unserer Kindheit!

Gedanken sind nur Angebote

Du setzt dich in ein Café oder Restaurant, um etwas Kleines zu essen. Kurz nachdem du das Lokal betrittst, wird direkt in deinem Sichtfeld ein Fernseher gestartet, der ein Autorennen überträgt. Offensichtlich gibt es Gäste, die das Rennen sehen möchten. Du fühlst dich vielleicht durch den Bildschirm in deiner Ruhe gestört, vielleicht interessierst du dich auch überhaupt nicht für Autorennen. Dennoch wandert dein Blick immer wieder automatisch zum Bildschirm, während du dein Essen geistesabwesend kaust. Dabei fällt dir nicht auf, dass irgendwann der Mann oder die Frau deiner Träume das Lokal betritt, ganz nahe bei dir an der Bar etwas bestellt und nach einigen Minuten mit dem Essen das Lokal wieder verlässt. Dein Blick haftet die ganze Zeit am Bildschirm, unfähig, sich dem Sog der Bilder zu entziehen.

Ganz ähnlich ist es mit dem Gedankenstrom und den Bildern, die unser Verstand auf unserem inneren „Bildschirm" ablaufen lässt. Oft sind die Gedanken oder Vorstellungen weder interessant noch hilfreich oder positiv, aber dennoch ziehen sie unsere Aufmerksamkeit in ihren Bann. Weil Gedanken meist auf Erfahrungen und Konzepten aus der Vergangenheit aufbauen, wiederholen sie im Prinzip immer wieder die vergangenen Realitäten, indem sie versuchen, aus dem Vorwissen heraus auf den gegenwärtigen Moment zu reagieren. Aber während unsere Aufmerksamkeit von den Gedanken und damit auch von der Vergangenheit besetzt ist, findet jenseits der Gedankenflut das Leben jetzt statt. Solange unsere Aufmerksamkeit gewohnheitsmäßig in Gedanken gefangen ist, haben wir kaum Zugang zum grenzenlosen Potenzial und zur Intuition unseres wahren Selbst.

Der Verstand bietet uns ähnlich wie das Fernsehen ein ganztägiges Programm, das beispielsweise aus Bildern, Konzepten, Plänen, Ängsten oder Fantasien besteht. Selten strahlt er wirklich wesentliche, hochstehende oder gar tief inspirierende Sendungen aus. Das Programm des Verstandes ist im Prinzip nur ein Angebot. Es sind keine Pflichtsendungen dabei.

Wir sind und bleiben stets der bewusste Raum, in dem diese Angebote gesendet werden. Wir sind jederzeit vollkommen frei, unsere Aufmerksamkeit aus den Gedanken abzuziehen und aus der Verstandesmatrix auszusteigen. Immer wieder aber kann es uns passieren, dass sich bestimmte sehr trennende oder einschränkende Gedanken unbemerkt oder unerforscht am Bewusstsein vorbeischleichen und danach unser Verhalten steuern. Häufig sind es Gedanken, die Wörter wie „sollte“ oder „müsste“ enthalten. So kann es beispielsweise passieren, dass der Gedanke „Mein Kind sollte das jetzt endlich können“ dazu führt, dass ich mein Kind unter Druck setze oder sogar mit ihm schimpfe. Der Gedanke „Er müsste mehr Zeit mit mir verbringen“ kann zu einem gereizten und ablehnenden Verhalten führen oder auch dazu, dass ich Forderungen stelle, statt Wünsche auszusprechen. Der unerforschte nächtliche Gedanke „Ich sollte jetzt endlich schlafen, sonst bin ich morgen nicht fit“ kann ziemlich großen inneren Stress verursachen. Bei diesen oder ähnlichen hartnäckigen Überzeugungen oder Glaubenssätzen kannst du deine Bewusstseinskraft nutzen, um zu erforschen, ob du Lust hast, weiter an diese Überzeugung zu glauben, oder ob du bereit bist, sie loszulassen und dich dafür in den Raum des Nichtwissens fallen zu lassen.

Erkenne jetzt tief: Dein wahres Sein ist grenzenlose Fülle und Glückseligkeit. Das ist das, was immer da ist, wenn du in deinem wahren Selbst ruhst. Jeder Gedanke, der nicht diese grenzenlose Fülle und Glückseligkeit in dir auslöst, kann nicht wahr sein, sondern gehört zur erlernten Leidensmatrix rund um das scheinbare Ich. Sobald du also erkennst, dass ein Gedanke sich belastend oder beengend anfühlt, kannst du tief erforschen, ob er wirklich wahr ist. Du wirst entdecken, dass sich solche Gedanken bei tieferem Erforschen nicht mit absoluter Sicherheit als wahr erweisen, sondern stets nur auf irgendwelchen Interpretationen, Bewertungen oder Konzepten aufbauen. Dies hilft dir, dich immer mehr aus der Gedankenmatrix zu befreien. (Zum Thema Gedankenerforschung kann ich dir die Arbeit und das Buch *Lieben was ist* von Byron Katie[4] empfehlen.)

Wenn sich unsere Aufmerksamkeit jetzt aus dem Hamsterrad des Denkens löst, wird es wieder möglich, das Leuchten in den Augen und das Wunder des vollendeten Wesens unseres Kindes in unser Herz zu lassen. Wir fühlen uns reich beschenkt von der Morgensonne, die sich im Tau auf der Wiese reflektiert, wir spüren wieder die weiche Zärtlichkeit des Windes auf unserer Haut und können mit der gesamten Aufmerksamkeit den ausgewogenen Geschmack unseres Essens genießen.

Wie wundervoll, dass uns das Bewusstsein hilft, unsere Sinne wieder für die unglaubliche Schönheit des Lebens zu öffnen.

Revolution des Bewusstseins: Selbsterforschung der Gedanken

Wenn du dich jetzt mit geschlossenen Augen hinsetzt, kannst du beobachten, was dein Verstand sendet, was im Moment seine Lieblingssendungen sind und wie er seine Geschichten aufbaut.

Wie gehst du damit um, wenn in dir laute, dramatische oder ängstliche Gedanken da sind?

Wie kann sich dein Leben jetzt verändern, wenn du erkennst, dass die Gedanken nicht von dir gedacht sind und auch nicht unbedingt die Wahrheit sagen, sondern eher Angebote oder Vorschläge des Verstandes darstellen?

Du kannst auch erforschen, welchen Gedanken du noch an den Haken gehst und was in dir energetisch passiert, wenn die Gedanken dich aus der Erforscherposition des Bewusstseins wieder in die Ich-Geschichte der Matrix entführen.

Erkenne, dass du nicht diese Gedanken bist, sondern der bewusste Raum, in dem sie auftauchen und irgendwann wieder verblassen.

Wie die grenzenlose Leinwand, auf die die Gedanken projiziert werden.

Bleibe präsent im Erforschen und tief verankert in der Stille hinter allen Gedanken.

Der Verstand im Heilraum

Wenn wir den Gedanken mit Bewusstsein begegnen, bekommt der Verstand einen ganz anderen Platz in unserem Leben. Zudem entsteht in uns ein heilender Raum, in dem alle Bewertungen, Theorien, Meinungen, Pläne oder Vorstellungen des Verstandes liebevoll beobachtet werden – ohne darauf einzusteigen. Dadurch verlieren diese Überlebensprogramme nach und nach ihre energetische Ladung und es wird langsam stiller im Kopf. Der Verstand kann sich immer tiefer entspannen und nur dann zum Einsatz kommen, wenn er wirklich für eine Planung oder die Strukturierung eines Ablaufs benötigt wird. Dadurch, dass sich der Verstand in den grenzenlosen Raum des Bewusstseins hinein entspannt, wird er viel ruhiger und die ganze Macht und Verantwortung, die er für unser (Über-)Leben tragen musste, fließt zurück zu unserem wahren Selbst, dem Bewusstsein. Auch der Körper kann sich tief entspannen, weil er nicht mehr dem Diktat der rastlosen Gedankenströme folgen muss. Eine bedingungslose Liebe und ein grenzenloser Raum breiten sich aus. Auf der Ebene des Bewusstseins erfahren wir eine neue Wirklichkeit oder Realität, die den Verstand um Weiten übersteigt.

Revolution des Bewusstseins: Heilraum für das Werkzeug des Verstandes

Ich danke dir, lieber Verstand, dass du so viele Jahre für das Überleben meines Ichs und der Matrix, in der das Ich scheinbar lebt, gesorgt hast. ICH danke dir für deine Bemühungen, mein Leben durch die Überzeugungen, Gewohnheiten, Muster und Konzepte, die du entwickelt hast, erträglicher und möglichst sicher zu machen.

Ich erkenne jetzt tief, dass mein wahres Selbst nie bedroht oder verletzt werden kann.

ICH lasse in mir den bewussten Raum rund um alle deine mentalen Angebote ganz weit werden.

Gleichzeitig übernehme ICH jetzt wieder die gesamte Verantwortung für mein Leben, für jede Handlung, für jeden Impuls und dafür, meine Kräfte jetzt wirklich zu nutzen. Ich befreie dich, lieber Verstand, vollständig von allen Aufgaben, die sich um das Ich, seinen Schutz und sein Überleben gedreht haben. Ab sofort kannst du dich entspannt in den grenzenlosen und beschützten Raum meines wahren Selbst einfügen und dich voll und ganz in den Dienst des Bewusstseins stellen. Danke!

Bewusster Umgang mit Gefühlen

Das Bewusstsein deines wahren Selbst ist so grenzenlos und weit, dass darin mehr als genug Raum für alles ist, was in dir oder in deinem äußeren Leben auftaucht.

Wenn du deinen inneren Raum erforschst, dann wirst du neben Gedanken vor allem auch mehr oder weniger intensive Gefühle und Emotionen antreffen. Deshalb werden wir den Heilraum des Bewusstseins jetzt auch auf alle Empfindungen ausweiten. Während Gefühle spontane körperliche Reaktionen darstellen, könnte man Emotionen als frühere, damals nicht wirklich durchlebte und deshalb unterdrückte Gefühle aus der Vergangenheit ansehen. Emotionen sind oft direkt mit Erfahrungen oder Situationen verknüpft, die durch einen ähnlichen Reiz jederzeit wieder ausgelöst oder getriggert werden können. Manche Emotionen haben ihren Ursprung in der frühen Kindheit und sind innerlich mit sehr viel Widerstand, Angst und Enge verknüpft. Auch diese scheinbar unerträglichen Zustände und Emotionen in den absichtslosen Heilraum des Bewusstseins zu holen kann enorm befreiend und verbindend wirken. Es gibt aber auch Menschen, in deren Matrix der Zugang zu Gefühlen und Emotionen verschüttet und durch Schutzprogramme blockiert ist. Auch diese innere Abschottung kann sich im Heilraum des Bewusstseins immer mehr auflösen. Aber nicht nur auf Gefühle treffen wir beim inneren Forschen, sondern vielleicht auch auf Bedürfnisse oder auf innere Anteile, die manchmal sogar einen inneren Konflikt miteinander austragen.

Das innere Hotel

Den bewussten und präsenten Raum, der wir sind, könnte man auch als eine Art Hotel ansehen. In dieser Analogie sind Gedanken, Empfindungen, Bedürfnisse oder innere Anteile die Gäste, die gerne offen begrüßt und angenommen werden möchten, wie es bei einem Hotel idealerweise der Fall ist. Die Gäste wünschen sich einfach Raum, um so lange im Hotel zu verweilen, wie sie möchten. Wenn manche Gäste aber nicht den nötigen Raum und die nötige Aufmerksamkeit bekommen, wenn sie gar ignoriert oder abgelehnt werden, dann ziehen sie sich oft traurig und verzweifelt in den Keller des Hotels zurück und sorgen von dort aus für schlechte Stimmung oder Konflikte im Hotel. Denn manchmal tauchen diese ausgestoßenen Gäste als Emotionen oder Sabotageprogramme wieder aus dem Keller auf, wenn beispielsweise ein aktuelles Ereignis den alten Schmerz oder die alte Angst, Wut oder Verzweiflung in uns triggert.

Die Kraft des Raumbewusstseins eröffnet dir die Möglichkeit, allen Gästen gleichermaßen offen, aufmerksam, mitfühlend und verständnisvoll zuzuhören, ohne dich auf eine Seite zu schlagen oder dich mit einem Gast zu verbünden. Dann werden sich alle Gäste bei dir als Gastgeber wohlfühlen und kommen immer wieder gerne zu dir ins Hotel. Sie können dann aber auch wieder weiterziehen, weil sie nicht im Keller des Hotels festsitzen und auf die Aufmerksamkeit und Liebe deines bewussten Raums warten müssen.

Diese Analogie kann dir vielleicht helfen, noch tiefer zu erkennen, dass du dich mit keinem inneren Anteil oder Besucher verbünden oder identifizieren musst, dass es aber auch nicht nötig ist, einen inneren Anteil oder Besucher auszuschließen, zu unterdrücken oder zu ignorieren. Als wirklich liebevoller und bewusster Gastgeber kannst du allen Besuchern Raum sein und jedem achtsam und mitfühlend zuhören. Denn wenn in dir alles da sein darf, was das Leben bringt, dann ziehen auch bedingungslose Liebe und Verbundenheit in dein Hotel ein.

Ungebetene Gäste in uns

Die meisten Menschen unserer Kultur haben viele ungebetene Gäste in sich verstoßen, beispielsweise unterdrückte Anteile oder ungefühlte und unterdrückte Emotionen wie Traurigkeit, Schmerz, Verzweiflung, Wut, Leere und Einsamkeit.

Als mein erster Sohn auf die Welt kam und in den ersten Monaten nach seiner Geburt jeden Tag sehr viel schrie, wurde mir sehr deutlich vor Augen geführt, dass sich bei mir starke Emotionen angestaut hatten, die bisher noch nicht Raum, Offenheit und liebevolle Anteilnahme erfahren hatten. Sein Weinen war so gesehen ein Spiegel meiner eigenen ungeweinten Tränen. Erst mit der Zeit wurde mir bewusst, wie sehr er mir mit dem Schreien aufzeigte, dass ich bis dahin keine wirklich liebevolle, offene und bewusste Beziehung zu einigen Besuchern in mir hatte. Ich wusste überhaupt nicht, wie ich mit meinen und damit auch mit seinen intensiven Gefühlen und Emotionen umgehen konnte, ohne mich mit ihnen zu identifizieren und dadurch noch mehr Schmerz und Leiden zu erschaffen. Gleichzeitig war diese intensive Lebenserfahrung mit meinem Sohn damals ein zentraler Auslöser für meinen Prozess des Erwachens. Dieses kleine zarte Wesen bewirkte, dass meine bisherigen Überlebensstrategien, meine Schutzprogramme und eigentlich auch meine bisherige, scheinbar so stabile Identität ziemlich rasch zusammenbrachen. Eine umfassende Lebens- und Identitätskrise erschütterte mein System, die Identifikation mit dem Wunschbild des geduldigen, liebevollen und achtsamen Vaters fand keine Bestätigung. Weil mir damals der Zugang zum Potenzial meines Bewusstseins noch weitgehend fehlte, konnte ich noch nicht die Ebene wechseln und diese Situation als Chance für meine innere Heilung nutzen.

Wenn wir erkennen, dass wir auch in sehr herausfordernden und scheinbar dunklen Lebensphasen den Ort der Zuflucht in uns selbst tragen, dann ist sehr viel Heilung und Liebe möglich. Das, was du wirklich bist, ist der Raum und die liebevolle Bewusstheit, die allen möglichen inneren Gästen mit interessierter Anteilnahme und wertoffenem Zuhören begegnen kann.

Trennung ist erlernt

Je bewusster wir leben, desto klarer wird uns, wie wesentlich für uns Menschen das Bedürfnis nach Verbundenheit ist. Wir sind Bindungswesen. Als Babys brauchen wir nichts dringender als die liebevolle Bindung, den sicheren Hafen unserer Eltern oder der direkten Bezugspersonen. Im geborgenen, sicheren Raum, den die Eltern idealerweise für ihre Kinder bieten, sind alle Gefühle und Bedürfnisse willkommen. Als mein Sohn damals so viel schrie, war mein System zu stark mit den ausgelösten Emotionen und den zugehörigen inneren Widerständen, Wertungen, Konzepten und Mustern identifiziert, sodass es mir in diesen Momenten nicht gelang, ihm und mir diesen sicheren Raum zu ermöglichen. Viele von uns wurden als kleine Kinder mit sehr intensiven Gefühlen alleingelassen. Wir hatten kaum Vorbilder, die uns vermittelt haben, mit wirklich starken Gefühlen umzugehen. Weil wir als Kinder intensive Gefühle ohne den bewussten Raum der Erwachsenen aber noch nicht regulieren konnten, blieb uns oft nur die Flucht vor diesen Empfindungen. Wir lernten, Gefühle zu unterdrücken, zu verdrängen, zu überspielen oder zu rationalisieren. Es ist aber nicht so, dass diese Gefühle dadurch einfach verschwinden oder aufgelöst werden. Sie gehen vielmehr in den Untergrund oder in den Keller des Gefühlshotels und werden so zu Emotionen. Sie sind weiterhin in unserem Energiefeld vorhanden, erzeugen Resonanz und schränken den natürlichen Energiefluss ein. Sie zeigen sich beispielsweise als körperliche Verspannungen und brechen oft dann wieder hervor, wenn eine Situation in unser Leben kommt, die diese Emotionen triggert. Es kann dann sein, dass eine scheinbar harmlose Situation enorm starke emotionale Reaktionen in uns hervorruft.

Wenn wir das Raumbewusstsein im Umgang mit Gefühlen nicht mitbekommen haben, lernen wir, bei intensiven Empfindungen zu flüchten und irgendwo außerhalb von uns nach Zuflucht zu suchen, beispielsweise in Ablenkung, Konsum oder bei anderen Menschen. Glücklicherweise bleibt unser wahrer Zufluchtsort, die liebevolle Präsenz, von dieser ganzen Suche vollkommen unberührt. Das, was diese stete Suche erkennt und mitfühlend beobachten kann, ist das, was du immer schon warst!

Unbewusster Umgang mit Gefühlen

Gefühle sind sinnliche und energetische Erfahrungen, die man als ein Feedbacksystem des Körpers ansehen könnte. Das Spektrum an Gefühlen, das wir wahrnehmen können, ist sehr breit. Es reicht von absoluter Begeisterung, überschäumender Freude, Glückseligkeit und grenzenloser Liebe bis hin zu tiefster Trauer, Depression, Einsamkeit oder Hass.

Es gibt sehr unterschiedliche Arten, mit Gefühlen umzugehen. Beim Verlust eines nahen Menschen durchleben manche beispielsweise tiefe Trauerprozesse, andere unterdrücken oder überspielen die Trauer und den Schmerz und können vielleicht schon seit Jahren nicht mehr weinen. Wieder andere kämpfen gegen den Verlust an, hadern mit dem Schicksal und finden kaum mehr zurück zur Lebensfreude. Diese unterschiedlichen Arten, mit einer solchen Situation in der äußeren Welt umzugehen, haben ihren Ursprung darin, wie bewusst die jeweiligen Menschen der Trauer und dem Schmerz in sich begegnen können. Welche Beziehung wir generell zu Gefühlen leben, kann sich auch bei allen anderen Gefühlen, beispielsweise bei der Verlustangst, am Verhalten zeigen. Innerhalb der Matrix handeln viele Menschen aus dieser Angst heraus, indem sie versuchen, das Leben und ihr Umfeld zu kontrollieren oder einzuschränken. Wieder andere überspielen die Ängste und wirken nach außen hin stets stark, unnahbar und unverletzlich. Wenn Menschen bewusster werden, beginnen sie diesen unpersönlichen Verlustängsten innerlich voller Mitgefühl und Präsenz Raum zu sein und auch offen darüber zu sprechen, ohne damit ihr Umfeld zu manipulieren oder einzuschränken.

Wie viele Menschen unserer Kultur hast vielleicht auch du bisher die Möglichkeit noch nicht genutzt, herausfordernden Gefühlen einfach Raum zu sein. Aber auch bei sehr intensiven Emotionen oder Gefühlen von Ablehnung, Ohnmacht, Wut, Angst, Leere, Trauer, Ruhelosigkeit oder Verzweiflung ist es stets möglich, ohne Handlung nach außen einfach allem, was in dir lebendig ist, Raum zu sein.

Wenn du dein Leben bisher vielleicht immer wieder als eingeschränkt, einsam, blockiert oder leidvoll erlebt hast, dann hat das enorm viel mit deiner Beziehung zu Empfindungen zu tun. Je mehr im inneren Bewusstseinsraum ohne Reaktion wirklich alles da sein darf, desto freier fühlt sich unser Dasein an.

Viele Gefühle werden durch Gedanken, Geschichten, Bewertungen oder mentale Bilder ausgelöst. Aber bei genauerem Erforschen können wir erkennen, dass Gefühle ähnlich wie Gedanken auch einfach geschehen und dass wir nicht steuern können, welches Gefühl sich als Nächstes zeigt. Unser System ist so programmiert, dass bestimmte Empfindungen aufgrund von früheren Verknüpfungen, Erfahrungen oder Traumata automatisch ausgelöst werden. Manchmal ist der Auslöser nur ein Geruch, ein Lied, ein Traum oder ein anderer nicht erkennbarer Grund. Es kann also sein, dass unvermittelt eine intensive Empfindung in uns da ist. Darum stellt sich im Bewusstsein vor allem die Frage, **wie wir mit ihnen umgehen**, wenn sie da sind, und nicht die Frage, warum sie da sind. Wir schenken jetzt auch den Emotionen und Gefühlen in uns den Heilraum des Bewusstseins, damit sie in dieser grenzenlosen Liebe tief nachnähren und wieder in die Verbundenheit mit dem Ganzen zurückfinden können. Wenn alle Empfindungen und Gedanken gleichermaßen unpersönlich im inneren Raum da sein dürfen, fokussiert sich unsere Aufmerksamkeit viel stärker im jetzigen Moment und es geschieht die Verbindung zu einer Präsenz, die weit über den Verstand hinausgeht.

Revolution des Bewusstseins: Deine Beziehung zu Gefühlen erforschen

Wenn du die Gefühle in dir jetzt als Hotelgäste ansiehst, wie geht es ihnen dann wohl mit der Art, wie du mit ihnen in Beziehung trittst?

Fühlen sie sich willkommen, akzeptiert, wirklich gehört oder gar geliebt?

Haben sie genügend Raum und ein mitfühlendes Ohr, um ganz in dir ankommen zu können, oder stößt du sie weg, unterdrückst, manipulierst oder überdeckst sie?

Verlierst du deine Präsenz, deine Klarheit und dein Gastgeberbewusstsein, wenn intensive und herausfordernde innere Besucher auftauchen?

Hast du in dir Schutzmauern aufgebaut, um bestimmte herausfordernde Gäste in Form von Gefühlen, Emotionen, alten Verletzungen oder Bedürfnissen möglichst nicht mehr spüren zu müssen?

Das Vermeiden von Gefühlen

Wenn wir uns ermächtigen, befreit und bewusst mit Gefühlen und Gedanken umzugehen, verliert die Matrix immer mehr an Macht über unser Leben. Von unseren Vorbildern haben wir meistens gelernt, Gefühle persönlich zu nehmen, uns also damit zu identifizieren. Vielleicht auch, weil die meisten von uns in einem Umfeld aufgewachsen sind, in dem es kaum Gesprächsraum und Austausch über Gefühle gab. Noch immer gibt es in vielen Familien, Kitas und Schulen nur selten Vorbilder, die fähig sind, intensiven Empfindungen bewusst und liebevoll zu begegnen.

Wenn die Kraft des Bewusstseins uns erfasst, dann beginnt auch eine liebevolle Rückverbindung zu Empfindungen und anderen inneren Besuchern. Es kann sein, dass wir in diesem Prozess zunächst auch auf Emotionen wie Dumpfheit, Leere, Ruhelosigkeit, Erstarrung oder Blockaden stoßen. Viele Menschen glauben, dass sie „nichts fühlen" können, wenn solche Gefühle in ihnen da sind. Deshalb ist es wesentlich zu erkennen, dass dies auch Gefühle sind, denen wir wie allen anderen Gefühlen begegnen können. Als Menschen ist es uns nicht möglich, nichts zu fühlen! Die Beziehung zur Gefühlswelt kann einfach nur mehr oder weniger bewusst und befreit sein.

Wenn wir auch die Gefühle, die scheinbar auf die Unfähigkeit zu fühlen hinweisen, in den inneren Heilraum des Bewusstseins einladen, dann kann sich uns ein Zugang zur nächsten Ebene des Empfindens eröffnen. Alle anderen verschütteten Emotionen spüren gewissermaßen, dass sich in uns ein liebevoller Raum für sie eröffnet, und sie werden somit früher oder später auch wieder aus dem Keller nach oben kommen, um in der Liebe unseres wahren Selbst zu baden.

Der Anteil in uns, der Emotionen weghaben will

Beim inneren Erforschen kann es sein, dass wir nicht nur auf Gedanken und Empfindungen stoßen, sondern vor allem dann, wenn sich sehr herausfordernde Emotionen zeigen, auch auf einen Anteil in uns, der diese Emotionen weghaben will. Einen Anteil, der Widerstand leistet und innerlich gegen die unangenehmen Empfindungen ankämpft. Immer wieder sind wir mit Erfahrungen konfrontiert, von denen dieser Anteil glaubt, sie seien bedrohlich oder schlecht und wir sollten uns möglichst rasch von ihnen befreien. Man könnte auch sagen, dass der Anteil, der gegen unangenehme Empfindungen Widerstand leistet, sich als Stimme der Angst zeigt. Diese Stimme wird immer dann laut, wenn die Gefahr droht, dass wirklich unangenehme Emotionen uns überwältigen könnten. Wenn wir diese Angststimme mit Bewusstsein erforschen, erkennen wir, dass sie uns zu Ausweichstrategien, Vermeidungsprogrammen oder auch Fluchtverhalten verleitet. Um bestimmte negativ bewertete Emotionen loszuwerden, neigen viele Menschen innerhalb der Matrix dazu, aus einer aktuellen Emotion heraus zu handeln. Aktuelle Emotionen können also zum Antrieb oder zur Motivation von Handlungen und Verhaltensweisen werden. Wenn „ich" mich als scheinbare Person sehr einsam fühle, dann kann meine Handlung darin bestehen, dass ich die Gesellschaft von jemandem suche. Wenn ich mich auf der persönlichen Ebene ängstlich fühle, bestehen meine Handlungen darin, dass ich ausweiche, flüchte, nach Kontrolle und Sicherheit strebe, um diese Angst zu vermeiden. Vielleicht setzen wir dann auch unseren Partner oder unsere Partnerin, unsere Kinder oder Freunde unter Druck, versuchen sie zu manipulieren, indem wir sie in ein Drama verwickeln oder Schuld-, Scham- oder Angstgefühle in ihnen auslösen. Vielleicht verleitet uns eine große Wut auch dazu, einen anderen Menschen anzuschreien oder anzugreifen. Vielleicht fallen wir auch in eine Opferrolle, um Ängste, Schuldgefühle oder Ohnmacht zu überdecken. Wenn wir uns mangelhaft fühlen, können wir versuchen, uns selbst und vor allem anderen zu beweisen, wie toll und liebenswert wir sind. All das sind nicht „freie" und bewusste Handlungen aus Freude oder aus einem inneren Impuls heraus, sondern Vermeidungshandlungen oder Reaktionen aus dem Überlebensmodus der Matrix. Unser Leben ist innerhalb der Matrix wohl vor allem deshalb so sehr darauf ausgerichtet, etwas zu machen, zu leisten, zu werden, zu tun und zu verändern, weil wir in automatisierten Strategien oder Handlungen feststecken, die das Ziel verfolgen, scheinbar unerträglichen Emotionen oder Gefühlen auszuweichen. Wenn wir immer wieder ein sehr hohes Maß unserer Lebensenergie dafür aufwenden, bestimmte Empfindungen loszuwerden oder davor zu flüchten, ist unser Dasein von Stress und Ruhelosigkeit geprägt.

Darum fällt es uns innerhalb der Matrix auch so schwer, einfach nur zu sein.

Gleichzeitig sind Handlungen, die auf dem Vermeiden von etwas Unangenehmem oder auf einem inneren Mangel aufbauen, selten wirklich erfüllend. Das ist sicher auch ein Grund dafür, dass unsere Kultur so wenig nachhaltig lebt.

Das ganze komplexe Gebilde aus der Identifikation mit Gedanken oder Empfindungen, der Angst davor und den Ausweichmustern und Strategien bildet die Matrix, die uns scheinbar einschränkt und unser Verhalten steuert. Noch ein Punkt: Auch wenn Angst gemeinhin als ein Gefühl angesehen wird, liegt die Grundlage jeder Angst in den Gedanken. Erst wenn Gedanken wie „Das halte ich nicht aus", „Das darf nie mehr passieren" oder „Das muss endlich aufhören" sich an unserem Bewusstsein vorbeischleichen können, lösen sie in uns die Angst oder den inneren Widerstand gegen bestimmte Empfindungen aus.

Starke Emotionen – Trauma

Er machte nur diese eine Bemerkung und in mir kochten die Emotionen hoch.

Sobald ich für mich einstehen möchte, erstarre ich total und alle Worte sind einfach weg.

Eine scheinbar harmlose Situation kann manchmal intensive Emotionen oder gar Traumen in uns aktivieren. Vielleicht bevor du dir dessen bewusst bist, laufen dann bereits intensive Flucht- oder Kampfprogramme und -muster ab – die Matrix hat deine Präsenz wieder voll in ihren Bann gezogen. Emotionen basieren auf früheren Erfahrungen, die wir als Kinder nicht selbstständig regulieren und deshalb auch nicht verarbeiten konnten. Vor allem sehr intensive Empfindungen konnten wir als Kinder noch nicht selbstständig regulieren. Wenn einem Kind während einer intensiven Gefühlserfahrung der bewusste Raum der Bezugspersonen fehlt, dann kann die Erfahrung je nach Grad der Intensität entweder als Emotion oder aber auch als Trauma abgespeichert werden. In der Traumaforschung ist die Rede vom Toleranzfenster, das in uns zur Verfügung steht, um intensiven Erfahrungen Raum geben zu können. Ist unserer Toleranzfenster weit und groß genug für eine Erfahrung, hinterlässt sie keine Spuren. Ist dieser innere Raum aber scheinbar zu klein für die Intensität einer Erfahrung, dann können Traumen entstehen, die wiederum dazu führen, dass das Toleranzfenster für spätere Erfahrungen kleiner wird. Wenn unser innerer Raum von sehr intensiven Gefühlen überschwemmt wird, die die Kapazität dieses inneren Gefühlsraums scheinbar übersteigen, dann reagiert das System mit Flucht, Kampf, Erstarrung und Stress. Traumata können ausgelöst werden durch einzelne überwältigende Ereignisse, wie eine Art innerer Kurzschluss, aber auch durch fortlaufende, entwicklungsbedingte Erfahrungen von fehlender Verbundenheit, Gewalt, Manipulation oder Einengung. Entwicklungstraumata bewirken grundsätzlich das Gefühl, die Verbundenheit mit anderen Menschen und oft auch mit inneren Erfahrungen verloren zu haben.

Die Größe des Toleranzfensters ist bei jedem Menschen individuell. Wenn ein Mensch wieder Zugang zu den Bewusstseinskräften und vor allem zum Raumbewusstsein findet, dann kann sich das Toleranzfenster auch wieder viel mehr ausweiten. Die Resilienz für Stresssituationen nimmt wieder zu. Auch gute Traumatherapien, die dazu beitragen, die Identifikation mit traumatischen Erfahrungen aufzulösen, können das Toleranzfenster wieder weiter werden lassen. Natürlich finden alle Traumen, Verengungen, Verstrickungen und Verletzungen einzig innerhalb der Matrix statt. Unser wahres Selbst, das Bewusstsein, ist davon in keiner Weise berührt. Deshalb bist nie **du** traumatisiert, sondern **höchstens ein Anteil in dir**.

Ungelöste Traumata haben innerhalb der Matrix die Tendenz, immer wieder ähnliche Erfahrungen zu erzeugen, die bewirken, dass wir das gleiche Trauma – und vor allem die dazugehörigen Emotionen – in ähnlicher Form, aber oft mit anderen Menschen oder in anderer Umgebung immer wieder erleben. Je enger der erlernte innere Gefühlsraum zu sein scheint, desto anfälliger sind wir für Stress und desto größer ist die Gefahr weiterer Traumata. Jeder Mensch versucht, das Leben so zu steuern, dass die Erfahrungen nicht zu groß, zu intensiv oder zu emotional für seinen aktuellen inneren Raum sind. Je identifizierter wir sind, desto enger erfahren wir den inneren Gefühlsraum, desto weniger „Spielraum" scheinen wir in unserem Leben zu haben und desto mehr versuchen wir, das Leben zu kontrollieren und zu steuern. Die Weite des inneren Raums zeigt an, wie offen das Herz eines Menschen ist. Menschen mit traumatischen Erfahrungen werden oft von einer inneren Unruhe getrieben. Um dieser Unruhe auszuweichen, entstehen im System diverse Ausweich-, Flucht-, Kampf- oder Betäubungsstrategien. Wir stecken im Aktivismus des Überlebensprogramms fest, was irgendwann unweigerlich zu einer großen Erschöpfung und einem inneren Gefühlsstau führt. Dieser Zustand wird bei uns oft als Depression oder Burnout bezeichnet.

Revolution des Bewusstseins: Toleranzfenster ausweiten

In dem Moment, in dem dein Bewusstsein erkennt, dass bei dir der Überlebensmodus abläuft, dass der Spielraum des Lebens scheinbar eingeschränkt ist, kannst du in deinem Aktivismus innehalten und dir eine kurze Auszeit schenken.

Atme dann bewusst tief ein und aus und visualisiere den Raum oder das Toleranzfenster in dir.

Wenn du spürst, dass dein innerer Raum scheinbar zu eng ist für die aktuellen Empfindungen oder Erfahrungen, kannst du jetzt diesen Raum bewusst ausweiten, indem du rund um die aktuellen Erfahrungen herum Raum entstehen lässt, der sich immer mehr ausweitet. Gib der inneren Enge genauso Raum wie dem Anteil in dir, der im Überlebensmodus kämpft, erstarrt ist oder flüchten möchte. Erkenne, du bist der grenzenlose Raum, in dem die aktuellen Erfahrungen stattfinden. Löse sachte alle deine Identifikationen mit aktuellen Erfahrungen und lasse den inneren Raum immer noch weiter werden. Alles darf in dir genau so da sein, wie es sich im Moment zeigt. Erkenne, wie sich deine Atmung dadurch befreit, wie es innerlich weiter und leichter wird. Wie der Spielraum für neue Möglichkeiten sich wieder öffnet.

Tritt mit diesem neu gewonnenen inneren Raum wieder in die Situation zurück. Vielleicht erkennst du jetzt, dass du gar nichts tun musst. Wenn aber doch ein klarer innerer Impuls für eine Handlung auftaucht, führe sie bewusst und ruhig aus.

Empfindungen ohne Empfindenden

Innerhalb der Matrix interpretieren wir es ähnlich wie bei Gedanken meist so, dass wir als scheinbare Person ein Gefühl oder eine Emotion erfahren. Aber auch bei Empfindungen gibt es kein Ich, das Gefühle oder Emotionen erlebt. Da ist nur dieser bewusste Raum, in dem Empfindungen auftauchen und irgendwann wieder weiterziehen. Es gibt keine Trennung zwischen der Erfahrung und einer scheinbaren Person, die erfährt. Es gibt nur Erfahrung. Das, was wir als unser Ich oder unsere Identität erfahren, ist die Identifikation mit oder der Widerstand gegen das Leben und die Empfindungen. Wenn wir aus unserem wahren Selbst, dem Bewusstsein, einer Erfahrung einfach Raum sind, dann bleibt keine Trennung mehr übrig, in die sich ein scheinbares Ich einnisten könnte. Es bleibt nur eine Erfahrung im inneren Raum ohne ein Ich, das dies erfährt.

Wenn keine zwei getrennten Dinge – wie eine Person und ihr Gefühl – mehr da sind, fällt auch die Grundlage für den Widerstand gegen bestimmte Gefühle oder Emotionen weg. Sobald niemand mehr da ist, die oder der fühlt, ist alles ein Ausdruck des einen Seins. Ich bin der bewusste Raum, in dem alle Empfindungen als ein Ausdruck von mir erscheinen. ICH als Bewusstsein bin das Gleiche wie jeder Gedanke und jedes Gefühl. Da ist keine Trennung zwischen uns. Wenn das erkannt wird, endet jedes Vermeiden, Ausweichen, Kämpfen oder Flüchten vor bestimmten Empfindungen. Wenn ich als Bewusstsein erkenne, dass alle inneren Anteile und Empfindungen als Besucher im bewussten Raum einfach da sein dürfen, dann zerfällt die Angstmatrix in Bezug auf Empfindungen und stattdessen werden innerer Frieden und innere Freiheit erfahren.

Revolution des Bewusstseins: Gefühlsfeuer

Wenn in dir ein intensives Gefühl auftaucht, dann kannst du dir jetzt dieses Gefühl als ein Feuer vorstellen, das in dir brennt und dem du als scheinbares Ich begegnest.

Nähere dich diesem Feuer innerlich immer mehr an. Gehe mit deiner gesamten Aufmerksamkeit immer näher dorthin, wo es in dir brennt.

In einem letzten Schritt setzt du dich mitten in das Gefühlsfeuer hinein. Lasse allen Widerstand, alles Ausweichen und dein gesamtes scheinbares Ich darin verbrennen.

Bleibe beharrlich in den intensivsten Flammen der aktuellen emotionalen Erfahrung.

Gib dich ihnen ganz hin.

Bis alle scheinbare Trennung verbrannt ist und nur noch die Erfahrung im bewussten Raum bleibt.

Erkenne jetzt tief: Alles ist das Eine. Auch jedes Gefühl.

Bewusster Umgang mit Gefühlen und Emotionen

Angst fühlt sich vor allem im Dunkeln wohl. Im Licht der bewussten Aufmerksamkeit verliert sie rasch an Kraft.

Wenn die Bewusstseinskräfte in uns erwachen, werden wir wieder zur Herrin oder zum Herrn im eigenen Haus.

Wir geben die innere Führung nicht mehr ab an Gedanken, wir machen unser Selbstbild nicht mehr davon abhängig, was gedacht wird. Wir verzweifeln nicht mehr, wenn Zweifel in uns auftauchen, sondern wir bleiben tief verankert in der Präsenz hinter allen Gedanken.

Auch holen wir die Macht aus intensiven Empfindungen zurück. Es ist nicht mehr nötig, darauf zu warten, dass endlich angenehme Gefühle in uns sind, bis wir glücklich sein dürfen. Wir haben auch keinen Impuls mehr, uns als Opfer sehr intensiver Emotionen zu fühlen.

Wenn Angst da ist, werden wir nicht mehr zu einem ängstlichen Ich, sondern bleiben der Raum, in dem die Angst auftaucht.

Wir sind nicht mehr ein trauriges, schuldiges oder gestresstes Ich, sondern bleiben auch für diese Empfindungen bewusst Raum. Wir lassen unser Identitätsgefühl nicht mehr von Gedanken oder Gefühlen steuern. Wir bleiben im Raumbewusstsein verankert – egal was in der äußeren Welt passiert oder was in uns zu Besuch ist. Wir sind die Gastgeberin oder der Gastgeber für all das, was das Leben bringt.

Wenn wir erkennen, dass doch wieder eine unbewusste Identifikation passiert ist und die Matrix sich wieder aufgebaut hat, dann ist das weder schlimm noch falsch oder problematisch. Es ist einfach eine Einladung, im Moment des Erkennens die Ebene wieder zu wechseln und all das, was da ist, wieder in den heilenden Bewusstseinsraum einzuladen.

Es ist klar, dass du das Hotel führst und zentrale Entscheidungen nicht deinen Gästen überlässt.

Handlungen kommen aus der inneren Fülle und Verbundenheit und nicht mehr aus unerwünschten Gefühlen oder aus dem Widerstand gegen diese Empfindungen heraus. Innerhalb der Matrix nutzen wir die große Heilkraft, die wir alle in uns tragen, vor allem dann nicht, wenn wir sie am dringendsten brauchen. Das ist irgendwie absurd.

Bewusstsein schenkt der inneren Enge Raum.

Bewusstsein lässt Liebe in alles fließen, was scheinbar nicht liebenswert ist.

Wenn wir im Raumbewusstsein wirklich alle Emotionen und Gefühle willkommen heißen, wenn sie in diesem Liebesfeld einfach da sein dürfen, dann kann eine tiefe Heilung geschehen. Wir erkennen Gefühle und Gedanken als unpersönliche Besucher.

Statt mit dem Verstand nach Lösungen für Probleme zu suchen, die durch die Matrix entstanden sind, statt Dinge zu verändern, das Leben zu optimieren oder zu bewältigen, ist es viel nachhaltiger, einfach die Ebene zu wechseln. Nicht mehr aus der identifizierten Matrix, sondern aus dem Raumbewusstsein heraus auf die inneren Besucher einzugehen. Statt als Ich das Leben in den Griff zu bekommen, das Ich dem Größeren hinzugeben, dem wahren Selbst.

Ja, innerhalb der Matrix tobt vielleicht ein Kampf mit dem, was da ist. Du musst nicht Frieden schließen, sondern deine Aufmerksamkeit einfach auf die Ebene in dir ausrichten, auf der kein Kampf, sondern immer Frieden herrscht.

Revolution des Bewusstseins: Heilung von Gedanken und Empfindungen

Lies diesen Heiltext in intensiven Lebensphasen, er hilft dir, die Ebene zu wechseln und dich wieder in deinem wahren Sein zu verankern.

Erlaube dir jetzt, ganz in diesem Moment anzukommen.

Erkenne als Bewusstsein, wo im Körper im Moment innere Besucher da sind.

Sind Gefühle, Emotionen oder sinnliche Erfahrungen da – wenn ja, welche?

Du kannst deine Hand auf die Stelle legen, wo die Erfahrung am intensivsten ist.

Lasse jetzt um die aktuelle Erfahrung herum einen Raum entstehen. Einen Raum, in dem alle Gefühle, Gedanken, Erfahrungen oder Bedürfnisse auftauchen, eine gewisse Zeit bleiben und sich irgendwann wieder auflösen können. Dieser Raum ist so weit und offen, dass darin alles mühelos Platz findet.

Tritt innerlich einen Schritt zurück aus allen Handlungen, aus der äußeren Welt und aus allen Erfahrungen.

Erkenne jetzt tief, du bist nicht die Gefühle in dir, sondern ihr Gastgeber.

Im Erkennen, dass du nicht diese Person bist, der es scheinbar schlecht geht, sondern ein bewusster Raum, in dem manchmal intensive Emotionen oder Gefühle zu Besuch sind, muss kein Gefühl mehr weggehen, kein Thema muss sich mehr verändern, auch die anderen Menschen dürfen alle so bleiben, wie sie sind.

Auch die Gedanken sind nicht deine Gedanken, sondern einfach nur Gedanken. Verweile still und wohlwollend in deiner Mitte! Erlaube dir, auch lauten, dramatischen und hypnotischen Gedanken nicht mehr an den Haken zu gehen. Bleibe einfach liebevoll verankert in deinem inneren Raum.

Weil du allem einfach Raum bist, muss kein Gefühl, kein Gedanke und keine Erfahrung weggehen oder sich verändern. Erlaube dir jetzt, alle Haken aus Gedanken, Gefühlen und anderen Erfahrungen komplett auszuhängen.

Berühre die Erfahrungen und Gedanken nicht mehr, lasse sie einfach genauso da sein, wie sie sind. Begrüße alles, was auftaucht, offen und mit Anteilnahme, aber bleibe präsent, wach, klar und frei von irgendeiner Identifikation.

Erkenne jetzt tief: Selbstliebe heißt, alle inneren Besucher liebevoll, offen und fürsorglich zu begrüßen.

Alles darf einfach genau so da sein.

Auch der Anteil, der vielleicht eine Erfahrung weghaben möchte.

Vielleicht sind manche Besucher im inneren Raum ziemlich bedürftig und vereinsamt. Sie sehnen sich sehr nach Liebe, Aufmerksamkeit, Wärme, Geborgenheit, Mitgefühl und vor allem auch nach Raum. Schenke jetzt auch ihnen deine nichtidentifizierte Präsenz, damit sie in deinem inneren Raum heilen können.

Schenke allen Erfahrungen, Gedanken und Empfindungen einen Zufluchtsort in deinem bewussten inneren Raum.

Fokussiere deine Aufmerksamkeit auf das, was allen Formen Raum ist.

Das, was nie berührt wird vom Auf und Ab des Lebens.

Ruhe in der grenzenlosen Liebe, dem Frieden, der Stille und der Präsenz deines wahren Selbst, im reinen Gewahrsein.

Als bewusster Beobachter der Welt kannst du sie als lehrreiches Spiegelbild nutzen. Aber du musst sie nicht verändern, verbessern oder bekämpfen. Du musst dich nicht wieder in der Welt verlieren, die dir nur spiegeln will, wo du dich bisher verloren hast.

Wie wäre es, wenn du dir erlaubst, einfach zu vertrauen, dass in dir immer die richtigen Besucher da sind?

Dass jede Situation, jeder Mensch, jedes Ereignis immer genau das auslöst, was nötig ist, damit sich dein Bewusstseinspotenzial noch umfassender entwickeln kann.

Bist du bereit, deine Ich-Geschichte und die Vorstellungen des Verstandes jetzt all dem hinzugeben, was das Leben dir zur Heilung schickt? Dann bleibt nur noch die volle Verantwortung, das Leben wirklich in dein Herz zu lassen und dich nicht mehr abzuwenden von dem, was dir der Moment schenkt.

Gib dich dem Fluss des Lebens ganz und gar hin.

Du bist grenzenloses, absichtsloses Bewusstsein.

Bedingungslose Liebe und Verbundenheit.

Das Gefühlshotel in dir

Für visuelle Menschen kann es hilfreich sein, im Alltag ganz gezielt mit der Analogie des inneren Hotels oder Gefühlshotels zu arbeiten. (Meine Frau, Linn Hess-Kraft, hat dazu ein Kinderbuch mit dem Titel *Das Gefühlsschloss* geschaffen.) Durch diese Analogie wird es möglich, alles, was in uns auftaucht, als einen Besucher anzusehen, der sich für eine Weile einfach nur Raum zum Dasein wünscht. Alle Besucher werden natürlich gerne offen und liebevoll begrüßt. Die Analogie macht auch deutlich, dass es nicht ideal ist, wenn wir uns mit ihnen verstricken, sie festhalten, ignorieren oder unterdrücken. Wir sollten ihnen aber auch nicht die Leitung über unser Hotel geben oder Partei für einen Gast gegen andere Gäste ergreifen. Genauso sind alle Empfindungen einfach nur unpersönliche Gäste, die kommen und gehen, und eben nicht **deine** Gefühle. Durch dieses Erkennen wird es möglich, bisher abgelehnten Emotionen jetzt endlich den ersehnten Heilraum im Gefühlshotel zu schenken.

Die Emotionen und Gefühle, die durch eine herausfordernde Situation in deinen inneren Raum gespült werden, sind oft sehr bedürftig, verletzt, verunsichert und blockiert. Sie sehnen sich danach, in der heilenden Liebe deines Gefühlshotels zu baden.

Innerer Frieden stellt sich ein, wenn alle inneren Anteile und Empfindungen einfach da sein dürfen, als Besucher im bewussten inneren Raum.

Die besonders herausfordernden Anteile kannst du innerlich auch gerne bewirten, bekochen und verwöhnen. Sie sind oft massiv unterernährt und freuen sich enorm, endlich die Liebe zu bekommen, die sie so dringend brauchen!

Meditation: Das Gefühlshotel

Die folgende Meditation kannst du anwenden, um in diesem Moment in deinem inneren Hotel allen Gästen liebevoll Raum zu geben. Du kannst sie aber auch immer dann anwenden, wenn sich in deinem Leben intensivere Phasen zeigen, wenn du in herausfordernden Lebenssituationen steckst oder wenn du einfach Lust hast, in deiner inneren Liebe zu baden!

1. *Setze dich in einer Meditationsposition mit aufrechtem Rücken hin. Verankere dich jetzt vollkommen in diesem Moment und in diesem Körper. Nimm mit deiner ganzen Präsenz die aktuellen Sinneserfahrungen deines Körpers wahr. Der Atem, der kommt und geht. Die Wärme, das Pulsieren im Körper. Lasse dir Zeit und erlaube dir, dich mit deiner ganzen wachen Aufmerksamkeit in deinem Körper zu verankern.*
2. *Stelle dir vor, dein Inneres wäre ein liebevolles und wunderschönes Hotel für Gefühle, Emotionen, Bedürfnisse oder andere Gäste. Es spielt keine Rolle, ob du es dir im Detail vorstellen kannst oder es weniger deutlich siehst: Allein die Intention reicht für diesen Prozess aus.*
3. *Erforsche nun, was du in deinem inneren Hotel wahrnimmst. Sind im Moment Gäste da, die du vielleicht bis jetzt noch nicht wirklich erkannt oder begrüßt hast? Forsche offen und interessiert, was du in dir wahrnimmst. Ist da vielleicht eine Enge, eine Leere, eine Trauer, eine Angst, eine Aufregung, eine Sehnsucht oder sonst irgendeine Empfindung? Sei dem Raum, was da ist. Auch wenn scheinbar nichts da ist, kannst du dem Nichts Raum sein. Vielleicht siehst du die Gäste eher bildlich, möglicherweise spürst du sie mehr körperlich. Egal was sich dir zeigt, es gibt kein Richtig oder Falsch.*
4. *Es kann sein, dass jetzt noch weitere Empfindungen oder innere Besucher dazukommen, die du noch nicht wirklich begrüßt und einquartiert hast. Gehe jetzt innerlich auf sie zu, schenke ihnen deine ganze liebevolle und wertfreie Aufmerksamkeit und dein Mitgefühl. Höre*

ihnen zu, wenn sie dir etwas erzählen möchten, gib ihnen Raum und Zeit, um in dir als Gäste wirklich ankommen zu können.

5. *Manche Gäste, vor allem solche, die du bisher eher nicht als Besucher haben wolltest oder die du gar unterdrückt, verleugnet oder weggestoßen hast, brauchen jetzt vielleicht besonders viel Aufmerksamkeit und Zuwendung. Oft haben diese Gäste großen Hunger oder Durst, weil du sie lange nicht versorgt und genährt hast. Dann bereite ihnen ein tolles Menü, bewirte sie, nähre sie, gib ihnen all das, was sie brauchen. Sei deinen inneren Gästen ein fürsorglicher und mitfühlender Gastgeber.*
6. *Wenn während der Meditation Gedanken, Zweifel oder Geschichten auftauchen, kannst du auch diesen Besuchern liebevoll Raum sein und dich ganz gezielt den Empfindungen zuwenden, die diese Gedanken in dir auslösen. Versorge auch diese Empfindungen als aufmerksamer und wärmender Gastgeber.*
7. *Lasse alles in dir so da sein, wie es jetzt ist. Kein Gast muss weggehen, keiner muss bleiben. Lasse alles in dir so passieren, wie es das Leben geschehen lässt. Ermögliche allen inneren Anteilen, die etwas verändern, bewerten oder analysieren wollen, auch einfach als Gäste da sein zu können. Löse dich aus allen inneren Parteinahmen oder Identifikationen. Sei einfach präsent, wach, aufmerksam und interessiert da für alles, was sich in dir zeigen möchte. Du musst nicht verstehen, warum etwas da oder nicht da ist. Es reicht, einfach nur mit allem zu sein, was da ist!*
8. *Vielleicht kannst du spüren, wie jetzt etwas in dir heilt, wenn du diesen inneren Besuchern so liebevoll, nährend und wertfrei begegnest. Kannst du die Liebe spüren, die in dir fließt, wenn du dich innerlich von nichts mehr abtrennst, was in dir zu Besuch ist?*
9. *Erkenne, dass du nicht deine inneren Gäste bist. Du bist nicht die Gefühle, Emotionen, Bedürfnisse oder Gedanken, die in dir auftauchen, Raum einnehmen und irgendwann wieder abreisen. Du bist die unerschütterliche Präsenz, der Raum oder Gastgeber für alle diese Gäste in dir.*
10. *Beende die Meditation, wenn es sich für dich stimmig anfühlt. Das Ziel besteht nicht darin, dass dann bestimmte innere Gäste weg sind,*

sondern vielmehr darin, dass sie alle wirklich da sein dürfen! Es kann aber auch sein, dass sie Lust haben, wieder weiterzuziehen, wenn sie in dir wirklich ankommen konnten.

Das innere Erforschen: Jederzeit die Ebene wechseln

Er musste wohl für einen kurzen Moment vor dem Computer eingenickt sein. Der Blick auf die Uhr zeigte ihm, dass es schon wieder fast zehn Uhr abends war. Er deutete seinen Sekundenschlaf als ein Zeichen, dass er jetzt für heute wirklich Schluss machen sollte. Er streckte sich und holte den Mantel von der Garderobe. Der Gedanke, wie ihn wohl seine Frau nach seinem wiederum sehr späten Erscheinen zu Hause empfangen würde, begleitete ihn auf der Liftfahrt nach unten. Sie hatte ihn heute nicht einmal mehr angerufen, wie sie es früher noch getan hatte. Plötzlich war er wieder da, der wohlbekannte Druck in seiner Brust. Das Klacken der Lifttür riss ihn aus seinen Gedanken. In der Tiefgarage roch es kühl nach Abgasen. Er stieg in sein Auto und fuhr los.

„Fahr jetzt besser nach Hause", hörte er eine zu leise Stimme im Kopf, als er vor seiner Lieblingsbar das Auto parkte.

Aber wie ferngesteuert stieg er aus dem Wagen aus und steuerte schweren Schrittes auf die Bar zu.

Der Drink in seiner Hand schmeckte rau und angenehm kühl. Das Eis in seinem Glas knackte leise, als er es in seiner Hand schwenkte. Seine Frau würde wohl schon schlafen, wenn er nach Hause kam. Warum nur versuchte er ihr ständig auszuweichen, eigentlich liebte er sie doch noch immer? Und dann immer dieser Stress. Was war bloß los mit ihm?

Viele unserer Handlungen haben ihren Ursprung in Emotionen, denen ein bewusster Raum fehlt. Durch diese ungeliebten inneren Besucher werden innerhalb der Matrix in uns automatisch innere Anteile aktiv, die unser Verhalten wesentlich beeinflussen. Diese Anteile könnte man auch als innere Bewegungen oder als Reaktionsmuster bezeichnen und es wirkt sehr befreiend, auch ihnen aus der Bewusstseinskraft des Erforschens zu begegnen. Deshalb werden jetzt neben Gedanken und Empfindungen auch noch alle inneren Anteile in den Heilraum des Bewusstseins eingeladen. Während der Mann im obigen Beispiel halbherzig versucht, seinen Zustand mit dem Verstand zu analysieren, führt das bewusste Erkennen und Erforschen viel tiefer an den wirklichen Ursprung vieler Handlungen. Statt aus den aktuellen inneren Besuchern heraus in die Bar zu flüchten, könnte der Mann die Ebene wechseln und um seine leidvolle Lebenssituation einen bewussten Heilraum entstehen lassen. Als Erstes würde er dann vielleicht erkennen, dass einige Gäste an der inneren Rezeption warten, die er bisher noch nicht wirklich erkannt und begrüßt hat. Gäste wie Traurigkeit, Angst, Einsamkeit, Leere, Enge oder auch Ruhelosigkeit. Er könnte all diesen Gästen, die ihn sowieso schon lange besuchen, endlich einmal ganz bewusst begegnen und ihnen innerlich Raum sein. Vielleicht würde er auch erkennen, dass die Situation in ihm einen verletzten oder traumatisierten Anteil mit intensiven Emotionen aus der Kindheit hervorholt, aus dem heraus er bisher immer geflüchtet ist.

In einem nächsten Schritt könnte der Mann aus unserem Beispiel erforschen, welche Anteile oder inneren Bewegungen aufgrund der aktuellen Gäste in ihm aktiv werden. Dabei würde er wohl auf einen Anteil stoßen, der die Situation automatisch bewertet, basierend darauf auf einen Anteil, der Widerstand gegen die aktuellen Empfindungen leistet, und auf einen Anteil, der flüchten möchte. Vielleicht würde er noch einen weiteren Anteil entdecken, der das Verlangen nach angenehmeren oder ablenkenden Erfahrungen hat, zudem wohl einen analytischen Anteil und fast sicher auch einen Anteil, der mit den aktuellen Gefühlen und Gedanken identifiziert ist. Er könnte alle diese Anteile und vielleicht noch andere in den grenzenlosen Heilraum des Bewusstseins einladen und so lange mit ihnen verweilen, bis Klarheit und innerer Frieden auftauchen.

Dazu könnte er sich innerlich mit der Ebene verbinden, die von allen Erfahrungen und inneren Bewegungen niemals berührt wird, und sich darin tief verankern, um so mit neuer Klarheit bewusst und offen dem Leben und seiner Frau begegnen zu können.

Deine Beziehung zu inneren Anteilen

Wie ist es überhaupt möglich, dass wir Menschen innerhalb der Matrix nicht nur äußere, sondern auch innere Konflikte erfahren? Man könnte die inneren Konflikte durch widersprüchliche innere Anteile erklären, die oft sehr unterschiedliche Ziele verfolgen und uns immer wieder auch zu widersprüchlichen Handlungen bewegen.

Deshalb kann es sein, dass du beim inneren Forschen neben den allgemein bekannten inneren Besuchern wie Gefühlen, Gedanken oder Bedürfnissen auch noch auf bestimmte innere Anteile triffst. Anteile zeigen sich beispielsweise als innere Haltungen und Positionen. Es ist fast so, als ob wir ein ganzes Team aus verschiedenen Teammitgliedern in uns tragen würden, die teilweise sehr unterschiedliche Positionen einnehmen oder einander sogar bekämpfen.

Ein Anteil will vielleicht joggen gehen oder auch einfach raus an die frische Luft, ein anderer Anteil ist aber vielleicht eher träge und möchte sich nicht bewegen. Es kann auch sein, dass du vor allem bei Entscheidungen verschiedene innere Anteile beobachtest. Ein Anteil möchte den aktuellen Job kündigen und etwas Neues suchen, ein anderer hat möglicherweise Angst vor dem Unbekannten und hält am bestehenden Job fest. Im Alltag sind viele Menschen sich oft gar nicht bewusst, dass in ihrer Matrixrealität verschiedene innere Anteile aktiv sind, die nicht die gleichen Ziele verfolgen oder sich sogar gegenseitig sabotieren. Manchmal wird vielleicht ein Anteil aktiv, der einen starken Selbstwert hat, der sich viel zutraut. Gleichzeitig kannst du in dir eventuell auch einen anderen Anteil erkennen, den starke Selbstzweifel plagen, der sich abwertet und kritisiert. Je nachdem, mit welchem Anteil du identifiziert bist, kann sich deine Identität also sehr unterschiedlich stark oder unsicher anfühlen.

Wenn du dich mit einem inneren Anteil, einem Gefühl oder einer Geschichte identifizierst, dann ergreifst du Partei für diesen Anteil in dir und lehnst automatisch andere Anteile ab, die nicht zu dieser aktuellen „Identität“ passen. Oder du erlebst dich als gefangen in einer inneren Position und kannst nicht erkennen, dass es auch noch andere Anteile, Bedürfnisse oder Möglichkeiten in dir gäbe. Je mehr du dich wieder aus der Parteinahme für innere Anteile löst, je klarer du erkennst, was in dir da ist und dass du allem in dir gleichzeitig Raum sein kannst, desto friedlicher und klarer erfährst du dein Dasein.

Wenn sich in dir die Möglichkeit öffnet, wirklich alle inneren Anteile, Gefühle oder Impulse als Gäste zu erfahren, dann musst du dich mit keinem Anteil mehr identifizieren und kannst in deiner wahren Mitte, dem bewussten Raum verweilen.

Angenommen, ein Raum – beispielsweise das Wohnzimmer einer schönen großen Wohnung – würde sich mit dem identifizieren, was in ihm steht oder sich in ihm bewegt. Er würde das Sofa, das dort steht, als „mein“ Sofa bezeichnen, genauso wie die Frau, den Mann und die Kinder, die manchmal im Wohnzimmer sitzen, oder die Lampe und den Teppich. Wenn dieser Raum sich also identifizieren würde, wenn er bestimmte Menschen oder Dinge in sich festhalten und andere weghaben wollte und wenn es ihm schlecht ginge, weil bestimmte Objekte oder Besucher in seinem Raum da oder nicht da wären, dann würde der Raum wohl ein schweres und sehr ausgeliefertes Leben haben. Wenn er aber allem einfach nur Raum wäre, wertfrei und offen, dann könnte kommen und gehen, was wollte, der Raum bliebe davon unberührt und frei.

Sobald es eine Identifikation mit einem inneren Anteil oder einem anderen Besucher gibt, fühlt sich unser Realitätserleben abgetrennt, kompliziert und zumindest unterschwellig auch mangelhaft an. Widersprüchliche innere Anteile führen beispielsweise auch zu Entscheidungsschwierigkeiten, solange sie nicht Einlass in den Heilraum des Bewusstseins finden.

Innerhalb der Matrix sind wir in fast jedem Moment des Lebens mit irgendwelchen inneren Anteilen identifiziert, die wir oft aber nicht bewusst erkennen. Diese inneren Anteile zeigen sich auch als unterschiedliche Reaktionsmuster auf Erfahrungen und sind dadurch Teil des Überlebenssystems der Matrix mit dem Ziel, dem scheinbaren Ich möglichst viel Unangenehmes zu ersparen und Angenehmes zu erhalten. Vor allem aber möchten sie das Ich vor scheinbar unerträglichen Zuständen und Traumen beschützen. Deshalb nehmen sie speziell bei intensiven Emotionen oder Gefühlen so richtig Fahrt auf. Die meisten inneren Anteile verfolgen das Ziel, die Matrix zu erhalten und zu stärken. Innerhalb der Matrix stammen viele unserer Handlungen aus der Identifikation mit mindestens einem inneren Anteil. Deshalb ist ihr Einfluss auf unser Leben in der Matrix enorm bedeutsam. Wenn beispielsweise ein süchtiger Anteil immer wieder unser Handeln steuert, dann kann es spannend sein zu erforschen, welche Empfindungen oder Erfahrungen dieser Anteil zu überdecken oder zu vermeiden versucht. Die verschiedenen inneren Anteile werden durch unsere Identifikation mit ihnen genährt. Sie verlieren in dem Maße an Macht über unser Leben, in dem wir sie zusammen mit den zugehörigen Emotionen bewusst erkennen und im inneren Heilraum ausvibrieren lassen. Das Konzept der inneren Anteile kommt ursprünglich aus dem Focusing und hat den Vorteil, dass es eine nichtidentifizierte Sprache der Präsenz ermöglicht, in der wir nicht mehr davon sprechen, dass ich beispielsweise im Widerstand oder auf der Flucht bin, sondern jeweils nur ein Anteil in mir. Und nicht ich bin süchtig oder verletzt, sondern nur ein Anteil in mir. Allein diese unpersönliche und differenzierte Perspektive ermöglicht einen viel befreiteren Umgang mit allem im Leben.

Natürlich kennt unser wahres Selbst keine scheinbar voneinander abgetrennten inneren Anteile. Sie scheinen nur innerhalb der Matrix zu existieren. Wir können aber allen Anteilen und anderen Besuchern, die wir in uns entdecken, den liebevollen Heilraum des Bewusstseins anbieten, damit sie sich entspannen und wieder ins Ganze einfügen können. Weil alle diese inneren Anteile zum Überlebensprogramm der

Matrix gehören, können sie dann tief heilen, wenn sie nicht mehr ein abgetrenntes Eigenleben in der Dunkelheit führen, sondern im Licht des Bewusstseins wirklich erkannt werden und tief nachnähren können, bis nur noch Verbundenheit bleibt. Wenn die Identifikation mit diesen Anteilen sich zu lösen beginnt, indem wir ihnen voller Mitgefühl Raum sein können, endet auch das Gefühl der inneren Zersplitterung. Unser Handeln kommt dann aus der Einheit des wahren Selbst und unsere inneren Konflikte können sich auflösen. Im Bewusstsein dürfen innere Anteile gleichermaßen da sein und es wird klar erkannt, dass wir für keinen davon Partei ergreifen müssen.

Bewusstsein in die wesentlichsten inneren Anteile bringen

Welche inneren Anteile zeigen sich also in intensiven Lebensphasen am häufigsten? Nun werden sie genauer unter die Bewusstseinslupe genommen. Du wirst bemerken, dass bestimmte Anteile bereits erwähnt wurden, hier sollen sie aber noch umfassender ins Licht des Bewusstseins geholt werden.

Erster innerer Anteil: Bewertung

In fast allen Lebenssituationen wird innerhalb der Matrix automatisch ein Anteil aktiv, der das, was da ist, bewertet, beurteilt und vergleicht. Gleichzeitig ist aus der Sicht des Bewusstseins jede Erfahrung einfach eine Erfahrung und in sich neutral. Der bewertende Anteil sieht das aber nicht so, denn er versieht jede Lebenssituation unmittelbar mit bewertenden Etiketten, die meist auf Konzepten oder früheren Erfahrungen aufbauen. So kann es beispielsweise sein, dass er sagt: „Das ist aber nicht gut, das ist falsch, das ist ungerecht oder krank." Innerhalb der Matrix identifizieren wir uns, ohne es bewusst zu erkennen, automatisch mit dem bewertenden Anteil, was beispielsweise dazu führen kann, dass wir eine Erfahrung als problematisch oder bedrohlich erleben.

Wenn wir mit diesem Anteil identifiziert sind, dann leben wir in einer sehr trennenden Realität voller guter, schlechter, richtiger, falscher, schöner oder hässlicher Erfahrungen. Wenn diese Identifikation sich aufzulösen beginnt, zeigt sich das Leben wieder viel offener und verbundener.

Der bewertende Anteil bezieht sich stets nur auf einen kleinen Ausschnitt aus dem gesamten, viel größeren „Bild“ oder Lebensgeflecht. Auf das, was der Verstand jetzt gerade wahrzunehmen glaubt. Aus der größeren ganzheitlichen Perspektive ist nie etwas nur schlecht oder falsch, sondern einfach nur ein Abschnitt in einem aktuellen Prozess. Welche Geschenke für uns in einer Erfahrung enthalten sind, können wir oft erst viel später erkennen. Vielleicht erweist sich beispielsweise eine Trennung oder der Verlust einer Arbeitsstelle aus einer größeren Perspektive als ein riesiges Geschenk, das die Kraft in sich trägt, uns aus der Matrix unseres gewohnten Überlebensmodus aufzuwecken. Weil wir auf der Ebene des Bewusstseins erkennen, dass wir im Grunde nichts sicher wissen, verliert der bewertende Anteil immer mehr an Bedeutung und Macht über uns Leben.

Die Befreiung aus der Identifikation mit diesem Anteil beginnt, wenn wir ihn in den bedingungslosen Liebesraum des Bewusstseins holen und ihn darin baden lassen.

Zweiter innerer Anteil: Widerstand

Aufbauend auf dem bewertenden Anteil erwacht meist ein weiterer innerer Anteil, der versucht, gegen die unangenehme Empfindung anzukämpfen und sie loszuwerden. Wenn du dich mit dieser inneren Bewegung identifiziert hast, dann spürst du dies beispielsweise an einer Enge in der Brust, an der Schwierigkeit, tief zu atmen, und allgemein an einem sehr eingeschränkten inneren Raum. Das Herz verschließt sich und der Kopf beginnt hektische oder dramatische Gedanken zu produzieren, die oft den Widerstand noch verstärken. Es kann sein, dass dieser Anteil in dir bewirkt, dass sich dein Erleben allgemein verschlossen, abgetrennt oder konfliktreich anfühlt.

So kann beispielsweise Widerstand gegen eine Angst, die in dir zu Besuch ist, ungefähr so klingen:

Ich habe Angst, aber ich will keine Angst haben, ich möchte sie loswerden. Es macht mich wütend, dass diese Angst immer wiederkommt. Was kann ich nur tun, damit sie endlich weggeht und nicht mehr wiederkommt?

Manchmal kann es sein, dass dein System versucht, eine aktuelle Erfahrung dadurch zu bekämpfen, dass sie bei dir selbst oder bei deinem Gegenüber **verneint** oder verleugnet wird. Das klingt dann ungefähr so:

Ich habe keine Angst.

Das ist doch nicht so schlimm, deshalb musst du doch keine Angst haben.

Jetzt sei doch nicht gleich so emotional.

Gegen etwas anzukämpfen, das jetzt sowieso in dir da ist, macht rational gesehen überhaupt keinen Sinn, weil das, was da ist, dadurch ja nicht weggeht. Dennoch sind innerer Widerstand und Kampf ein sehr häufiges Muster, das oft auch unbewusst abläuft, wenn herausfordernde Empfindungen oder Gedanken aktiv werden. Wenn du eine intensive, herausfordernde emotionale Situation genauer erforschst, dann kannst du entdecken, dass Leiden nie mit der aktuellen Erfahrung an sich zu tun hat, sondern stets mit der Bewertung und dem Widerstand, die damit einhergehen. Aber natürlich macht es auch keinen Sinn, gegen den inneren Widerstand selbst anzukämpfen. Deshalb braucht auch dieser Anteil einfach Raum.

Immer dann, wenn du ab jetzt im Alltag erkennst, dass du leidest, kannst du dich dem Anteil in dir zuwenden, der Widerstand gegen eine Empfindung oder Erfahrung leistet, die da ist. Du kannst diesem kämpferischen Anteil in dir Raum geben, ihm mitfühlend zuhören und dich bei ihm bedanken, dass er dich vor allem Unangenehmen beschützen möchte. Darüber hinaus kannst du gleichzeitig auch dem Raum geben, was an Empfindungen da ist, sodass alles genau so da sein darf, wie es sich zeigt.

Dritter innerer Anteil: Flucht

Dieser innere Anteil basiert grundsätzlich auch auf einem Widerstand gegen unangenehme aktuelle Erfahrungen. Allerdings geht dieser Anteil auf eine andere Weise in Aktion, indem er versucht, vor der aktuellen Erfahrung zu flüchten oder nach neuen, angenehmeren Erfahrungen zu suchen. Manchmal zeigt sich der Anteil der Flucht auch als äußerer Angriff oder als Projektion eines Themas auf andere Menschen. So kann es sein, dass die Gedanken die Schuld für die aktuellen Gefühle einem anderen Menschen oder einer Situation im Außen zuschreiben, dein System mit Machtstrategien oder einer Opferhaltung reagiert und du so vielleicht auch andere Menschen mit deinem inneren Beziehungsthema belastest. Der flüchtende Anteil kann noch sehr viele weitere Gesichter annehmen. Er kann sich beispielsweise auch als Schläfrigkeit, Hyperaktivität oder übermäßiges Arbeiten, als Ablenkungshandlung, übermäßiger Konsum, als Suche im Außen oder als Sucht zeigen. Zudem kann er ein Drama erzeugen oder im Selbstmitleid versinken. Sogar das Meditieren kann auf der Ebene der Matrix so verwendet werden, dass es mehr einer Flucht vor dem aktuellen Erleben gleicht als einem inneren Erforschen.

Auch der Anteil in uns, der zu flüchten versucht, braucht den Heilraum des Bewusstseins, sodass sich die Identifikation damit immer mehr lösen und dieser Anteil Zuflucht in der Einheit finden kann.

Vierter innerer Anteil: Verlangen, Begehren, Suchen

Solange wir identifizierte innere Beziehungen leben, solange wir noch nicht wirklich Zugang zur inneren Fülle gefunden haben, ist in uns ein Anteil aktiv, der mehr oder weniger intensiv auf der Suche nach etwas ist, das uns scheinbar fehlt. Zum Leben in der Matrix gehört auch dieser

Aspekt, der sich nach etwas sehnt, der etwas begehrt oder sucht. Das Suchen oder Begehren kann sich auf neue Dinge, auf andere Menschen, eine perfekte Partnerschaft oder auf ein Kind richten. Vielleicht richtet dieser Anteil sein Verlangen auch auf ferne Länder, auf Affären oder auf mehr Geld. Er kann sich aber auch in einem Verlangen nach Bestätigung, Kontrolle oder Macht äußern. Allerdings führt diese Suche nie wirklich zu echter Erfüllung oder überdauerndem Glück, weil sie innerhalb der Matrix für ein vorgestelltes Ich stattfindet.

Oft bietet sich dann, wenn das Leben eine sehr herausfordernde Wendung nimmt, weil die Suche nicht erfolgreich verläuft, eine große Chance, aus dem Hamsterrad des Suchens aufzuwachen. In solchen Momenten beginnen sich die tieferen Sehnsüchte, Bedürfnisse und echten Herzenswünsche deutlicher zu zeigen und uns wird klar, dass wir eigentlich immer nur nach der Verbundenheit oder Erfüllung suchen, die tief in uns jederzeit da ist.

Wenn die Suche zur Sucht wird

Wie die Ähnlichkeit der Wörter „Suche“ und „Sucht“ schon zeigt, liegt auch hinter jeder Sucht eine Suche, beispielsweise eine Suche nach Tiefe, Zuflucht, Zugehörigkeit und echtem Sinn im Leben. Vielleicht sollen uns Süchte auch einfach betäuben, damit wir die leidvollen Emotionen und Gefühle, mit denen wir uns identifiziert haben, nicht mehr spüren müssen. Je tiefer wir im Erwachen wieder Zugang zum grenzenlosen Raum und zu den wahren Bedürfnissen in uns finden, desto größer ist die Wahrscheinlichkeit, dass Süchte nicht mehr benötigt werden und wegfallen. Oft liegen hinter Süchten aber auch ungelöste traumatische Erfahrungen. Deshalb lohnt es sich, sie therapeutisch aufzuarbeiten, um noch umfassender aus den Verstrickungen mit dem süchtigen Anteil aussteigen zu können. Im Erwachen wird immer deutlicher, dass jede Suche nach Heimat oder Zuflucht in der äußeren Welt einerseits die Matrix unterstützt und andererseits höchstens kurzzeitig für Ablenkung oder Befriedigung sorgt. Wirkliche Heimat gibt es nur in deinem wahren Selbst, in deinem inneren präsenten Raum. Egal welche Herausforderungen dein Leben mit sich bringt, der innere Raum bleibt davon stets unberührt. Er ist wie ein wärmender, nährender und heilender Zufluchtsort, in dem du jederzeit beschützt bist, egal wie sehr es draußen stürmt.

Revolution des Bewusstseins: Die Bewusstseinskräfte des Erkennens und Erforschens auf den suchenden Anteil richten

Worin suchst du nach Frieden, Heimat, Zuflucht, Sicherheit oder Glück, wenn es in dir wirklich turbulent wird?

Irgendwo in der äußeren Welt?

In Süchten, Ablenkungen, Konsum, Arbeit oder Medien?

Bei Freunden, deiner Partnerin oder deinem Partner?

Über Vorwürfe, Schuldzuweisungen, Opferhaltung, Anklagen oder Gespräche?

Kannst du dort, wo du suchst, wahre Erfüllung und Verbundenheit finden?

Hast du vielleicht gelernt, deinen inneren Frieden, dein Glück und dein Gefühl von Wert, Zugehörigkeit, Fülle und Stärke von äußeren Faktoren oder anderen Menschen abhängig zu machen?

Fühlst du dich manchmal gefangen, hilflos und ohnmächtig in deiner Suche?

Bist du bereit, die ganze Suche jetzt aufzugeben und deine gesamte Aufmerksamkeit und Energie aus dem Suchen zu dir zurückzuholen?

Vom Suchen zum tiefsten Herzenswunsch

Der bekannte spirituelle Lehrer und Autor Stephen Levine wäre als Kind fast verhungert. Er durfte über zwei Jahre nur Bananenbrei und Magermilch essen. Ein Arzt verschrieb ihm diese sehr strenge Diät aufgrund seiner chronischen Verdauungsprobleme. Immer wieder flehte er darum, bei den anderen mitessen zu dürfen. Erst als die Eltern einen anderen Arzt aufsuchten, stellte dieser fest, dass der Junge aufgrund seiner Diät kurz vor dem Verhungern war. Endlich durfte Stephen wieder normal essen, aber das erlernte Programm des Hungers blieb bestehen. Als junger Mann zeigte sich dies in Form einer starken Drogensucht, der er sich immer mehr ausgeliefert fühlte. Er verkehrte in Kreisen, in denen regelmäßig Freunde an einer Überdosis starben. Eines Abends saß er schweißnass und mit Übelkeit im Bauch, angetrieben von der Sucht, in seinem Auto und wollte möglichst schnell nach Hause kommen, damit er sich einen neuen Schuss setzen konnte. Er hieb mit seinen Fäusten auf das Steuerrad ein, weil eine Ampel zu langsam auf Grün schaltete. In diesem Moment der absoluten Verzweiflung schenkte ihm die Kraft seines Bewusstseins tiefe Erkenntnisse. Ihm wurde absolut klar, dass er auf der Stelle etwas verändern musste, wenn er nicht für den Rest seines Lebens suchtkrank bleiben wollte.

Ihm wurde qualvoll deutlich, dass Heroin zwar den Schmerz abtöten konnte, nicht aber das Leiden. Und er erkannte, dass selbst dieses Wissen nicht ausreichte, um sich aus den Fängen der Sucht zu befreien. Weinend bog er von der Straße ab und blieb lange Zeit dort stehen, den Kopf in den Händen vergraben. Dann hörte er eine liebevolle Stimme, die langsam und ohne das nervöse Drängen seines Körpers die Worte wiederholte:

„Du musst etwas noch stärker wollen als dies, um frei davon zu werden. Du musst wählen zwischen Gott und Heroin!“

In diesem Moment erkannte er tief, dass er nichts mehr wollte, als Klarheit und das Göttliche in sich zu verwirklichen. Nach diesem tiefen Erwachen seiner Bewusstseinskräfte war er frei von der Identifikation mit der Sucht.[5]

Dem suchenden Anteil in dir mit Verbundenheit und Liebe zu begegnen kann tiefe Heilung bewirken. Sobald du mit einem Anteil in dir mitgehst, der die aktuelle Erfahrung loswerden, verändern oder überwinden möchte, geschieht scheinbar Trennung. Sobald er „einhängt“, scheint es wieder ein Ich zu geben, das etwas haben, erreichen oder konsumieren muss.

Aber es gibt kein Ich, das irgendeinen Mangel hätte.

Erlaube dir, dich aus allen Verstrickungen „auszuhängen“ und dich immer tiefer in der Grenzenlosigkeit deines wahren Selbst zu verankern.

Revolution des Bewusstseins: Das Suchen und Süchte heilen

Setze dich mit geschlossenen Augen aufrecht hin. Sei bereit, jetzt innerlich vorbehaltlos allem zu begegnen, was in dir zu Besuch ist.

Verankere dich tief im grenzenlosen Raum deines wahren Selbst, in der Stille hinter allen Gedanken und inneren Bewegungen.

Erlaube dir, Zuflucht in dem grenzenlosen Raum zu nehmen, der du wirklich bist.

Erforsche, was jetzt in dir lebendig ist.

Begegne allem, was da ist, aus dem Raumbewusstsein, vollkommen bedingungslos und unerschütterlich.

Erlaube allen inneren Bewegungsimpulsen, da zu sein, ohne mit einem von ihnen mitzugehen.

Beobachte den Sog der Suche oder der Sucht, bewegungslos und tief verankert in deinem wahren Selbst.

Erforsche jetzt folgende Fragen in dir: Was ist dein tiefster Herzenswunsch? Was willst du stärker als alles andere?

Erkenne tief, dass du der stille und mitfühlende Raum bist, in dem alle inneren Besucher auftauchen, eine Weile bleiben und irgendwann wieder abreisen.

Bleibe innerlich vollkommen unparteiisch und frei.

Sei einfach allem Raum.

Die ganze Suche, alles Wollen und Begehren darf einfach da sein.

Dein wahres Selbst ist davon in keiner Weise berührt.

Es ist ewig still, tief erfüllt, geborgen und sicher.

Verbinde dich bedingungslos mit dem, was da ist – auch mit allem Trennenden und Unangenehmen. Dein innerer Raum ist so weit und grenzenlos, dass alles mühelos darin Platz findet.

Begegne den verzweifelten, hektischen, suchenden Anteilen in dir voller Mitgefühl, aus der bedingungslosen Liebe deines bewussten Seins.

Nichts muss aufhören, weggehen oder sich auflösen.

Du kannst alle diese Impulse jetzt unbewegt beobachten und ihnen tief verankert in deinem wahren Selbst mitfühlend zuhören.

Das, was du wirklich bist, ist vollkommen heil und still.

Fünfter innerer Anteil: Der verletzte Anteil in uns

Bestimmte Situationen oder Erfahrungen können in uns einen verletzten Anteil aktivieren, der meist aus der Kindheit stammt und einige intensive Emotionen im Gepäck hat. Wenn wir mit diesem Anteil identifiziert sind, dann kann es sein, dass wir überreagieren und uns plötzlich enorm bedürftig, klein, abhängig, schuldig oder unsicher fühlen. Wir verhalten uns dann vielleicht trotzig, vorwurfsvoll, beleidigt oder auch aus einer Opferhaltung heraus. Wenn wir dem verletzten Anteil in uns die Führung übergeben, dann entstehen häufig Dramen und weitere Verletzungen in unseren Beziehungen. Diesen Anteil bewusst zu erkennen und in den inneren Heilraum des Bewusstseins zu holen, statt aus ihm heraus zu reagieren, kann sehr viel Heilung und Frieden in unser Leben und in unsere Beziehungen bringen. Denn gerade der verletzte Anteil ist enorm dankbar für das tief heilende Nachnähren im Liebesraum des Bewusstseins.

Sechster innerer Anteil: Kontrollieren und Verstehen

Ein weiterer Anteil in uns ist immer wieder damit beschäftigt, die aktuelle Situation, das innere Empfinden dazu und auch das Verhalten anderer Menschen zu analysieren und zu kategorisieren. Wenn wirklich herausfordernde Emotionen oder Gefühle auftauchen, dann möchte etwas in uns verstehen, warum sie da sind, woher sie kommen, wem die Schuld an ihrem Auftreten zugeschrieben werden kann und was wir tun können, damit sie möglichst rasch wieder weggehen. Bei genauerem Erforschen kann es sein, dass du entdeckst, dass dieser Anteil gerne die Kontrolle über das Leben hätte und dass er sich allgemein vor unkontrollierbaren Gefühlen oder Emotionen fürchtet.

All das darf da sein.

Der analytische, kritische und denkende Anteil ist auch oft mit Zweifeln beschäftigt. Er zweifelt vielleicht an, ob die Inhalte dieses Buches wirklich sinnvoll sind, ob du es richtig verstehst, ob du überhaupt jemals erwachen wirst oder für immer in der Matrix gefangen bleibst. Wenn du dich mit diesem Anteil identifizierst, dann sinkt oder steigt deine Stimmung abhängig davon, wie positiv, kritisch oder vernichtend die Dinge sind, die dieser Anteil dir erzählt. Wenn du auch diesem Anteil aus deinem wahren Selbst, dem liebevoll präsenten Raum heraus begegnest, dann darf er einfach erzählen und du kannst ihm mitfühlend zuhören, ohne dich von den Inhalten seiner Theorien, Erklärungen und Analysen mitziehen zu lassen. Bleibe einfach verankert in deiner inneren Mitte und lasse auch diesen Anteil einfach da sein.

Siebter innerer Anteil: Festhalten und Identifikation

Solange unsere Identität auf Identifikationen aufbaut, ist in uns auch ein Anteil aktiv, der versucht, das festzuhalten, womit wir uns identifiziert haben. Das muss nicht unbedingt etwas Freudvolles sein, denn auch das bekannte Leiden kann unserem Leben scheinbare Sicherheit, Identität und Stabilität verleihen. Natürlich wird der Anteil, der etwas festhalten will, auch dann aktiv, wenn sehr angenehme, freudvolle oder beglückende Empfindungen in dir auftauchen. Allgemein möchte dieser Anteil möglichst das erhalten und festhalten, womit wir uns identifiziert haben, egal ob es einschränkend oder freudvoll ist. Auch auf diesen Anteil musst du nicht einsteigen. Es reicht, ihn innerlich zu begrüßen und ihm den Raum und das Mitgefühl deines bewussten Seins zu schenken.

Die Inder haben eine bewährte Methode, wie sie Affen jagen. Eine Kokosnuss wird ausgehöhlt und man schnitzt eine Öffnung heraus, gerade groß genug, dass die offene Hand des Affen hineinpasst. Dann füllt man die Kokosnuss mit einem attraktiven Köder, zum Beispiel mit einer Banane, und befestigt die Kokosnuss am Boden. Irgendwann wird ein Affe durch die Banane angelockt und streckt seine Hand hinein, um sie herauszuholen. Sobald er die Banane packt und in der Faust hält, kann er seine Hand nicht mehr herausziehen. So bleibt er in der Falle seines Verlangens gefangen. Will er sich davon befreien, müsste er die Faust lösen und den Wunsch nach der Banane oder die Identifikation damit loslassen.

Achter innerer Anteil: Warten, Hoffen

Warteräume sind selten Orte, an denen man längere Zeit, vielleicht sogar Tage, Wochen oder gar Jahre verbringen möchte. Dennoch gibt es immer wieder Menschen, die manchmal auch unbewusst mit einem Anteil identifiziert sind, der lange Zeit auf irgendetwas wartet oder hofft. Auf Entscheidungen anderer Menschen oder darauf, dass jemand endlich mehr Zeit für uns hat. Vielleicht auch darauf, dass bestimmte Gefühle oder Emotionen weggehen oder dass eine unerträgliche Situation sich hoffentlich irgendwann verändert. In diesem Fall ist die innere Bewegung also eher passiv und besteht darin, abzuwarten und auszuhalten. Dieser Anteil hat manchmal schon früh in der Kindheit gelernt, machtlos und ohnmächtig oder hilflos zu sein, weil er kaum Erfahrungen von Selbstwirksamkeit machen konnte. Das Warten oder Hoffen kann auch aus der Angst kommen, wirklich Selbstverantwortung zu übernehmen und das Leben so zu gestalten, wie es sich stimmig anfühlt. Auch dieser Anteil möchte gerne vollkommen wertfrei gesehen und erforscht werden, bis er sich im Heilraum des Bewusstseins entspannen und wieder zur wahren Schöpferkraft zurückfinden kann.

Neunter innerer Anteil: Erstarrung

Vor allem in sehr emotionalen Situationen können wir auch in die Identifikation mit einem Anteil rutschen, der auf bestimmte Situationen oder Emotionen, die in uns auftreten, mit Erstarrung oder Blockiertheit reagiert. Der erstarrte Anteil ist meist nicht handlungsfähig und kann oft nicht sprechen, weil er sich in einer Art Totenstarre befindet. Dabei verliert er auch oft den Bezug zur Körpererfahrung und fühlt sich dann sehr eng oder leer an. Oft hat der erstarrte Anteil einen Zusammenhang mit früheren Traumen und braucht deshalb den heilenden Raum des Bewusstseins und seine liebevolle Zuwendung, um wieder ganz in den Fluss des Lebens aufgenommen zu werden.

Alles in uns ist ein Ausdruck der Einheit und Ganzheit

Es kann gut sein, dass du beim inneren Erforschen noch weitere innere Anteile entdeckst. Dann kannst du sie genauso in den Heilraum des Bewusstseins einladen wie alle anderen inneren Besucher. Die hier genannten Aspekte sind aber sicher schon sehr wesentlich und wenn alle diese Anteile zu einem Thema Zuflucht im Raumbewusstsein finden, kann ein tiefer Heilprozess möglich werden.

Wenn du die Identifikation mit inneren Anteilen tiefer erforschst, wirst du erkennen, dass sie sich manchmal auch ziemlich rasch verschiebt. So kannst du vielleicht zuerst die Identifikation mit einem Anteil beobachten, der sich von der Partnerin oder vom Partner trennen möchte. Dann schickt sie oder er Blumen vorbei und die Identifikation verschiebt sich umgehend auf den Anteil, der an der Beziehung festhalten möchte. Die Identifikation mit inneren Anteilen zeigt sich beispielsweise auch in Aussagen wie „Ich sollte nicht so im Widerstand sein“, „Ich sollte nicht mehr so viel bewerten“, „Ich müsste endlich wieder liebevoller mit meinem Kind oder meinem Partner umgehen“, „Ich sollte dies oder jenes verändern“ oder „Ich muss jetzt wirklich diese Sucht beenden“.

Für die Befreiung aus der Matrix ist es sehr entscheidend zu erkennen, dass solche Aussagen stets aus inneren Anteilen und nicht aus dem wahren Selbst kommen. Wenn wir inneren Anteilen an den Haken gehen, dann verstärken sich meist unsere inneren Konflikte. Es gibt dann beispielsweise zunächst eine Identifikation mit dem Anteil in uns, der etwas verändern möchte und sich scheinbar von der bisherigen Matrix befreit. Aber früher oder später verschiebt sich die Identifikation doch wieder auf denjenigen Anteile, die an einem alten Verhalten festhalten. Erst wenn wir wirklich die Ebene wechseln und einen Heilraum für **alle Anteile und Aspekte** eines Themas eröffnen, kann etwas Tieferes sich wandeln, weil aus dieser Perspektive der Ganzheit eben auch alles da sein darf. Dann findet der Anteil, der beispielsweise genervt oder manipulativ mit dem eigenen Kind umgeht, genauso seinen Platz im Raumbewusstsein wie der Anteil, der dieses Verhalten beenden möchte, oder vielleicht ein weiterer Anteil, der sich mit dem ganzen Thema sehr ohnmächtig, traurig und überfordert fühlt.

Durch ganzheitliches inneres Erforschen die Ebene wechseln

Wenn wir wirklich allem, was in uns zu Besuch ist, offen, bewusst und liebevoll begegnen können, dann sind wir frei!

Die folgende Meditation des inneren Erforschens ist sehr umfassend und eignet sich speziell für sehr emotionale Themen oder Situationen. Sie bezieht alle oben vorgestellten inneren Anteile ein und eröffnet dadurch einen enorm weiten Heil- und Liebesraum in dir. Du kannst sie in allen Lebenssituationen und für sämtliche Lebensthemen nutzen, um die Ebene zu wechseln, damit du dem, was da ist, aus der Kraft des Bewusstseins begegnen kannst. Die Themen, die im Heilraum des Bewusstseins gemeinsam mit allen Empfindungen und inneren Anteilen wirklich da sein dürfen, verlieren ihre Ladung, ihr Leidenspotenzial und letztlich auch ihre Macht über dein Leben.

Die aktuellen Emotionen, Gefühle oder Erfahrungen bilden stets den Startpunkt jedes inneren Erforschens. Auch dann, wenn du in der Matrix einer sehr intensiven Geschichte feststeckst, besteht der erste Schritt zum Aussteigen darin, dass du dich den aktuellen Empfindungen offen, interessiert und mitfühlend zuwendest.

Emotionen können Geschichten im Kopf aktivieren, die nach der Ursache oder eher nach der oder dem Schuldigen für die Emotion suchen. Sobald wir unsere Aufmerksamkeit in diesen Geschichten verloren haben, können wir uns immer mit der Frage zurückholen, was diese Gedanken oder Bilder in uns auslösen, und uns dann wieder voll und ganz den sinnlichen Erfahrungen zuwenden. Solange wir in den Gedanken feststecken, bleiben wir auch in der Matrix gefangen. Erst wenn wir zum grenzenlosen Raum werden, der sowohl Gedanken als auch Empfindungen und andere innere Besucher liebevoll beobachten kann, wird Befreiung möglich.

Beim inneren Erforschen von emotional stark aufgeladenen Themen holen wir also nicht nur die aktuellen Gefühle und Emotionen in den bewussten Heilraum, sondern in einem weiteren Schritt auch die inneren Anteile oder Reaktionsmuster, die in uns durch die aktuelle Situation aktiv werden.

Im Verlauf des hier vorgestellten inneren Erforschens werden Fragen zu den oben beschriebenen inneren Anteilen gestellt, die bei intensiveren Erfahrungen häufig bewusst oder unbewusst zu Besuch sind. Spüre innerlich bei jeder Frage nach, ob es in dir eine Reaktion, ein inneres Erkanntwerden seitens dieses Anteils gibt – dies kann auch sehr subtil oder kaum wahrnehmbar sein. Egal ob du etwas Konkretes spürst oder nicht, bleibe einfach präsent und nimm dir Zeit für alle möglichen Besucher im inneren Raum. Das ist wirklich praktizierte Selbstliebe! Das Erforschen verfolgt kein Ziel und es gibt nichts, was du falsch oder richtig machen könntest. Gehe jeweils dann weiter zur nächsten Frage oder zum nächsten Schritt, wenn du spürst, dass der aktuelle Anteil seinen Raum bekommen hat. Du kannst natürlich jederzeit wieder zu einem vorherigen Anteil zurückkehren, wenn er dich braucht oder dir noch etwas mitteilen möchte.

Meditation: Inneres Erforschen

1. *Ankommen – im Körper verankern*
   Dies ist ein sehr wesentliches Element des inneren Erforschens. Überspringe diesen Schritt nie, denn die inneren Bewegungen nehmen ihren Ursprung in dem, was an Empfindungen oder Erfahrungen im Körper da ist.
   Setze dich bequem hin, am besten in einer Meditationsposition. Verankere dich in diesem Moment und im Körper. Spüre zuerst in deine Füße, deine Beine, deine Hände und Arme, erfahre dann die Lebendigkeit im ganzen Körper. Nimm wahr, wie dein Atem in den Körper ein- und wieder ausströmt. Verweile einige Zeit mit deiner gesamten Aufmerksamkeit beim Atem.
   Verweile präsent während des Einatmens.
   In der Pause zwischen dem Ein- und Ausatmen.
   Erfahre mit deiner gesamten offenen Aufmerksamkeit den Prozess des Ausatmens.
   Bleibe beim Atem, bis sich deine Aufmerksamkeit etwas gesammelt hat und du eine gewisse Ruhe spürst. Wende dich jetzt aufmerksam und interessiert der ersten Frage zu.

2. *Was ist aktuell zu Besuch in dir?*
   Richte die Augen jetzt ganz bewusst in deinen inneren Raum, auf die aktuellen körperlichen Erfahrungen, Empfindungen oder anderen inneren Besucher. Was entdeckst du in dir? Findest du vielleicht Stellen, die sich eng, blockiert oder schmerzhaft anfühlen? Sind aktuell bestimmte Emotionen, Gefühle oder andere Erfahrungen in dir zu Besuch? Nimm interessiert wahr, was da ist, begegne deinen inneren Besuchern mit wertfreier Offenheit und Aufmerksamkeit. Fokussiere nicht auf die Gedanken, sondern erforsche wirklich mit deiner ganzen Aufmerksamkeit den inneren Raum der Erfahrungen. Sollten in diesem Moment sehr intensive Gedanken in dir zu Besuch sein, kannst du mit der Frage „Was löst das, was jetzt gedacht wird, im

Körper aus?" immer wieder zur körperlichen Erfahrung zurückkehren.
Begrüße all das, was in dir jetzt lebendig ist. Sei allen Gefühlen, Anteilen oder Empfindungen jetzt einfach Raum ohne Vorbehalte und Wertungen, interessiert und erforschend.
Vielleicht magst du die aktuellen inneren Besucher benennen und entdeckst in dir Besucher wie Angst, Traurigkeit, Ohnmacht, Verzweiflung, Eifersucht oder Enge? Vielleicht magst du bestimmte Besucher fragen, ob sie dir erzählen möchten, was sie beschäftigt? Dann höre ihnen mitfühlend und liebevoll zu wie eine Mutter und ein Vater ihrem Kind.

3. *Gibt es einen Anteil in dir, der das, was da ist, bewertet?*
   Der Anteil in uns, der alles bewertet, ist ein wesentlicher Aspekt unserer Überlebensmatrix und sehr dankbar, wenn er nicht mehr unser Handeln steuern muss, sondern stattdessen in den Heilraum unseres Bewusstseins eingeladen wird. Deshalb erkenne jetzt einfach, wenn Bewertungen da sind, und schenke ihnen innerlich den Raum deiner bewussten Präsenz.

4. *Gibt es einen Anteil in dir, der das, was da ist, weghaben will?*
   Gerade wenn in uns Gefühle oder Emotionen zu Besuch sind, die wir normalerweise negativ bewerten, ist meistens auch ein Anteil in uns aktiv, der diese Gefühle oder Emotionen weghaben oder loswerden will oder der gegen die aktuellen Empfindungen Widerstand leistet. Indem du jetzt innerlich diesen Anteil auch einlädst, sich zu zeigen, und ihm mitfühlend, offen und interessiert begegnest, machst du den Raum noch weiter und findest so tief Zuflucht in deinem wahren Selbst. Es kann sein, dass sich dieser Anteil, der Widerstand leistet, auf der körperlichen Ebene als Enge oder Atembeschwerden zeigt. Sei dir bewusst, dass gerade auch die Enge den weiten und liebevollen Raum deines Bewusstseins sehr dringend braucht. Egal ob du diesen Anteil im Körper spürst oder nicht, lade ihn einfach ein, auch da sein

zu dürfen. Vielleicht erzählt dir dieser Anteil etwas, vielleicht nicht. Biete ihm einfach den Raum an, da sein zu dürfen.

5. *Gibt es etwas in dir, einen Anteil, der aus der aktuellen Erfahrung flüchten will?*
   Vielleicht findest du in dir auch einen Anteil, der dich vor der aktuellen Erfahrung und vor den Gefühlen, die sie mit sich bringt, bewahren möchte. Dieser Anteil möchte nicht wirklich hier sein, er hat vielleicht Angst vor dem, was da ist oder was sich daraus ergeben könnte. Er flüchtet sich eventuell in Gedanken, Pläne, innere Dramen, Hoffnungen oder Schläfrigkeit oder er sucht nach irgendwelchen Auswegen für das aktuelle Thema. Schenke diesem Anteil auch einfach deinen präsenten und liebevollen Raum. Begegne ihm mitfühlend, offen und interessiert.

6. *Entdeckst du in dir einen Anteil, der etwas begehrt oder sucht?*
   Vielleicht findest du in dir einen Anteil, der sich nach etwas sehnt, der etwas sucht oder begehrt. Manchmal ist es derselbe Anteil, der flüchten möchte, manchmal aber auch ein anderer Anteil, der einfach nur ein starkes Verlangen oder Begehren nach etwas ausdrückt. Vielleicht zeigt er sich als süchtiger Anteil, der ruhelos darauf wartet, seine Sucht ausleben zu können. Ganz egal wie dieser Anteil in dir erscheint, schenke ihm voller Mitgefühl und liebevoller Präsenz den heilenden Raum deines Bewusstseins. Indem auch dieser Anteil in deinem wahren Selbst Zuflucht findet, kann sich dein innerer Raum noch mehr ausweiten – über alle scheinbaren Begrenzungen hinweg.

7. *Ist in dir vielleicht ein verletzter kindlicher Anteil zu Besuch?*
   Findest du in dir einen verletzten Anteil, vielleicht aus deiner Kindheit, der begleitet wird von intensiven Emotionen und von Verhaltensmustern, die sich trotzig, vorwurfsvoll, beleidigt oder auch aus einer Opferhaltung heraus zeigen können? Einen Anteil, der sich

rasch schuldig fühlt, sich schämt oder voller Groll, Ärger oder Wut steckt? Wenn dieser Anteil jetzt in dir zu Besuch ist, dann schenke auch ihm deinen inneren Heilraum, damit er in der bedingungslosen Liebe deines wahren Selbst nachnähren und sich tief rückverbinden kann.

8. *Kannst du einen Anteil finden, der die Situation kontrollieren oder verstehen will?*
   Der Anteil in dir, der kontrollieren oder verstehen möchte, was in dir passiert, hat oft den Impuls, die inneren Abläufe zu analysieren, zu erklären oder auch eine Diagnose zu dem zu stellen, was sich in dir zeigt. Sei auch diesem Anteil liebevoll und voller Mitgefühl Raum, ohne seinen Erklärungen, Konzepten oder Gedanken an den Haken zu gehen.
   Du bist der bewusste und mitfühlende Raum, in dem dieser Anteil und alle anderen Anteile auftauchen, gleichbleiben oder sich verändern. Alles darf genau so da sein, wie es ist, ohne dass du etwas anderes tun müsstest, als präsent zu sein. Und mit jedem inneren Gast, der in den Heilraum aufgenommen wird, wird der innere Raum noch grenzenloser und dein Gefühl der Ganzheit wird immer umfassender.

9. *Ist da vielleicht ein Anteil, der identifiziert ist und der festhalten will?*
   Öffne den Raum jetzt auch für den Anteil, der mit anderen inneren Besuchern identifiziert ist. Einen Anteil, der festhält, was da ist, und so versucht, dein bisheriges Identitätsgefühl – auch wenn es leidvoll ist – aufrechtzuerhalten. Sei auch für diesen Anteil einfach liebevoll Raum und begrüße ihn innerlich, egal ob und wie er sich zeigt.

10. *Gibt es noch weitere Anteile oder Besucher in dir?*
    Vielleicht kannst du einen Anteil finden, der innerlich wie erstarrt und blockiert ist. Oder einen Anteil, der wartet oder hofft. Auch diese Anteile dürfen einfach da sein. Wenn du neben den bisher er-

wähnten Anteilen noch weitere Anteile in dir finden kannst, dann sei auch diesen Besuchern jetzt offen und wertfrei Raum. Vielleicht erkennst du einen Anteil, der schläfrig oder sehr ruhelos wird. Was auch immer noch in dir da sein mag, schenke allem deine mitfühlende und fokussierte Präsenz und die grenzenlose Weite deines wahren Selbst.

11. *Das, was nicht berührt ist*
Richte deine Aufmerksamkeit jetzt auf das aus, was nicht berührt ist von all diesen inneren Reaktionsmustern, nicht berührt von Empfindungen, Gedanken und allen anderen Erfahrungen. Das, was all diesen Anteilen immer Raum ist. Das, was immer schon tief erfüllt, befreit und im Frieden ist.
Dein wahres Selbst.
Vielleicht magst du innerlich einen Schritt zurücktreten von den verschiedenen inneren Anteilen, die irgendwie reagieren oder handeln möchten.
Zurücktreten in das, was diese Anteile erforscht und liebevoll erkennt, in das, was für alle diese inneren Besucher Raum ist. Verankere dich in diesem liebvollen und präsenten Raum selbst, in seiner unermesslichen Weite, Liebe und Stille. Nimm Zuflucht in dem tief heilenden Licht in dir, das nicht berührt wird von allen Empfindungen und Erfahrungen, die auftauchen oder wieder vergehen.
Erlaube dir, einen Schritt zurückzutreten von der Welt der Matrix in das, was diese Welt erfährt und ihr den Raum bietet, sich zu manifestieren.
Verankere dich auf der Ebene in dir, auf der du untrennbar mit allen Lebewesen und Menschen verbunden bist. In deiner inneren Ganzheit und Verbundenheit.
Eins mit der liebevollen Präsenz, der wachen Anwesenheit und dem bewussten Raum, der dein wahres Selbst ist.
Eins mit der großen Stille und der grenzenlosen Liebe.

Bedürfnisse im Heilraum

Innerhalb der Matrix erfahren wir uns vor allem in Beziehungen immer wieder als sehr bedürftig. Bei vielen dieser Bedürfnisse handelt es sich um Ego- oder Ersatzbedürfnisse, die aus der identifizierten Wahrnehmung rund um das scheinbare Ich stammen. Dazu gehören beispielsweise die Bedürfnisse, recht zu haben, einen Schuldigen zu finden, sich über andere zu erheben oder jemand zu sein, sowie die Bedürfnisse nach Kontrolle, Anerkennung, Besitz, Abgrenzung, Sicherheit oder Zugehörigkeit für das scheinbare Ich. Für alle diese Ersatzbedürfnisse gibt es keine wirkliche Erfüllung, sondern höchstens kurzzeitige Befriedigung. Hinzu kommen auch noch körperliche Bedürfnisse nach Essen, Trinken, Schutz, Schlafen oder Sexualität.

Wenn die Identifikationen wegfallen, lösen sich auch die Egobedürfnisse immer mehr auf. Im Erwachen eröffnet sich uns die Möglichkeit, aktuellen Egobedürfnissen innerlich genauso Raum zu sein wie allen anderen Besuchern. Wenn Bedürfnisse bewusst Raum bekommen, kann dies oft schon enorm viel entspannen. Dies gilt auch für die Bedürfnisse von anderen Menschen und Kindern. Wenn wir mit unerfüllten Bedürfnissen identifiziert sind, erzeugt dies oft eine leidvolle innere Verengung. Wir leiden dann aber nicht an den unerfüllten Bedürfnissen, sondern an dieser inneren Verengung und den damit verbundenen Gedanken. Grundsätzlich sind alle Bedürfnisse in sich vollkommen neutral und dürfen einfach da sein. Deshalb macht es Sinn, allen Bedürfnissen einfach Raum zu sein, statt sie zu verneinen oder zu bewerten.

Im Erwachen eröffnet sich uns zudem ein Zugang zu tiefen Herzenswünschen, die aus der Verbundenheit mit allem Leben kommen und weit über die Egobedürfnisse hinausgehen. Dazu gehört beispielsweise der Wunsch, die innere Fülle, Klarheit und Liebe teilen zu wollen. Solche Herzenswünsche kann man kaum mehr als Bedürfnisse bezeichnen, weil das Wort „Bedürfnis" eine Art von Bedürftigkeit voraussetzt. Im wahren Selbst fällt zwar die Identifikation mit Bedürfnissen weg, aber solange wir diese körperliche Erfahrung machen, werden weiterhin körperliche Bedürfnisse als Besucher in uns auftauchen. Unser Umgang damit wird aber viel entspannter, weil es eine innerliche Grundsättigung gibt, die uns auch jedes Bedürfnis weniger existenziell erfahren lässt.

Rückverbindung

Wenn du allen inneren Anteilen, allen Gefühlen, Emotionen und Bedürfnissen gleichermaßen mit bewusster Offenheit, Mitgefühl und frei von Identifikation begegnest, dann kann sich die Verbundenheit mit allem Leben in jedem Moment des Lebens, in jeder Erfahrung und jeder Empfindung zeigen. Wenn die Dinge, Menschen und Erfahrungen nicht mehr für die Erhaltung und Stabilisierung deiner Scheinidentität zuständig sind, dann können sie frei durch dich hindurchfließen. Erst wenn es nicht mehr ihre Aufgabe ist, dein Dasein zu erfüllen, dich glücklich, ganz oder frei zu machen, kannst du sie wirklich genießen und dich darüber freuen.

Wenn du dich im bewussten, liebevollen Raum verankerst, der du bist, wenn du dem Leben aus der Perspektive deines wahren Selbst begegnest, dann muss nichts mehr bleiben oder weggehen und es gibt kein Falsch, Schlecht, Wichtig oder Besser mehr. Alles ist, wie es ist. Die Welt, die anderen Menschen müssen dir nichts mehr geben, weil du eins bist mit der unaussprechlichen Fülle und Liebe deiner wahren Identität.

Vielleicht sagt dein Verstand, dass das ja schön und gut klingt, dass du aber diese Fülle, dieses Licht und diese Liebe in dir nicht oder nur sehr selten spüren kannst. Sei dir bewusst, dass dich einzig Identifikationen, innere Verstrickungen, von dieser Erfahrung abhalten können. Das Licht, die Liebe und die Fülle sind immer gleichermaßen in dir da, auch wenn die Sonne an deinem inneren Himmel noch durch scheinbar persönliche Wolken verdeckt wird, und du kannst in diesem Augenblick die Ebene wechseln, den inneren Wolken liebevoll Raum sein und dich bewusst auf deine innere Sonne ausrichten.

Revolution des Bewusstseins: Gastgeberbewusstsein für innere Besucher

Ich blicke nach innen, um mit dem in Beziehung zu treten, was in diesem Moment in mir da ist.

Hallo, ihr lieben Besucherinnen und Besucher!

Es tut mir leid, wenn ich einmal kurz oder auch länger vergessen habe, dass ich euer Gastgeber bin.

Ich bin jetzt da und möchte mit euch Kontakt aufnehmen.

Wie geht es euch in mir?

Gerne könnt ihr mit mir sprechen, ich lausche interessiert euren Worten und Wünschen!

Habt ihr genügend Raum, Aufmerksamkeit, Präsenz und Mitgefühl?

Habt ihr Wünsche, Bedürfnisse oder Botschaften an mich?

Wenn ihr mehr Raum braucht, dann bin ich euch gerne Raum.

Wenn ihr mehr Aufmerksamkeit und Mitgefühl wünscht, dann höre ich euch gerne richtig zu.

Wenn ihr euch mehr von meiner Präsenz erhofft, dann bin ich jetzt mit meiner ungeteilten Aufmerksamkeit da.

Vielleicht habt ihr Hunger oder Durst. Ich bewirte euch voller Liebe mit allem, was ihr euch wünscht.

Vielleicht braucht ihr Nähe, Geborgenheit und Liebe? Dann kuschelt euch ein in den liebenden Raum meines Bewusstseins!

Ich bin der bewusste Raum, in dem ihr zu Besuch seid.

Es soll euch in mir an nichts fehlen. Meine Gastfreundschaft und meine Liebe sind so grenzenlos wie mein innerer Raum und meine innere Fülle. Wie wunderbar, jetzt euch allen ein warmes und liebevolles Daheim anbieten zu dürfen! Danke!

Ganzheitliches Erforschen für Lebensthemen – die innere Gesamtschau

Ich bin der Heilraum für die alte Welt in mir, die ausvibrieren möchte.

In diesem Schritt weiten wir den Heilraum auch auf komplexe Lebenssituationen wie beispielsweise Beziehungsprobleme, gesundheitliche Herausforderungen oder Entscheidungsschwierigkeiten aus. Im Prozess des Erwachens sind alle deine Herausforderungen innerhalb der Matrix immer auch Einladungen, um noch tiefer zu heilen und dein Bewusstseinspotenzial zu verwirklichen. Wir schließen dabei alles in den Heilprozess mit ein: Gedanken, Empfindungen, innere Anteile und sämtliche Aspekte eines Themas, sämtliche Organe oder Bereiche unseres Körpers und auch alle beteiligten Personen. So kann jede Lebenssituation und jedes herausfordernde Thema zu einer Einladung werden, dich noch tiefer in deinem wahren, bewussten Sein zu verankern. Ab sofort kannst du die Revolution des Bewusstseins in sämtliche Lebensthemen, Gefühle, Situationen oder Anteile fließen lassen, anstatt mit den üblichen Handlungen, Lösungsversuchen, Ausweichstrategien, Dramen oder Kämpfen darauf zu reagieren.

In wirklich jedem Moment, in dem du leidest, dich abgetrennt, blockiert oder gefangen fühlst, kannst du die Ebene wechseln und auch scheinbar komplexe Themen oder Situationen in den inneren Heilraum deines Bewusstseins holen. Sämtliche Lebensthemen oder Situationen im Außen, die sich für uns leidvoll anfühlen, ziehen ihre Kraft aus unserer inneren Verwirrung und Verstrickung. Wenn wir in uns selbst eine getrennte, konfliktreiche und verstrickte Realität erschaffen, zeigt sie sich auch im Außen. Man könnte auch sagen, dass wir durch unsere unpersönliche Schöpferkraft aufgrund unerforschter innerer Konflikte oder Anteile den natürlichen Fluss des Lebens und der Fülle blockieren. Themen können dann wieder in den Fluss des Lebens zurückfließen, wenn sie in ihrer Ganzheit, also mit allen Aspekten, Empfindungen und inneren Anteilen, im inneren Bewusstseinsraum erkannt und mit Liebe überflutet werden. Solange wir noch mit einem Anteil identifiziert sind, der eine Situation verändern oder loswerden will, trägt unsere Schöpferkraft zu ihrem Fortbestehen bei.

Ein Problem kann nur dann weiter bestehen, wenn du es noch mit der Kraft deiner Aufmerksamkeit und mit inneren Bewegungen nährst.

Wenn sich unsere inneren Verstrickungen zu einem Thema neutralisieren, wenn sie ausvibrieren, dann löst sich die magnetische Kraft zu diesem Thema in uns auf und aus dem Feld der unendlichen Möglichkeiten können ganz mühelos wieder andere Varianten in unser Leben fließen.

Wesentlich ist, dass wir möglichst alle Aspekte eines Themas innerlich versammeln und in den Heilraum des Bewusstseins einladen, damit sie alle in der Liebe und Präsenz des bewussten Heilraums baden können. Wir erlauben uns, auch den Anteilen Heilraum zu sein, die für das Ego scheinbar peinlich oder wenig ehrenvoll sind. Bewusstsein ist vollkommen ehrlich und schonungslos – wirklich alles darf gleichermaßen da sein.

Sobald wir ein Thema derart offen und unvoreingenommen in den Forschungsraum des Bewusstseins einladen, zeigen sich erstaunlich viele Aspekte, die dann alle in den Heilraum des Bewusstseins kommen dürfen.

Wenn wir beispielsweise einem Mangel an Geld in unserem Leben mit Raumbewusstsein begegnen, dann entdecken wir möglicherweise als Erstes eine innere Enge und eine lähmende Angst, zu wenig zu haben, die dringend Raum brauchen. Dann wird vielleicht ein Anteil entdeckt, der gegen diese Empfindungen Widerstand leistet, der sie und die unangenehme Situation unbedingt weghaben will. Eventuell taucht auch noch ein Anteil auf, der flüchten oder irgendeiner Sucht folgen möchte, um den Gefühlen zu entkommen. Vielleicht begegnen wir auch einem inneren

Impuls, über die Situation nachzudenken und aktiv etwas zu tun, um sie zu verändern, einem Anteil, der sich allgemein mangelhaft und unsicher fühlt, der vielleicht sogar verzweifelt ist, weil der Mangelzustand schon so lange anhält, oder einem Anteil, der nicht glaubt, dass sich noch etwas ändern könnte. Einer Stimme, die sagt, dass es nicht gut ist, Angst zu haben, weil das den Mangel ja erst anziehen könnte, oder einem Anteil, der vollkommen im Vertrauen und in der Gewissheit ruht, dass alles genau so passiert, wie es sein muss. Vielleicht sind aber auch noch ganz andere oder weitere innere Besucher da.

Wenn wir den inneren Bewusstseinsraum für ein Thema öffnen, indem wir alle inneren Anteile, Gefühle und Bewegungsabsichten mit echtem Interesse einladen und schonungslos erforschen, dann wird es mit der Zeit ruhiger. Je mehr wir uns erlauben, immer weiter zu forschen, nach innen zu lauschen und alle Aspekte zu einem Thema ins Licht zu holen, desto mehr Klarheit, innerer Frieden und Freiheit kehren ein.

Ganzheitliches Erforschen eines Themas

Um möglichst alle Aspekte eines Themas in den inneren Heilraum zu holen, kann es Sinn machen, zuerst ganz frei alle Aspekte aufzuschreiben, die dazu auftauchen, um so eine Art Gesamtschau zu erarbeiten. Die folgenden Fragen können dabei hilfreich sein:

- *Welche Überzeugungen oder Bewertungen kannst du zu dem Thema bei dir beobachten?*
- *Welche trennenden Muster oder Verhaltensweisen gab es bis jetzt bei dir, damit sich dieses Thema so zeigen konnte?*
- *Zu welchen Punkten warst du bisher innerlich noch nicht klar, sodass sie sich auch im Außen spiegeln?*
- *Wenn du jetzt darauf vertraust, dass dieses Thema dir ein Feedback für noch mehr Klarheit und Befreiung schenkt, was will dir das Thema mitteilen?*

- *Welche Gefühle oder Emotionen sind zu dem Thema in dir zu Besuch?*
- *Welche inneren Anteile werden bei dem Thema in dir aktiv?*
- *Welche anderen Menschen sind vielleicht am Thema beteiligt?*
- *Gibt es Körperteile oder Organe, die zu dem Thema in den Heilraum eingeladen werden sollten?*
- *Welche scheinbar peinlichen oder wenig rühmlichen Aspekte gehören vielleicht zum Thema?*

Alle diese Erkenntnisse kannst du jetzt durch die Meditation des ganzheitlichen Erforschens in den Heilraum des Bewusstseins holen.

Meditation: Ganzheitliches Erforschen

1. *Dich im jetzigen Moment verankern*
   Setze dich aufrecht und mit geschlossenen Augen hin. Komme ganz im jetzigen Moment an. Verankere dich mit deiner vollen Präsenz in der aktuellen körperlichen Erfahrung.

2. *Innere Besucher erkennen*
   Was ist aktuell zu Besuch in dir, welche Gedanken oder Empfindungen kannst du beobachten? Wenn deine Aufmerksamkeit in Gedanken gefangen ist, kannst du sie jetzt bewusst davon abziehen und auf das Empfinden im Körper richten. Gibt es vielleicht körperliche Anspannung, Enge oder Druckgefühle? Sind da noch andere Gefühle, Emotionen oder innere Anteile?

3. *Verbindung zu dem herstellen, was da ist*
   Begegne jetzt wertfrei, interessiert und offen dem, was da ist oder was sich dir zeigt, ganz egal was es ist. Nutze die Sprache der Präsenz: „Ein Anteil oder etwas in mir …“. Schau dem, was da ist, in die Augen und lächle ihm innerlich zu. Sehr intensive Emotionen kannst du dir als Feuer visualisieren. Setze dich mitten in dieses Feuer und lasse

dein Ich darin verbrennen. Erkenne, ob du mit bestimmten inneren Besuchern bisher vielleicht noch identifiziert oder verstrickt warst.

4. *Den Heilraum eröffnen*
   Tritt jetzt innerlich einen Schritt aus allen Verstrickungen und Identifikationen zurück und werde gleichzeitig zu einem unendlich kraftvollen Heilraum voller Licht, der die aktuellen Erfahrungen oder inneren Besucher umgibt. Tritt heraus aus der scheinbar persönlichen Geschichte sowie aus allen Verstrickungen und verankere dich in deinem wahren Selbst, dem bewussten Raum. Sei allen inneren Besuchern ein liebevoller Gastgeber. Erkenne: Alle Besucher sind unpersönlich.

5. *Den Heilraum auf das ganze Thema ausweiten*
   Lade jetzt alle weiteren inneren Anteile oder Empfindungen, die zu dem Thema gehören, in deinen Heilraum des Bewusstseins ein. Hole wirklich sämtliche Aspekte der Gesamtschau dazu. Vielleicht möchten durch das Thema noch Ängste, kritische Anteile, Zweifel, Leere, ein absolutes Nichtwissen, Ohnmacht oder andere Besucher heilen. Sei allem, was sich zeigt, gleichermaßen offen, interessiert und liebevoll Raum. Verstecke auch scheinbar peinliche Anteile nicht mehr – hole alles ans Licht. Erkenne: Nichts ist persönlich! Alles darf da sein, nichts muss sich verändern!

6. *Weitere mögliche Anteile*
   Du kannst jetzt auch die typischen inneren Anteile oder Bewegungen in den Heilraum einladen.
   - *Gibt es einen Anteil, der das, was da ist, weghaben will (Widerstand)?*
   - *Gibt es einen Anteil, der flüchten möchte?*
   - *Einen Anteil, der etwas begehrt oder sucht?*
   - *Gibt es einen Anteil, der kontrollieren und verstehen möchte?*
   - *Einen Anteil, der sich identifiziert und der festhalten will?*

- *Einen verletzten Anteil voller Wut, Trauer oder Schuldgefühle?*
- *Findest du noch weitere Anteile?*

7. *Bewegungslos allem Raum sein*
Was auch immer sich zeigt oder nicht zeigt, darf einfach da sein. Dein wahres Selbst wird von allen diesen Besuchern nie berührt. Du musst keinem inneren Anteil mehr folgen. Bleibe einfach hier, präsent und allem Raum, was sich zeigen möchte.

6
Erwachen zum Schmetterlingsbewusstsein – Die große Revolution des Bewusstseins

Das Erwachen des großen indischen Meisters Ramana Maharshi begann auf äußerst ungewöhnliche Weise. Eine intensive und enorm tiefgreifende Sterbeerfahrung veränderte als erst Sechzehnjähriger sein gesamtes Leben und Dasein. Vor dieser Krise hatte er kein spürbares Interesse an seinem wahren Selbst, aber durch diese Erfahrung veränderte sich alles.

An diesem Tag saß er in seinem Zimmer, als er mit einem Mal von einer plötzlichen und sehr starken Todesangst erschüttert wurde. Obwohl er völlig gesund war und es auch sonst keinen äußeren Anlass dafür gab, war ihm plötzlich vollkommen bewusst, dass er jetzt sterben würde. Der Schock der Todesangst lenkte seine Aufmerksamkeit nach innen. Sein Bewusstsein begann tief zu erforschen, was es bedeutete, wenn jetzt der Todeszeitpunkt gekommen war. Die Frage „Was ist es, das stirbt?" tauchte in ihm auf und gleichzeitig das Erkennen, dass einzig dieser Körper stirbt. Er begann die Todesszene möglichst real nachzuspielen, indem er seine Glieder steif werden ließ, als hätte die Todesstarre eingesetzt. Er spielte eine Leiche, hielt den Atem an und presste seine Lippen zusammen, sodass er keinen Laut mehr von sich geben konnte. Er erkannte, dass dieser tote Körper steif zum Verbrennungsplatz getragen werden würde, wo von ihm nach dem Verbrennen nur noch Asche übrig blieb. Tief erweckende Fragen flossen durch sein Bewusstsein.

Aber bin auch „ich“ mit dem Körper gestorben? Ist dieser Körper „ich?“

Ihm wurde bewusst, dass seine Präsenz unabhängig vom Körper weiterlebte, und er erkannte tief, dass sein wahres Sein vom Tod des Körpers nicht berührt werden konnte. Dieses Erkennen ging weit über den Verstand hinaus und traf ihn wie ein Blitz als eine unmittelbare, lebendige Wahrheit. Ihm wurde bewusst, dass dieses wahre Selbst, das auch nach dem Tod des Körpers blieb, etwas äußerst Wirkliches oder sogar das einzig Wirkliche war. Seine Todesangst war durch das tiefe Erkennen seines unsterblichen Selbst vollkommen verschwunden und ihm wurde klar, dass sein Selbst die Grundnote war, die allen anderen Noten beispielsweise in Form von Gedanken zugrunde lag. Egal womit sein Körper fortan beschäftigt war, blieb er immer auf dieses unsterbliche Ich konzentriert.

Die von ihm inspirierte Praxis der Selbsterforschung hat schon viele Erwachende darin unterstützt, aus der Matrix des Ichs auszusteigen und ihre Bewusstseinskräfte zu entfalten.

Revolution des Bewusstseins: Selbsterforschung

Setze dich mit geschlossenen Augen aufrecht hin und stelle beispielsweise folgende Fragen in deinen inneren Raum, ohne sie mit dem Verstand beantworten zu wollen. Lasse diese Fragen einfach voller Präsenz in dir wirken:

Wer denkt?
Wer hört?
Wer stellt sich diese Fragen?
Wer wurde geboren?
Wer stirbt?

Erwachen als natürlicher Entwicklungsschritt

Erwachen ist nichts Abgehobenes, Esoterisches oder etwas, an das man glauben müsste. Denn wenn ein Mensch erwacht, dann kann man ganz mühelos und auch über wissenschaftliche Forschungen belegen, dass sich seine Wahrnehmung, seine Lebenshaltung und auch seine Beziehungen wirklich tiefgreifend verändern. Diese „Früchte" des Erwachens sind für Menschen im Umfeld deutlich erkennbar und wahrscheinlich kennen fast alle mindestens eine Person, bei der eine solche Transformation des Bewusstseins und des Wertesystems geschieht. Erwachen verändert die Werte eines Menschen oft vollkommen, es schenkt uns mehr Ausgeglichenheit, Lebensfreude, Humor oder Vertrauen. In Kapitel 7, „Merkmale des Erwachens", wird noch genauer beleuchtet, was sich während dieses Prozesses konkret alles verändern kann.

Unsere westliche Kultur, die sich in der Hoffnung, das Leben zu kontrollieren, so sehr mit Wissen identifiziert hat, kennt noch immer kaum wirklich hilfreiche und unterstützende Möglichkeiten, um mit dem inneren Transformationsprozess des Erwachens liebevoll und bewusst umzugehen. Aber immer mehr Menschen befinden sich mitten im Verpuppungsprozess oder haben schon Zugang zum Schmetterlingsbewusstsein. Das Menschenbild der herkömmlichen Psychologie und Medizin erlaubt sich erst sehr zögerlich, den Menschen als Bewusstsein zu sehen, das eine körperliche Erfahrung macht und das tiefe Prozesse des Erwachens durchleben kann. Viele Wissenschaftler, Psychologen oder Therapeuten leben oft selbst noch sehr identifiziert und stecken dadurch in einer Matrix fest, die alles, was darüber hinausgeht, als bedrohlich erscheinen lässt. Deshalb fällt es allgemein vielen Menschen so schwer, das unglaubliche Befreiungspotenzial im aktuellen Wandel zu erkennen. Es ist klar, dass ein grundlegender innerer Wandel auch sehr viele Ängste und Unsicherheiten auslösen kann, weil alle bisherigen Scheinsicherheiten wegzufallen beginnen und sich noch kaum eine neue Perspektive zeigt. Aber ich gehe davon aus, dass es sich beim Erwachen um einen universellen Prozess oder einen natürlichen Entwicklungsschritt handelt, den jeder Mensch irgendwann durchlebt, wenn die Zeit dazu reif ist. Das Bewusstseinspotenzial ist in uns allen gleichermaßen angelegt und kann jederzeit erwachen. In unserer Kultur gehören bisher Entwicklungsschritte wie Pubertät, Schwangerschaft oder Geburt, das Alter sowie auch der Tod zum üblichen Sprachgebrauch. Es wäre jetzt an der Zeit, dass wir auch das Erwachen als eine reale und wesentliche Entwicklungsmöglichkeit aller Menschen in den alltäglichen Wortschatz aufnehmen.

Je bewusster wir werden, umso klarer wird erkannt, dass wir nicht Opfer der Umstände sind und dass die Art und Weise, wie wir uns selbst, die Welt oder andere Menschen wahrnehmen, nicht in Stein gemeißelt ist. Alles, was wir bisher als selbstverständlich, sicher, normal oder vernünftig angesehen haben, erweist sich bei genauerer Betrachtung als erlernt und kann sich deshalb jederzeit verändern. Uns wird bewusst, dass unsere wahren Probleme nicht dort draußen liegen und dass nicht unsere Lebensumstände oder Partner an unserer inneren Enge und dem scheinbaren Abgetrenntsein schuld sind.

Wenn wir mit neuen, wirklich bewussten Augen auf unser Leben blicken, dann erfahren wir alles vollkommen anders, ohne dass sich an den Umständen selbst etwas verändert hätte. Wir erkennen, dass die wesentlichste Veränderung darin besteht, unser gesamtes Leben aus der neuen Ebene des Bewusstseins zu erfahren.

Die große Müdigkeit

Das bewusste Erkennen der Vergänglichkeit aller Dinge – auch der eigenen körperlichen Erfahrung – kann den Wunsch, jetzt wirklich unser wahres Potenzial zu leben, enorm verstärken.

Solange wir vollständig mit der Matrix unserer Ich-Geschichte identifiziert sind, gibt es keine Möglichkeit, die scheinbare Realität, in der wir als Ich leben, zu reflektieren, infrage zu stellen oder gar zu erforschen. So lange gibt es nur diese scheinbare Normalität und wir gehen selbstverständlich davon aus, dass das Leben einfach so ist. Vor dem Erwachen des Bewusstseinspotenzials erachten wir es auch als normal, immer wieder mit dem Anteil in uns identifiziert zu sein, der nach neuen Dingen, nach einer anderen Partnerschaft, angenehmeren Gefühlen, Informationen, Bestätigung, mehr Erfolg oder vielen anderen Dingen sucht. Wir sind hauptsächlich damit beschäftigt, das Leben für das scheinbare Ich noch perfekter, kontrollierter und erfolgreicher zu gestalten.

Irgendwann aber geschieht ein erster Blick hinter die Kulissen. Ein mehr oder weniger kraftvoller Lichtstrahl des Bewusstseins lässt deine bisherigen Reaktions- und Überlebensprogramme ins Wanken geraten. Die erkennende Kraft deines Bewusstseins wird stärker, die Identifikationen lockern sich und in dir eröffnet sich die Möglichkeit zu erkennen, dass es noch viel mehr gibt als das, was du bisher so selbstverständlich als einzige Realität angesehen hast. Bewusstsein wirkt wie ein inneres Licht, das dich immer klarer erkennen lässt, was bisher in der Dunkelheit des Unbewussten abgelaufen ist. Die so erkannten und erforschten Überlebensprogramme, leidvollen Gewohnheiten und Muster können nicht mehr weiter unerkannt dein Leben steuern. Wenn die Bewusstseinskraft in dir erwacht, können zudem einige der folgenden Aspekte ans Licht kommen:

- eine große Müdigkeit vom Kampf mit dem Leben, von der ständigen Suche sowie dem Druck, immer wieder etwas werden oder erreichen zu müssen
- die Erkenntnis, dass dir das Vertrauen ins Leben schon lange abhandengekommen ist
- eine Oberflächlichkeit oder Leere deiner Beziehungen sowie deines Lebens
- dass du oft wie ferngesteuert und ohne echte Freude deine Pflichten erfüllst und funktionierst

- die Erkenntnis, dass du dich als innerlich dumpf, leer oder auch abgetrennt von den wahren Bedürfnissen und Gefühlen erlebst
- dass du bisher wenig erfüllende Beziehungen lebst, die belastet sind von trennenden Mustern, Dramen oder Schutzprogrammen
- das Erkennen, dass du bisher nicht wirklich gelebt, geliebt und gefühlt hast, weil sich alles um die Ersatzbedürfnisse des scheinbaren Ichs gedreht hat
- dass dein Leben bisher mehr auf Angstvermeidung aufgebaut war als auf Lebensfreude und innerer Motivation
- die Erkenntnis, dass du für andere Menschen stets eine Rolle gespielt und sehr viel geleistet hast in der Hoffnung, dafür geliebt, anerkannt und wertgeschätzt zu werden
- dass dein Leben bisher nicht wirklich echt war, ähnlich einer Fassadenstadt in alten Westernfilmen
- die Einsicht, dass du deine wahren Bedürfnisse, Gefühle und Herzensimpulse kaum spürst, weil die Verbindung dazu jahrelang überdeckt war
- das Erkennen, dass sich dein bisheriges Leben oft nicht um wesentliche Dinge, sondern um Egokram gedreht hat
- die Erkenntnis, dass jeder neue Kauf, das erneute Streben nach Erfolg im Außen oder das Anhäufen von Besitz, Geld oder Wissen für das Glück wertlos sind
- dass das Leben in diesem Körper endlich ist und dass es schon heute oder morgen vorbei sein könnte
- die Erkenntnis, in engen Vorstellungen vom Leben, Minderwertigkeitskomplexen, Süchten oder einem ständigen Leistungsstreben festzustecken
- dass du bisher nicht dein wahres Potenzial gelebt und deine immense innere Kraft hinter der Ich-Rolle versteckt hast

Wenn diese oder ähnliche Erkenntnisse ins Bewusstsein treten, dann führt dies bei vielen Menschen zunächst zu einer Krise der bisherigen Lebensmatrix, in der alles Bisherige infrage gestellt wird, was beim scheinbaren Ich starke Unsicherheit, Ängste und auch Hoffnungslosigkeit auslösen kann. Eine solche Krise kann gleichzeitig aber auch der Startschuss für ein tiefes Erwachen sein.

Selbstreflexion

Was sind oder waren bei dir die wesentlichsten Auslöser für den Wandel? Welche Sehnsüchte treiben dich vor allem an?

Der Beginn des Erwachens

Das Bewusstseinspotenzial erwacht dann, wenn die Zeit dafür reif ist. Genauso, wie eine Blume erblüht, wenn sie bereit ist, oder eine Raupe sich dann verpuppt, wenn der Zeitpunkt gekommen ist.

Erwachen ist also nichts, was wir tun oder steuern können. Es geschieht einfach, genauso wie das Aufwachen aus dem Tiefschlaf keine persönliche Leistung darstellt. So gesehen ist für das Erwachen unseres Bewusstseinspotenzials nicht unbedingt ein äußerer Impuls nötig. Aber dennoch findet das Leben unzählige Möglichkeiten und Wege, um deine bisherige Art, ihm zu begegnen, tief zu erschüttern. Manchmal reicht eine gezielte Frage, eine echte, tiefe Begegnung, ein wirklich umfassendes Erkennen der Schönheit der Natur, eine Geburt oder ein Verlust. Manchmal wird unsere Verpuppung auch durch ein Kinderlachen, einen tief erschütternden Schmerz oder eine Erfahrung von bedingungsloser Liebe und Akzeptanz angestoßen.

In manchen Menschen erwachen die Bewusstseinskräfte eher langsam und stetig, vielleicht auch in scheinbar verschiedenen Etappen oder Stufen. Andere Menschen haben ein oder mehrere einschneidende Ereignisse im Leben, in denen das Licht des Bewusstseins ihr Dasein tiefgreifend transformiert, wandelt und erweckt. Vielleicht erwacht unser Bewusstsein, wenn einiges im Leben nicht so läuft, wie wir es uns wünschen würden, weil das Selbstwertgefühl des Ichs und sein inneres Gleichgewicht dann rasch wackelig und unsicher werden. Manchmal sind größere Probleme in unserer Familie bezüglich Schule, Job oder Gesundheit wesentliche Auslöser für ein tieferes Forschen. Auch Beziehungsprobleme oder finanzielle Herausforderungen können uns aus dem Raupendasein aufwecken. Auch wenn Ängste oder Erinnerungen an alte Verletzungen unser Leben überfluten, wenn wir einen Verlust erleben oder wenn aus irgendeinem Grund unser Selbstbild ins Wanken gerät, kann das mit dem Erwachen unserer Bewusstseinskräfte einhergehen. Wenn innerhalb der Matrix etwas nicht so läuft wie gewünscht, beginnt zuerst oft ein innerer oder äußerer Kampf, ein Leiden oder ein Hadern mit dem Leben. Bei manchen Menschen fallen vielleicht plötzlich gleichzeitig verschiedene Dinge, Menschen oder Scheinsicherheiten auf einen Schlag weg. Auch eine plötzliche Diagnose oder Krankheit kann eine tiefe Erschütterung deines scheinbar kontrollierten und sicheren Lebens bewirken. Wenn das Leben es so will, können alle denkbaren Lebenssituationen zum Startschuss für ein zunehmendes Erwachen unserer Bewusstseinskräfte werden. Wenn wir von der Suche und vom Hoffen innerhalb der Matrix tief ent-täuscht sind, dann erwacht in uns die Bewusstseinskraft des Erkennens so stark, dass der Prozess der Verpuppung einsetzt und nicht mehr rückgängig gemacht werden kann. Es scheint, dass das Erwachen der Bewusstseinskräfte in uns oft damit einhergeht, dass es innerhalb der Matrix keine Hoffnung für eine wirkliche Veränderung mehr gibt.

Die Hoffnung stirbt wirklich zuletzt und dann beginnt das wahre Leben!

Jedenfalls wird die Sehnsucht nach Freiheit erst dann richtig aktiv, wenn die bisherige identifizierte Art des Erlebens Risse bekommt und das Erwachen oder die Verpuppung beginnt. Wenn wir auch nur für einen Moment erkennen können, was hinter dem Vorhang der Matrix immer gleichermaßen stark leuchtet, kann es zwar sein, dass wir noch einige Zeit mit dem Anteil identifiziert bleiben, der versucht, weiter zu funktionieren, aber die bisherige Matrix hat schon erste Risse bekommen.

Erwachen ist etwas Magisches. Es ist eine innere Metamorphose, die alle unsere Beziehungen zu dem, was das Leben bringt, grundlegend transformiert, ein Geschenk und eine Gnade des Lebens.

Weitere Auslöser für das Erwachen

Das Erwachen kann aber auch spontan, unverhofft und ohne eindeutigen äußeren Anlass geschehen, wie das Beispiel von Ramana Maharshi zeigt. In der Menschheitsgeschichte gab es schon früher Menschen, die ihr Bewusstseinspotenzial verwirklicht haben. Nicht nur bekannte Größen wie Jesus, Buddha oder Laotse, sondern auch unzählige unbekanntere Menschen, die oft als Mystikerinnen und Mystiker galten. Früher war das Erwachen nur auf wenige Auserwählte beschränkt, heute erkennen immer mehr Menschen ihr scheinbares Gefangensein in der Matrix und finden Zugang zu einem neuen Bewusstsein der Einheit und Verbundenheit. Während die traditionellen Religionen, die sich oft auch noch innerhalb der Matrix bewegen, immer mehr Anhänger verlieren, steigt der Anteil der Menschen, die wirklich tiefere, spirituelle Fragen jenseits der Matrix stellen, immer mehr an.

Erwachen ist nichts, was hoffentlich irgendwann später im Leben geschieht, denn später gibt es nur in der illusionären Welt der Matrix. Jetzt ist entweder Bewusstsein am Steuer unseres Lebens oder aber es sind unbewusste Muster, Gedanken oder innere Anteile. Erwachen ist auch immer unabhängig davon, was in unserem Leben da ist oder scheinbar fehlt! Es geht nur darum, dass wir uns wieder erlauben, aus der Ebene unseres Daseins zu leben, die schon immer erwacht ist und war. Dann wandelt sich unsere gesamte Sicht auf das Leben und auf uns selbst und wir finden wieder Zugang zu der Wunderwelt, in der wir als Kinder vor allem Wissen, Müssen und Sollen einmal gelebt haben. Es ist, als würden wir aus einem langen Dornröschenschlaf aufwachen. Unsere inneren Augen der Liebe beginnen sich zu öffnen und uns kann immer bewusster werden, wie wir wirklich leben, lieben und wirken möchten!

Erwachen ist zudem ein Prozess der sich nicht messen, vergleichen oder bewerten lässt. Es ist viel eher ein Ausdruck für eine unermessliche Gnade des Lebens, die dich erfasst, wenn die Zeit dafür reif ist.

Kinder als Wecker

„Die Natur kennt die Zeit nicht, oder Papa?"

Mein Sohn Isaia (mit 7 Jahren)

Weil Kinder vor aller Erziehung und Bildung noch voller Fragen, offen, freudvoll und echt sind, können sie uns immer wieder sehr klar spiegeln, wo wir noch in Identifikationen feststecken. Sie drücken Gefühle meist noch unmittelbar und ohne Bewertung aus und sie sind im direkten Kontakt mit ihren wahren Bedürfnissen. Anstatt ihnen unser Weltbild der Matrix überzustülpen, können wir also sehr viel von ihnen lernen. Sie zeigen uns beispielsweise durch „nerviges" Verhalten an, dass wir vielleicht nicht ganz präsent sind, sondern uns in Gedanken verloren haben. Oder sie weisen uns darauf hin, in welchen Bereichen wir noch keine innere Klarheit und Führung haben. Sie spiegeln unsere inneren Konflikte, unsere einschränkenden Überzeugungen und auch unseren Narzissmus. Zudem helfen sie uns zu erkennen, was im Leben wirklich zählt und ob unser Herz offen genug ist, um ihnen bedingungslos liebend zu begegnen. Sie zeigen uns außerdem auf, bei welchen herausfordernden Themen wir die Beziehung noch abbrechen, welche Gefühle wir vermeiden möchten und wo wir uns im Leben allgemein noch durchmogeln. Das Bewusstsein ermöglicht uns auch zu erkennen, dass wir unsere Kinder dann ruhigstellen, wenn bestimmte Anteile in uns auch keinen Raum bekommen. Dass wir dann ernst, abweisend oder unflexibel werden, wenn es in uns eng wird und wir mit inneren Anteilen abweisend umgehen. Und dass wir sie dann einschränken, wenn wir aus unbewussten Ängsten heraus handeln, statt aus unserer wahren inneren Klarheit. Unsere Kinder brauchen wahrhaftige Gegenüber in echter Präsenz, die sich trauen, auch heikle Themen ohne Schuldzuweisung anzusprechen, und die auch dann in Beziehung bleiben, wenn es schwierig wird. Es kann zudem bedeutsam sein zu erkennen, dass Kinder in dem Maße zu glücklichen Erwachsenen werden, in dem sie als Kinder glücklich sein dürfen. Wir müssen aus ihnen keine möglichst erfolgreichen, möglichst gut funktionierenden Maschinen formen, sondern sie darin begleiten, zu bewussten, reflektierten und tief verbundenen Wesen heranzuwachsen, die sich aus ihrer inneren Fülle heraus eine Welt erschaffen, in der sie ihr wahres Potenzial leben können.

Mein Sohn Wanja (damals 12 Jahre) ist krank und ihm ist sehr übel. Ich setze mich neben ihn aufs Sofa und frage: „Mein Schatz, kann ich irgendetwas für dich machen, was dir guttun würde?“

Seine Antwort: „Einfach da sein.“

Selbstverständlich sind keine eigenen Kinder nötig, um aufwachen zu können. Allein die Beziehung zu unseren inneren Gästen reicht vollständig aus, um jeden Augenblick noch bewusster werden zu können. Aber auch Beziehungen zu anderen Menschen können uns als Spiegel für das dienen, was in uns noch heilen und sich befreien möchte. Das Leben besteht immer wieder aus Wachstumsphasen und Wohlfühlphasen. Auch alle unsere Beziehungen durchlaufen natürlicherweise diese beiden Phasen. Diese Erkenntnis kann helfen, sich auch anspruchsvolleren Beziehungsthemen voller Vertrauen hinzugeben.

Gezieltes Erwecken des Bewusstseinspotenzials

Einige westliche Forscher haben aufgezeigt, wie mit LSD oder mit speziellen Atemtechniken Erfahrungen gemacht werden können, die den bisherigen Wahrnehmungsrahmen ausweiten oder sprengen. Auch Erfahrungen mit bewusstseinsverändernden Pflanzen oder Pilzen können uns kurzzeitig über die bisherige Matrix hinausführen. Grundsätzlich sind aber keine Drogen oder speziellen Techniken nötig, um das Bewusstsein in uns zu erwecken. Sie können sogar eine Gefahr darstellen, dass sich daraus neue Identifikationen bilden, die abhängig machen und uns dadurch noch tiefer in der Matrix verstricken.

Aber es kann sehr spannend sein, die Sehnsucht tief zu erforschen, die hinter Drogenkonsum oder dem Wunsch nach bewusstseinsverändernden Techniken liegt. Gut möglich, dass wir dann in uns eine große Müdigkeit in Bezug auf die identifizierte Art des Lebens und eine tiefe Sehnsucht nach innerem Frieden, Verbundenheit und Freiheit finden. Solltest du solche Merkmale einer sehr müden Raupe kennen, ist das eine ideale Voraussetzung, um jetzt dein Bewusstseinspotenzial auch ohne irgendeine Substanz oder Technik zu entfalten. Indem du dich jetzt ermächtigst, allem in dir mit echter Präsenz, Wertoffenheit und heilendem Mitgefühl zu begegnen, bewegst du dich bereits außerhalb der Matrix.

Durch Nahtoderfahrungen aus der Matrix

David Bennett geriet im März 1983 mit seinem Boot in einen überaus stürmischen Wellengang. Als er aus dem Boot geschleudert wurde, verlor er jegliche Orientierung und es gelang ihm trotz Rettungsweste nicht mehr, an die Meeresoberfläche zu finden. Sein Bewusstsein verließ den Körper und durchlebte eine intensive Nahtoderfahrung, in deren Verlauf er einem unglaublich liebevollen Licht begegnete. Er berichtete später:

Allmählich wurde mir klar, dass ich keinen Körper hatte. Ich war ein einzelnes Fragment dieses Lichts. Mein physischer Körper war weg; ich war formlos, ein Teilchen aus Licht wie das Licht um mich herum.[6]

Aus diesem Licht hörte er irgendwann eine Stimme, die ihm mitteilte, dass seine Zeit noch nicht gekommen sei und dass er wieder zurückmüsse. Er wurde sich seines Körpers wieder bewusst, der leblos im Wasser trieb und von der See hin- und hergeworfen wurde. Am liebsten wäre er in das Licht zurückgekehrt. Sein Wesen fühlte sich sehr viel größer, freier und vollständiger an als sein Körper.

Studien zeigen, dass ähnlich wie David Bennett ca. 4 bis 5 % aller Menschen irgendwann in ihrem Leben eine Nahtoderfahrung machen. Das sind beispielsweise in Deutschland ungefähr 3,3 Millionen Menschen. Andere Studien sprechen von noch höheren Zahlen. Ein durchaus wesentliches Phänomen also, das sicher auch einen Beitrag zum aktuellen Erwachen des Bewusstseins der Menschheit beiträgt. Das Phänomen der Nahtoderfahrung bewirkt oft sehr intensive Erfahrungen des Erwachens. Von einem Moment auf den anderen werden diese Menschen komplett aus der Matrix ihres bisherigen Lebens und ihrer erlernten Wahrnehmung herausgerissen. Nahtoderfahrungen können auch sehr rationale Menschen treffen, die bisher nur ein müdes Lächeln für alles Spirituelle übrighatten. Plötzlich erfahren sich diese Menschen als körperloses Bewusstsein, vollkommen frei, mit allem untrennbar verbunden, durchströmt von einem immensen Licht und einer gigantischen Liebeskraft. Durch das von der Matrix befreite Bewusstsein bekommen sie Einblick in die tiefen Zusammenhänge des Lebens, sie erkennen ihr wahres, unsterbliches Selbst, können Gedanken anderer Menschen lesen und sich vollkommen frei von Raum und Zeit bewegen.

Spannend ist, dass Nahtoderfahrungen unabhängig von kulturellen oder religiösen Hintergründen scheinbar überall und zu allen Zeiten vorkommen und vorgekommen sind. Ebenso unterscheiden sie sich auch über unterschiedliche Kulturen hinweg nur in Details, aber nicht in den wesentlichen Elementen.

Außerdem haben Nahtoderfahrungen in vielen Punkten eine große Ähnlichkeit mit intensiven mythischen oder spirituellen Erfahrungen des Erwachens. All das sind Hinweise, dass sich hinter der Matrix bei allen Menschen die gleiche tiefere Wirklichkeit und Verbundenheit des Bewusstseins verbirgt, die auf sehr unterschiedliche Weise wieder hervorleuchten kann.

Wahrscheinlich wirken Nahtoderfahrungen auch deshalb so erweckend, weil sich dabei für einen Augenblick das Bewusstsein aus allen Identifikationen löst, allen voran aus der Identifikation mit dem Körper und seinen Empfindungen, aber auch aus der Identifikation mit Gedanken, Vorstellungen und Selbstbildern. Es bleibt nur noch die bewusste Präsenz übrig. Die Betroffenen erkennen sich als reines Bewusstsein, als das, was sie wirklich sind. Dieses Erkennen eröffnet ihnen und manchmal auch ihrem Umfeld die Tür zu neuen Dimensionen ihres Daseins. Zu erkennen, dass ihr wahres Selbst nie verletzt wird, auch nicht von einer so intensiven Erfahrung wie beispielsweise einem schweren Unfall, kann sehr viel Entspannung und Klarheit in ihr neues Leben bringen.

Deine Metamorphose

Im Erwachen entsteht der tiefe Wunsch, immer noch liebevoller zu leben.

Die Metamorphose einer Raupe zum Schmetterling zeigt das Wunder des Lebens in seiner vollen Pracht. Während der Verpuppung vollzieht sich im Inneren der Puppe ein schier unglaublicher Prozess: Die Körperstrukturen der Raupe lösen sich praktisch vollständig auf, bevor sich daraus der vollkommen andere Körper des Schmetterlings formt. Die Identität der Raupe verflüssigt sich im Kokon also nahezu vollständig, bevor daraus eine wundersame neue Form entsteht, die im Gegensatz zur ersten Form fliegen kann! Dieser Prozess kann einige Wochen oder auch mehrere Jahre dauern. Die Auflösung der alten Identität und Matrix geschieht fast vollständig, bevor daraus ein wunderschöner Schmetterling zum Leben erwacht.

Im Erwachen geschieht etwas ganz Ähnliches mit uns Menschen. Auch wir durchleben einen wundersamen Wandel, allerdings nicht in Bezug auf unsere äußere Form, sondern in Bezug auf unsere „innere" Identität und das Erwachen des Bewusstseins in uns. Die Identifikation mit inneren Anteilen, Scheinsicherheiten, Mustern und Schutzprogrammen wird im Licht des einstrahlenden Bewusstseins aufgeweicht, abgelöst und geklärt, bis unser scheinbares Ich in einen „Flüssigzustand" gerät. Einen Zustand, in dem wir überhaupt nicht mehr wissen, wer oder was wir sind. Alte Verstrickungen und Blockaden lösen sich auf und die Verbundenheit mit allem Leben wird wieder viel deutlicher erkennbar. Auch weil wir oft nicht erkennen, was in uns geschieht, erleben noch immer viele Menschen den Beginn der „Verpuppungsphase" als negativ gewertete Identitäts- oder Lebenskrise. Sie versuchen gegen diesen Prozess, den das Leben in ihnen geschehen lässt, anzukämpfen, klammern sich an die altbekannten inneren Begrenzungen und hoffen, dadurch ihr Leben endlich wieder in den Griff zu bekommen, obwohl sie oft schon länger gespürt haben, dass ihnen die bisherige identifizierte Identität zu klein, zu lieblos und zu begrenzt geworden ist.

Um den Widerstand gegen die Metamorphose zum Schmetterling aufzugeben, ist es wesentlich zu erkennen, dass es vollkommen in Ordnung ist, nichts mehr zu wissen. Nichtwissen und Niemand-mehr-Sein sind enorm kraftvolle Zustände der grenzenlosen Offenheit und inneren Freiheit. Als Menschen sind wir multidimensionale Wesen. Wenn bei einem Menschen die Metamorphose zum Schmetterlingsbewusstsein beginnt, gibt es deshalb sehr viele Möglichkeiten, auf welcher Ebene das Licht, die Transformation, zunächst einsetzt. Auch wenn die Analogie der Metamorphose von der Raupe zum Schmetterling sich in wesentlichen Punkten mit dem Erwachen der Bewusstseinskräfte bei uns Menschen deckt, gibt es auch Faktoren, die sich nicht direkt darauf übertragen lassen. So verläuft das menschliche Erwachen eher in Zyklen, was uns auch immer wieder in identifizierte Zustände zurückfallen lässt. Es kann also gut sein, dass wir uns an einem Tag als vollkommen freier Schmetterling erfahren und an einem anderen Tag wieder mit der enorm hungrigen Raupe identifiziert sind. Man könnte auch sagen, dass das Raupendasein stets als eine Option weiter in uns zur Verfügung steht. Gleichzeitig ist da aber stets auch die Möglichkeit in uns allen lebendig, allem im Leben als bewusster und befreiter Schmetterling zu begegnen.

Einfach indem wir jetzt unser Bewusstseinspotenzial wirklich nutzen.

Krisen als Einladung

Solange sich alles um das kleine Ich des Verstandes dreht, gibt es auch immer ein Streben nach Sicherheit oder Kontrolle. Deshalb erscheinen Krisen und grundlegende Veränderungen für das scheinbare Ich oft als Bedrohung – auch deshalb, weil solche Situationen unkontrollierte Gefühle oder Emotionen auslösen können. Weil aber aktuell immer mehr Menschen vom großen Wandel ergriffen werden, nimmt in unserer Zeit die Zahl der Sinn- und Identitätskrisen zu, viele blockierte, unterdrückte und verdrängte Emotionen brechen auf. Eine Raupe erfährt notgedrungen eine grundlegende Identitätskrise, wenn die Zeit reif ist, dass aus ihr ein Schmetterling werden kann. Tatsächlich geht das Erwachen oft mit einer Krise des bisherigen Lebens in der Matrix einher. Dabei ist nicht klar, ob zuerst die Krise und dann das Erwachen stattgefunden hat oder ob es umgekehrt war.

So gesehen sind Krisen nicht nur verstärkende Aspekte, sondern auch eine ganz logische Folge des Erwachens. Innerhalb der Matrix suchen wir Stabilität in immer gleichen Überzeugungen, Vorstellungen und Bewertungen. Aber diese Stabilität fühlt sich für uns schon sehr bald langweilig und eng an. Deshalb lohnt es sich auf jeden Fall, möglichst bewusst, offen oder gar freudig gespannt mit Krisen und Veränderungen sowie dem, was sie auslösen, umzugehen. Auch wenn das Leben uns wirklich sehr herausfordernde Erfahrungen und Krisen bringen kann, steckt dennoch in jeder Erschütterung unseres gewohnten Lebens immer auch eine Chance, Neuland zu betreten und alles zu überwinden, was sich in uns noch einschränkend, unfrei oder eng anfühlt. Krisen sind eine Einladung, tiefere Fragen zu stellen, um aus dem Hamsterrad unseres Lebens aufzuwachen und weit über die Matrix, unsere scheinbare Identität, den Verstand und den Körper hinauszugehen.

In der Zeit, in der wir leben, wächst das Bewusstsein stetig, in unserem Leben auch Krisen liebevoll anzunehmen und zu nutzen, um Verstrickungen und leidvolle Muster zu überwinden und um das eigene Leben auf wirklich wesentliche Dinge auszurichten. Viele Menschen tragen den tiefen Herzenswunsch in sich, jetzt alles, womit sie bisher noch ihr Dasein begrenzt haben, in den inneren Heilraum des Bewusstseins zu holen und die Begrenzungen nicht mehr an ihre Kinder oder an das Energiefeld der Gemeinschaft weiterzugeben. Durch die innere Rückverbindung mit dem Heilraum des Bewusstseins kann sich das scheinbar Abgetrennte wieder in den Fluss des Lebens einfügen.

Während innerhalb der Matrix herausfordernde und erschütternde Lebenssituationen normalerweise innere Anteile von Widerstand oder Flucht aktivieren, kann unser wahres Selbst erkennen, dass alles, was im Erwachen ins Wanken kommt, sowieso nie nachhaltig erfüllend war und sich auch nicht nach wahrhaftigem Leben angefühlt hat.

Natürlich ist der große innere Wandel aber auch ohne Krise, ohne Leiden und ohne Erschütterungen möglich und manchmal kommt dabei auch gar keine Krise auf, sondern nur ein Gefühl der Erlösung und Befreiung. Wenn sich in uns der Zugang zu unserer wahren Präsenz und Bewusstheit öffnet, dann findet aber stets eine innere Revolution statt, ein Bewusstseinswandel von einer egozentrierten hin zu einer ganzheitlichen, verbundenen Sicht der Welt.

Revolution des Bewusstseins: Selbsterforschung

Richte deine Bewusstseinskraft der Aufmerksamkeit auf das, was jetzt in deinem Leben da ist. Nutze dafür auch deine Kraft des Erkennens und Erforschens. Lasse gleichzeitig einen grenzenlosen Heilraum in dir entstehen, indem du deine Aufmerksamkeit ganz weit werden lässt.

Welche Herausforderungen, Probleme, Krisen durchlebt dein scheinbares Ich aktuell?

Worüber denken die Gedanken öfter nach?

Erlaube jetzt all diesen Themen, einfach da zu sein.

Öffne dich innerlich dafür, dass alle diese Herausforderungen und Themen perfekt sind, um dich noch tiefer und umfassender aus der Matrix zu befreien.

Vertraue dich vollkommen dem Fluss des Lebens an.

Richte dich innerlich darauf aus, dass das Leben keine Fehler macht, dass du dich jetzt dem Fluss des Lebens voller Hingabe anvertrauen kannst.

Lasse den Forschergeist des Bewusstseins von außen auf dein Leben in der Matrix blicken. Sei als liebevoller Beobachter präsent. Wie mag das Schauspiel, in dem du dort mitwirkst, wohl weitergehen? Was könnte das Leben deiner Rolle als Nächstes auftragen?

Freue dich auf all die spannenden Erfahrungen, die noch kommen mögen. Richte dich innerlich auf wundervoll befreiende, beglückende und lichtvolle Erfahrungen aus.

Erlaube dir, dein Bewusstsein für die Erkenntnis zu öffnen, dass dein wahres Selbst von all diesen Themen in keiner Weise berührt ist, so wie die Sonne vom Nebel nie berührt wird.

Du, als Bewusstsein, bist immer ganz und gar beschützt, heil und vollkommen.

Sei einfach allem Raum, was da ist.

Du bist schon zu Hause.

Unerschütterlich.

Tief verankert in der grenzenlosen Liebe deines wahren Selbst.
Einfach sein.

Gesellschaftliche Krisen

Weil Krisen sehr oft auch die Vorboten und Begleiterscheinungen grundlegender gesellschaftlicher Wandlungsprozesse sind, ist es wenig erstaunlich, dass aktuell schon verschiedene Bereiche unserer Kultur mehr oder weniger stark von einer Krise betroffen sind. Die äußere Welt ist stets ein Spiegel der inneren Welt. So stecken beispielsweise das Gesundheitswesen, die Energieversorgung, das Klima, die Bildung, die Erziehung, die Wirtschaft und auch die Wissenschaft in mehr oder weniger tiefen Krisen. Dies deutet auch darauf hin, dass sich viele gesellschaftliche Bereiche in einem grundlegenden Wandel befinden. Wenn gewohnte Strukturen, Machtsysteme, Konzepte und Gewohnheiten unserer Matrix bisher noch eine Art von Scheinsicherheit geben konnten, gerät jetzt immer mehr davon ins Wanken. Die Kraft der Veränderung schwemmt Gewohntes weg und die Wandlungsprozesse scheinen sich immer mehr zu beschleunigen.

Allmählich werden die Völker sich vereinigen,
und der Tag wird kommen,
da die Trennung verschwindet und jene Einigung und Harmonie,
der wir alle zustreben, das Weltall durchdringen wird.

Swami Vivekananda[7]

Innere Befreiung auch in herausfordernden Lebensphasen

Manche Lebensereignisse erschüttern unser Herz so tief, dass es uns oft sehr schwerfällt, darin eine Einladung oder Chance zum Erwachen zu erkennen. Es kann sein, dass der Schmerz, die Trauer oder die Angst so intensiv werden, dass es sich anfühlt, als würden wir innerlich zerbrechen. Das Leben kann wirklich so intensive Erfahrungen bringen, dass wir manchmal sogar den Wunsch verspüren können, diese körperliche Erfahrung zu beenden. Es kann auch sein, dass wir den Zugang zur Lebensfreude und inneren Kraft verlieren und komplett perspektivenlos, einsam und voller Ohnmacht in der aktuellen Erfahrung erstarren. Ja, das Leben kann ganz schön herausfordernde und stürmische Erfahrungen bereithalten.

Wenn ab jetzt in deinem Leben sehr anspruchsvolle Erfahrungen auftreten, dann kannst du sie als Einladungen zum Erwachen sehen und dazu, die Ebene zu wechseln und deine innere Beziehung heilen zu lassen. Gerade in Krisensituationen brauchen die inneren Besucher deine Liebe und dein Mitgefühl am dringendsten! Wir sind so sehr darauf programmiert zu glauben, dass unser Glück davon abhängt, wie das Leben im Außen verläuft und ob sich unsere Wünsche, Sehnsüchte und Vorstellungen erfüllen.

Innerhalb der Matrix erzählen uns die Gedanken in schwierigen Lebensphasen vielleicht, dass unser ganzer Groll auf das Leben oder auf andere Menschen wirklich berechtigt sei. Manche Ereignisse und Situationen in unserem Leben können absolut überwältigende und bodenlose Emotionen oder Gefühle in uns auslösen. Ich habe selbst mehrere sehr intensive Lebensphasen durchlebt und bin voller Mitgefühl für alle Menschen, die in solchen Zeiten oft weder einen Ausweg noch einen Sinn erkennen können. Auch in meiner Arbeit als Lebens- und Beziehungscoach begegne ich immer wieder Menschen mit sehr herausfordernden Schicksalen und Lebensphasen. Manche Menschen erfahren auch schon als Kinder sehr anspruchsvolle Lebensthemen wie Missbrauch oder Gewalt oder sie wachsen in einem Umfeld auf, in dem Gefühle nicht zu existieren scheinen und in dem es keinen Raum für echte Geborgenheit, Herzlichkeit und Liebe gibt. Solche oder andere sehr herausfordernde Erfahrungen können derart viele Identifikationen entstehen lassen, dass es sich in uns enorm eng und leidvoll anfühlt und wir innerhalb dieser Matrix absolut keinen Ausweg, keine Perspektive und keine Hoffnung mehr erkennen können. Es bleibt dann wirklich nur noch der Sprung aus der Matrix heraus. Denn indem wir beginnen, alles, was in uns zu Besuch ist, mit der Kraft des Bewusstseins zu erforschen, kann ein tiefer Befreiungs- und Heilprozess einsetzen. Und egal was wir alles erlebt haben und aus wie vielen Verstrickungen, Traumen oder Identifikationen unsere Matrix besteht, bleibt unser wahres grenzenloses Selbst von all dem immer gleichermaßen frei und unberührt!

Wenn das Erwachen einsetzt, dann beginnt sich der hypnotische Blick auf die scheinbar persönliche Geschichte aufzulösen. Das Herz öffnet sich für größere Zusammenhänge, für Mitgefühl, inneren Raum, Präsenz, echte Selbstreflexion und Verbundenheit. Im Erwachen wird mehr und mehr erkannt, dass in uns allen hinter dem Lärm der Gedanken in jedem Moment des Lebens eine unglaubliche Liebe, Fülle und ein Vertrauen schlummern.

Revolution des Bewusstseins: Innere Befreiung

Egal welche Erfahrungen deinen inneren Raum aufsuchen, egal wie dramatisch, leidvoll, intensiv, bedrohlich, beglückend, beklemmend oder schmerzhaft eine Erfahrung, ein Gefühl oder ein Thema erscheint: Dein wahres Selbst bleibt davon vollkommen unberührt. Dieser bewusste innere Raum ist der Zufluchtsort und die Heilquelle, die du so sehnsuchtsvoll in der Welt gesucht hast. Je mehr du allem Raum bist, desto leichter fällt es dir zu erkennen, dass auch im tiefsten Schmerz und Leid ein riesiges Befreiungspotenzial liegt! Erlaube dir, jede noch so herausfordernde Le-

benssituation als ein Angebot des Lebens zu nutzen, um deine inneren Beziehungen wirklich bewusst werden und befreien zu lassen. Wenn dir das Leben alles wegnimmt, was dir wertvoll und wichtig war, kann es sein, dass hinter dieser Leere umso klarer das hindurchscheint, was von den Stürmen des Lebens nie berührt wird. Durch dieses Erwachen aus den inneren Kämpfen und Identifikationen lösen sich deine bisherigen inneren Verstrickungen, aus denen sich ein begrenztes Bild deiner selbst und des Lebens geformt hat, immer mehr auf. So kann ein Prozess in Gang kommen, der dich vom Wissen zum Erforschen, von der Verstrickung zur Verbundenheit und vom Urteilen zum Lieben führt. Je umfassender sich dein innerer Beziehungsraum im Erwachen von Verstrickungen mit verletzten, hoffnungslosen, kämpferischen und misstrauischen inneren Anteilen befreit, desto deutlicher kann erkannt werden, dass jede Situation, die deine bisherigen Konzepte ins Wanken bringt, eine Einladung ist, der inneren Enge heilend Raum zu geben, voller Klarheit und Bewusstsein mit ihr in Beziehung zu treten und dadurch noch tieferes Vertrauen und innigere Verbundenheit zu erfahren.

Erlaube dir, den Fokus weg vom Engen, Begrenzten, Einschränkenden, Problematischen und Leidvollen hin zu dem zu lenken, was dies alles erfährt und wahrnimmt.

Ruhe in deiner Mitte und lasse das Auf und Ab des Lebens einfach geschehen.

Lasse alles erscheinen und wieder vergehen.

Du bist der Raum für alle Besucher, die in dir da sind, auch für alle Handlungsimpulse oder inneren Anteile.

Raum für den Impuls zum Widerstand.

Raum für den Impuls zum Festhalten.

Raum für den Impuls zum Flüchten.

Raum für alle Bewertungen, Vorstellungen, Erwartungen und Dramen der Gedanken.

Raum für alle Sinneserfahrungen und Gefühle.

Raum für Ruhelosigkeit oder Ungeduld.

Raum für Ohnmacht und Nichtwissen.

Raum für Identifikation oder Befreiung.
Raum für alles, ohne Lösungen.
Bewegungslos.
Still und präsent.

Erwachen ist keine persönliche Leistung

Der bekannte spirituelle Lehrer Eckhart Tolle fühlte sich jahrelang in tiefen Angstzuständen und Depressionen gefangen, die so weit gingen, dass er eines Tages glaubte, mit sich selbst nicht mehr weiterleben zu können. Aber dann wurde er durch ein plötzliches, tieferes Erkennen buchstäblich aus der Matrix herausgeschleudert.

Plötzlich wurde mir bewusst, was für ein sonderbarer Gedanke das war. Bin ich einer oder zwei? Wenn ich nicht mit mir selbst leben kann, dann muss es zwei von mir geben: das „Ich" und das „Selbst", mit dem „ich" nicht mehr leben kann. „Vielleicht", dachte ich, „ist nur eins von beiden wirklich."[8]

Er war so fassungslos über diese Erkenntnis, dass sein Verstand still wurde. Er war bei vollem Bewusstsein, aber es waren keine Gedanken mehr da. Dann wurde er wie durch einen Energiewirbel in sein Inneres gezogen, durch alle Ängste hindurch in eine innere Leere, in die er sich schließlich hineinfallen ließ. Als er aus diesem Zustand wieder erwachte, nahm er die ganze Welt voller Staunen und Ehrfurcht vollkommen verändert wahr. Alles erschien ihm so frisch und unberührt, als ob es gerade erst entstanden und er gerade erst in diese Welt hineingeboren worden wäre.

Der Prozess des Erwachens des Bewusstseins wird oft von einer tiefen inneren Sehnsucht nach Ganzheit, Frieden, Heimkehr, Verbundenheit und Freiheit angestoßen. Nach Jahren oder Jahrzehnten des scheinbaren Abgetrenntseins, des Kampfes, der Suche, der Trennung und des

Gefangenseins kann diese Sehnsucht so stark werden, dass eine Bereitschaft entsteht, alle Scheinsicherheiten, alles Wissen und die gesamte bisherige Identität aufs Spiel zu setzen, um in einen Prozess der tiefen inneren Befreiung und Heilung einzutauchen. Wenn die Beziehung zu allen inneren Anteilen bewusster wird und du immer mehr Gefühlen, Emotionen, Bedürfnissen, Sinneserfahrungen und Gedanken mit liebevoller Präsenz begegnen kannst, dann enden viele Leidenskreise in deinem Leben und dein Herz findet immer mehr ein Zuhause in der Stille und im Frieden der Einheit. Im erwachenden Bewusstsein entwickelt sich eine große Feinfühligkeit für alles, was trennend wirkt und sich in irgendeiner Weise über oder unter andere zu stellen versucht, weil erkannt wird, dass wir alle im Kern genau dasselbe wundervoll leuchtende Bewusstsein sind und dass jede Form von Trennung sehr viel Leiden und Schmerz verursacht.

Erwachen ist nichts Besonderes, Besseres oder Spirituelleres als alles andere im Leben. Die Kraft des Bewusstseins lässt uns erkennen, dass der Wunsch, weiter oder erwachter zu sein als andere, auch wieder auf der Identifikation mit einem inneren Anteil basiert, der von Mangelgedanken und Selbstzweifeln erfüllt ist. Aber genau diese Identifikation ist es, die uns eine Welt der Trennung, des Kampfes und des Leidens erfahren lässt. Wir können deshalb auch den Anteil in uns, der den Wunsch hat, sich zu vergleichen oder über die anderen zu triumphieren, in den Heilraum des Bewusstseins einladen, um uns aus der Identifikation mit ihm zu befreien. Wesentlich ist auch zu erkennen, dass der Prozess des Erwachens ohnehin nie abgeschlossen ist und sehr vielfältige Formen annehmen kann, die weit über unsere Konzepte davon hinausgehen, wie das Erwachen aus unserer Sicht verlaufen müsste. Wir alle sind Teil eines globalen, ja universellen Wandels, der bei vielen Menschen zu mehr Bewusstheit und zu einem tiefen Erwachen führt. Das Konzept des Raupen-, Verpuppungs- und Schmetterlingsstadiums dient einzig und allein dazu, uns vor allem in der Verpuppungsphase darin zu bestärken, allem Raum zu sein, was das Leben bringt, und voller Vertrauen loszulassen, woran wir uns vielleicht noch geklammert haben. Das Erwachen des

Bewusstseins lässt sich nicht messen und ist nie die Folge einer besonderen Leistung eines sehr bewussten oder gar besonders spirituellen Ichs, sondern stets reine Gnade beziehungsweise ein Ausdruck des göttlichen Plans, der sich genauso entfaltet, wie es vorgesehen ist.

Wir alle kennen Zeiten, in denen wir vollkommen mit irgendwelchen Gedanken, Gefühlen oder Erfahrungen identifiziert sind, aber auch Zeiten, in denen wir vollkommen präsent und klar allem Raum sein können, was da ist. Oft erfahren wir uns aber auch irgendwo dazwischen, so als ob wir Bewohner zweier Welten wären. Das Ich, das gerne festlegen möchte, wie weit es in diesem Prozess ist, wird sich im Verlauf der Verpuppung in einen undefinierbaren Brei verwandeln und sich dabei vollständig auflösen.

Bis im Einklang mit dem Leben nur noch dieser eine Klang erklingt. Der Klang der uferlosen Stille.

Erwachen wandelt unseren Umgang mit der Natur

Im Erwachen erfahren wir uns wieder als eins mit allem Leben. Das verändert unser Verhalten grundlegend.

Solange wir voll mit der Matrix der Trennung, der Begrenzung oder des Mangels identifiziert sind, ist unser Handeln selten wirklich nachhaltig, achtsam oder liebevoll. Weil wir uns als abgetrennt und isoliert erfahren, stören wir den natürlichen Fluss des Lebens und wir übernehmen nicht wirklich die volle Verantwortung für die Gäste in uns. Wir suchen dann oft ziemlich rücksichtslos, egozentriert und machtvoll im Außen das, was uns scheinbar noch fehlt oder Sicherheit geben soll.

Erst wenn wir uns wieder in die größere Ordnung einfügen, wenn wir unsere scheinbar persönlichen Vorlieben, Ziele und Forderungen dem Lebensstrom übergeben, hinterlassen wir keine belastenden Spuren mehr im perfekten universellen Gefüge des Lebens.

Laotse hat es so ausgedrückt:
„Ein guter Wanderer hinterlässt keine Spuren."

Das Erwachen unseres Bewusstseinspotenzials und der damit verbundene Wandel hin zu einer nachhaltigen, sinnerfüllten und vor allem bewussten Lebensweise sind für unseren Planeten dringend nötig. Dass wir Menschen jetzt aus der Verstrickung mit egozentrierten und begrenzten Programmen erwachen, dass wir bereit sind, unsere Herzen wieder zu öffnen, um aus unserem wahren verbundenen Selbst heraus zu leben, hat einen enormen und richtungweisenden Einfluss auf unseren wunderbaren Planeten, auf die Zukunft unserer Kinder, auf die unzähligen Tierarten, die Natur allgemein und natürlich auch auf unsere menschliche Gemeinschaft. Das Erwachen ist der zentrale Prozess, um zu einer wirklich nachhaltigen Spezies auf unserem Planeten werden zu können. Solange wir immer wieder in inneren Kämpfen gefangen sind, Ausweichstrategien suchen oder Verstrickungen erzeugen, ist unser Dasein nur auf Kurzfristigkeit und rasche Befriedigung ausgerichtet. Wirklich nachhaltig werden unser Handeln und unser Leben erst dann, wenn wir nichts mehr in uns benutzen, festhalten oder bekämpfen müssen, um unsere Scheinidentität zu stärken oder um die Egobedürfnisse zu befriedigen. Die aktuellen Herausforderungen, die wir in Bezug auf die Natur geschaffen haben, sind aus der Illusion der Trennung von der Natur entstanden. Sie basieren auf der Vorstellung, dass wir die Natur oder die Tiere ausbeuten, benutzen und beherrschen können. Weil sich im Erwachen das Herz weit öffnet, finden wir wieder Zugang zu einer Ebene, auf der wir uns als verbunden mit allem Leben erfahren und das Wunder des Lebens wieder in seiner vollen Pracht erkennen können. Uns wird bewusst, dass die stille Kraft, die jede Pflanze und jeder Baum ausstrahlt, genauso die Einheit unseres wahren Selbst ausdrückt wie das Leuchten in den Augen jedes Lebewesens. Wenn in uns alles da sein darf, wird auch die Artenvielfalt in der Welt wieder Raum bekommen und sich noch mehr ausbreiten können. Aus der Verbundenheit mit Tier und Natur fügen wir uns voller Dankbarkeit in das Wunder des Lebens ein.

Viele Menschen erfahren eine grundlegende Veränderung ihrer Essgewohnheiten, wenn sie wieder Zugang zu dieser Verbundenheit mit allem Leben finden und wenn sie erkennen, dass aus allen Lebewesen genau dieselbe Lebendigkeit und Lebensfreude strahlen. Die Vorstellung, dass es so etwas wie Nutztiere geben soll, die wir gefangen halten, schlachten und essen dürfen, kann im Verlauf dieses Prozesses irgendwann absurd erscheinen. Außerdem wird uns bewusst, dass alles, was wir essen, eine spezifische Energie und Information in sich trägt und dass über das Fleisch der Tiere oft Energien von Stress, Trauma, Leid und Depression in unseren Körper gelangen. Das Erwachen unseres Bewusstseinspotenzials zeigt sich auch darin, dass das aktuell immer mehr Menschen erkennen und ihre Ernährung auf vegetarische und vegane Nahrungsmittel umstellen. Gut möglich, dass wir schon bald in einer Kultur leben, in der nur noch wenige Menschen Fleisch essen können. Gleichzeitig ist es auch beim Thema Essen wesentlich, dass wir uns nicht mit einem scheinbar bewussteren Essverhalten identifizieren und uns dadurch wieder über andere, scheinbar weniger bewusste Menschen erheben.

Wenn unser Handeln aus der inneren Fülle und Verbundenheit kommt, wird alles Zerstörerische, Trennende und Verletzende der Liebe und Achtsamkeit weichen.

Wenn sich unser inneres Klima auf Frieden, Liebe und Bewusstsein ausrichtet, können dadurch auch die aktuellen Klimaprobleme in der äußeren Welt heilen.

Die neue Welt ist jetzt schon in uns allen lebendig!

Revolution des Bewusstseins: Verbunden mit der Natur

Ich stehe ehrfürchtig vor einem wunderschönen, kraftvollen Baum mitten im Wald.

Ich fühle mich magisch von ihm angezogen und ich bin dankbar, dass er mir erlaubt, ihn zu umarmen.

Der erdige Geruch seiner Rinde steigt in meine Nase und erweckt ein Gefühl von Geborgenheit und Wärme in mir.

Tief verwurzelt im Erdenreich strahlt er eine tiefe Ruhe, Geduld und Geborgenheit aus. Verbunden mit allen anderen Bäumen, die in der gleichen Erde verwurzelt sind.

Für ihn gibt es kein Suchen, keinen Widerstand – einfach nur das Mitfließen im Vibrieren des Lebens.

Welch unaussprechliche Schönheit liegt in den sanften Härchen auf der Oberfläche seiner Blätter. Welch Wunder in seiner ebenmäßigen oder wilden Form.

Innigste Liebe liegt im Erkennen seiner Stärke, seiner reinen Präsenz und seiner unerschütterlichen Stille. Ein wundervoller Ausdruck des stetigen Wandels des Lebens und tiefer doch stets im Licht der Einheit ruhend.

Alles, was ich in ihm erkennen und so beglückend bewundern kann, vibriert genauso auch tief in mir.

Indem mein Herz sich bedingungslos auf diesen einen Baum einschwingt, wird es von den Ketten des Trennungsbewusstseins befreit. Jeder Baum, jede Blume, jedes Blatt und jeder Grashalm ist ein Ausdruck der unteilbaren Einheit des Seins, ein Ausdruck dessen, was ich wirklich bin.

Ohne Identifikationen

Jede Nacht, wenn wir einschlafen, fallen alle Identifikationen weg. Es sind keine bewussten Gedanken und Gefühle mehr aktiv. Aber wir sterben nicht im Schlaf – im Gegenteil, für uns ist Tiefschlaf verbunden mit Frieden, Erholung und Stille. Erst mit dem Aufwachen werden die emotionalen oder gedanklichen Verstrickungen wieder erinnert und die Identifikationen aktivieren sich erneut. So baut sich das gewohnte Energieknäuel, das wir als Ich ansehen, wieder auf. Auch wenn wir ganz in einer Tätigkeit aufgehen und in den Flow-Zustand gelangen, lösen sich unsere Identifikationen zumindest zeitweilig auf. Diesen Flow-Zustand, den wir oft mit spielenden Kindern verbinden, kennen auch die meisten Erwachsenen bei Tätigkeiten, die ihnen wirklich großen Spass machen. (Das Thema „Flow“ habe ich in meinem Buch *Glücksschule* eingehender erforscht.) Auch in tiefer Meditation, bei wirklich innigem Sex oder während eines sehr anregenden Austauschs mit anderen Menschen kann es passieren, dass die Identifikationen wegfallen, dass wir uns „selbstvergessen“ und innerlich befreit von allen Verstrickungen für einen Moment als Werkzeug des Lebens erfahren.

Immer mehr Menschen wünschen sich aber ein generelles Erwachen. Sie sehnen sich danach, ihr wahres Potenzial zu verwirklichen und aus tiefer Erfüllung, Freude und Dankbarkeit zu leben. Dieses Sehnen kann den Beginn eines tiefen Erwachens darstellen, das uns weit über alle scheinbaren Begrenzungen der Matrix hinausführt.

Jenseits von Wissen und Glauben

Die Begründer der großen Religionen waren Menschen wie Jesus, Buddha oder Mohammed, die Zugang zu ihrem Bewusstseinspotenzial gefunden haben. Aus ihrem Erwachen entstanden Lehren, die bis heute die Basis für verschiedene Glaubenssysteme bilden. Viele von ihnen haben versucht, ihre Entdeckungen in Begriffen oder Worten auszudrücken. Die einen sprachen von der Begegnung mit Gott oder Allah, andere sahen darin die Entdeckung ihres wahren Selbst oder ihrer inneren Buddhanatur. Auch wenn diese Menschen ihre tiefen Erkenntnisse unterschiedlich benannt und erklärt haben, drücken sie im Kern doch alle das Erwachen des Bewusstseinspotenzials und die Entdeckung ihres wahren Selbst aus. Wenn andere Menschen allerdings aus den Erkenntnissen erwachter Meister religiöse Konzepte bilden, dann wird das unmittelbare Erkennen der inneren Wahrheit durch etwas ersetzt, das wir glauben müssen, aber nicht wirklich selbst erfahren oder in uns entdeckt haben. Bis heute bekämpfen sich Anhänger verschiedener Religionen, weil sie sich so sehr mit den Konzepten „ihrer" Religion identifizieren, dass sie alles andere als falsch, als Heidentum oder auch als Irrglauben darstellen. Solange wir mit irgendwelchen religiösen Schriften oder Glaubenssystemen identifiziert sind, entstehen daraus auch Unterdrückung, Ausgrenzung oder gar Glaubenskriege. Identifikationen erzeugen also auch im religiösen Bereich sehr viel Leiden und wirken enorm trennend. Das ist auch deshalb absurd, weil das Bewusstseinspotenzial in uns allen gleichermaßen da ist, egal ob es als göttlich angesehen wird oder nicht. Wir sind im Kern alle das Gleiche, genauso wie alle Bäume in der gleichen Erde verwurzelt sind. Sobald wir den Fokus auf die Ebene des Bewusstseins richten, erkennen wir die Verbundenheit mit allen Menschen und Lebewesen. Wenn wir die Aufmerksamkeit aber auf Glauben und Wissen ausrichten, kommen viel mehr trennende oder bewertende Aspekte in den Vordergrund. Aus Sicht des Bewusstseins gibt es übrigens kaum einen Unterschied zwischen Wissen und Glauben, weil es so etwas wie sicheres Wissen nicht geben kann und weil beide Begriffe zur Ebene des Verstandes gehören. Die Wirklichkeit des tiefen Erkennens hingegen führt über alle Konzepte und allen Glauben hinaus zu einem grenzenlos verbundenen Raum, der in uns allen in jedem Moment gleichermaßen präsent ist. Bewusstsein führt uns weit über das Wissen und den Glauben hinaus, um das in uns zu entdecken, was nie gewusst oder geglaubt werden kann.

Wenn sich unsere bisherigen Verstrickungen und damit auch unsere Egoidentität auflösen, wenn wir bereit sind, nichts mehr zu glauben, niemand mehr zu sein, nichts mehr sicher zu wissen und uns stattdessen ganz dem Fluss der Weisheit des Lebens anzuvertrauen, dann zeigt das Leben noch einmal eine ganz andere Seite. Im totalen Loslassen wird uns eine überwältigende Fülle geschenkt.

Die drei Bereiche deines Erwachens

Innerhalb der Ganzheit unseres Systems könnte man auf drei Ebenen unserer inneren Beziehungen fokussieren und damit auch auf drei Bereiche, die im Erwachen heilen und sich befreien können. Die Rede ist von den Bereichen Verstand, Körper und Herz. Natürlich sind diese Bereiche in ständiger Interaktion und Verbindung miteinander. Wenn die Beziehung zum Körper beziehungsweise zu den sinnlichen Erfahrungen heilt, dann bewirkt dies eine Öffnung, die Heilung der Verbindung zum Herz führt zurück zur Verbundenheit und wenn sich auch noch die Beziehung zum Verstand befreit, dann führt dies zu Klarheit.

Für eine wirklich tiefe Befreiung reicht es nicht aus, wenn sich nur einer oder zwei dieser drei Bereiche befreien. Bei mir gab es beispielsweise aufgrund mehrerer Jahre intensiver Meditation schon recht viel Klarheit über innere Muster und Identifikationen. Die Ebene des Verstandes war durch die Bewusstseinskräfte des Erkennens und Erforschens schon ziemlich wach. Die Ebenen des Herzens und des Körpers aber waren noch weitgehend verschlossen, blockiert oder abgetrennt und es gab gleichzeitig noch viele Identifikationen mit ungeheilten, verletzten und traumatisierten Anteilen, weil der innere Heilraum des Bewusstseins und die Kraft der Liebe noch nicht wirklich erwacht waren.

Körper: Öffnung

Wenn die innere Beziehung zum Körper und damit zu Empfindungen, Bedürfnissen und gesundheitlichen Themen heilt, wenn all das wirklich da sein darf, geschieht eine große Öffnung. Energetische Blockaden lösen sich auf und das Leben kann wieder viel freier durch das Energiefeld des Körpers hindurchfließen. In diesem Energiefeld sind traumatische Erfahrungen und Verletzungen oft in Form von Blockaden gespeichert. Viele Menschen haben sich innerlich von der ursprünglichen körperlichen Erfahrung abgespalten – sie bewohnen das Körperfeld nicht mehr richtig. Wenn die Bewusstseinskräfte den Heilraum auch für alle diese Erfahrungen öffnen, tritt eine tiefe Entspannung ein, wodurch wieder viel mehr Lebendigkeit und Lebensfreude erfahren werden können. Ebenso wird dadurch die Sexualität viel freudvoller und erfüllender, weil auch die sexuelle Energie in einem offenen Körper ungehinderter fließen kann.

Der Körper ist im Grunde ein Energiefeld, das wir, weil wir es so gelernt haben, begrenzt als eine fixe Form wahrnehmen. Allerdings reicht das gesamte Energiefeld weit über die für uns sichtbaren Körpergrenzen hinaus. Wenn du die Augen schließt und die körperliche Erfahrung von innen erspürst, dann kannst du nicht sicher sagen, wo der Körper aufhört. Vielleicht kannst du sogar erkennen, dass du im Prinzip gar keinen Körper wahrnimmst, sondern einfach nur unterschiedliche sinnliche Erfahrungen. Dein wahrer Körper ist Bewusstsein und in diesem bewussten inneren Raum tauchen sinnliche Erfahrungen auf. Du bist also nicht dieser Körper, du hast dich bisher nur damit identifiziert.

Gleichwohl will das gesamte Energiefeld des Körpers in deiner bewussten Präsenz belebt werden und dazugehören. Aber erst wenn sich unsere Identifikationen mit Bewertungen, Urteilen und Emotionen im Licht des Bewusstseins auflösen, können wir das gesamte Körperfeld gleichermaßen liebevoll und bewusst im Raumbewusstsein begrüßen. Dadurch finden wir auch wieder Zugang zu einem idealen Sättigungsgefühl, zu einem stimmigen Gespür von Nähe und Distanz und zu einem achtsamen Erspüren der körperlichen Möglichkeiten. Bisher verdrängte Emotionen wie Ruhelosigkeit, Taubheit oder auch Dissoziation und Stress finden heilendes Mitgefühl im bewussten inneren Raum und können in der Bewegungslosigkeit unseres wahren Seins ausvibrieren.

Herz: Verbundenheit

Wenn dein Herz sich im Heilraum des Bewusstseins aus der Identifikation mit alten Verletzungen, Schutzprogrammen und trennenden Mustern befreit, kannst du die Verbundenheit mit allem im Leben wieder viel tiefer und freier erfahren. Es fühlt sich an, als würdest du in dir selbst wahre Zuflucht und ein echtes Zuhause entdecken. Immense innere Fülle, Liebe und Geborgenheit schenken dir unerschütterlichen Frieden hinter dem steten Auf und Ab des Lebens. Bevor das Erwachen unser Herz erfasst, kommt unser Sprechen, Lieben und Handeln hauptsächlich aus dem Verstand und kann so auch nur den Verstand anderer Menschen erreichen. Wenn unsere Worte oder unsere Handlungen aber aus dem erwachten und verbundenen Herzen fließen, werden dadurch auch die Herzen anderer Menschen bewegt und geheilt.

Im Erwachen des Herzens vertieft sich außerdem dein Zugang zu Mitgefühl und weitet sich auf alle Lebewesen aus, ohne sich dadurch mit ihrem Leiden zu identifizieren. Dein Herzzentrum ist eine Art Resonanzkörper, der sich im Erwachen wieder erlaubt, im Einklang mit dem Urklang des Universums zu schwingen. Dein Herz fügt sich ein in die größeren Abläufe des Lebens, es badet in Glückseligkeit und erfährt sich als eins mit allem Leben. Dein erwachtes Herz braucht keine Erklärungen, Gründe oder Konzepte, es kennt keine Bedingungen und gibt sich dem Fluss des Lebens vorbehaltlos hin. Es liebt, weil es keinen Mangel mehr kennt, denn es ist von grenzenloser universeller Liebe durchströmt.

Verstand: Klarheit

Wenn unser mentales System oder unser Verstand vom Erwachen erfasst wird, dann kann dies zunächst dazu führen, dass erst einmal erkannt wird, wie viele Gedanken unser System aufsuchen und wie direkt unser Leiden und unser Stress mit diesen Gedanken zusammenhängen. Die Verunsicherung, die entsteht, wenn die Verstandesmatrix ins Wanken gerät, kann vielleicht dazu führen, dass die Gedankenproduktion zunächst noch weiter angeheizt wird. Gleichzeitig tauchen aber auch viele tiefere Fragen auf, die uns helfen, über bisherige, einschränkende Gedankenkonstrukte hinauszugehen. Durch Bewusstsein wird es uns möglich, die Ebene zu wechseln und aus der Perspektive des Bewusstseins die Verstrickungen mit den automatischen Aktivtäten des Verstandes zu erkennen und zu erforschen. Dies bringt widersprüchliche innere Anteile ans Licht und hilft uns zu durchschauen, dass viele scheinbare Bedrohungen oder Begrenzungen nur in unserer Vorstellung existieren.

Der Atemtherapeut Felix Gronau beschreibt in seinem Buch *Grenzenlose Erleichterung* an einem sehr anschaulichen Beispiel das Durchschauen mentaler Abläufe durch Bewusstsein. Nach Jahren intensiver Meditation kam er in eine Phase, in der er über längere Zeit mit starken Alpträumen und Panikzuständen konfrontiert war.

Eines Morgens erwachte er wieder einmal gegen vier Uhr schweißgebadet aus einem Alptraum. Diesmal ließ ihn sein Bewusstsein aber plötzlich ganz klar erkennen, dass die körperlichen Auswirkungen der Angst zwar real waren, dass aber der Inhalt der Angst, nämlich verrückt zu werden oder an einem Herzinfarkt zu sterben, nur ein Gedanke und nicht die Realität war.

Diese Erkenntnis veränderte seinen Umgang mit den Angstzuständen grundlegend. Alle scheinbar so bedrohlichen Gedanken wurden als nicht real erkannt, wodurch sich sein Fokus immer mehr von ihnen weg auf die Erforschung der rein körperlichen Erfahrungen der Angst richten konnte. Dadurch entspannte sich sein System immer mehr und die Angstwellen verebbten. Es wurde ihm möglich, die Wellen der Angst im Körper mit wacher Aufmerksamkeit zu beobachten, ohne auf die Gedanken dazu einzusteigen.

Noch einmal verlor das Wogen an Intensität, löste jedoch gleichzeitig mein Körpergefühl vollkommen auf, so dass ich in einem nichtkörperlichen Raum schwebte, durch den sich die Energie wie in einem langsamen Tanz bewegte. Es war vollkommen still in mir, und ich bemerkte einen tiefen Frieden, der so köstlich war, dass ein Gefühl größter Wonne aus ihm entstand.[9]

Wenn die illusionären Gedankenkonstrukte im Licht des Bewusstseins verdunsten, dann zeigt sich eine Stille, in der sich Gedanken oft bereits im Ansatz auflösen wie in den heißen Strahlen der Sommersonne. Durch inneres Erforschen im Raumbewusstsein erwacht eine tiefe Klarheit in uns, die sich unmittelbar auf unser Sprechen und Handeln in allen Lebenssituationen auswirkt. Du erkennst, dass komplexe Situationen im Außen ein Spiegel für innere Unklarheit und Verstrickungen sind.

Wenn das mentale Erwachen aber nicht Hand in Hand geht mit dem körperlichen Erwachen und mit dem Erwachen des Herzens, dann bleibt es oft kühl, rational oder distanziert. Es fehlt uns an echter, tiefer Herzenswärme, an Mitgefühl, und das unermessliche Strahlen der Liebe ist nur sehr begrenzt möglich. Die Matrix unserer Kultur ist sehr verstandesorientiert. Deshalb versuchen viele Menschen, den spirituellen Prozess des Erwachens zu verstehen oder über den Kopf zu steuern. Aber Erwachen ist ganzheitlich und trägt uns weit über alle Konzepte und alles Verstehen hinaus, zurück in den liebenden Schoß des Lebens selbst.

Wenn Klarheit mit dem Erwachen des Herzens und des Körpers verbunden ist, dann eröffnet sich dir der Zugang zu einer Gelassenheit, einem Vertrauen und einer weisen Selbsttreue, die stets das Wohl des Ganzen im Blick haben. Der Verstand geht im alles umfassenden Bewusstsein auf und stellt sich voll und ganz in seinen Dienst. Das ist wahre Gnade!

Meditation:
Dem Inneren offen, verbunden und klar begegnen

Diese Meditation schließt die drei Ebenen der inneren Beziehung – Körper, Herz und Verstand – ein. Du kannst sie wie die anderen Meditationen in allen herausfordernden Lebenssituationen, aber auch ohne äußeren Anlass praktizieren, um dich dem Leben noch tiefer hinzugeben. Praktiziere sie einfach dann, wenn du einen Impuls dazu verspürst.

Oft fallen wir aufgrund der Identifikation mit einem Anteil, der bestimmte Empfindungen weghaben möchte, in einen Zustand des Leidens. Immer wenn du einen inneren Kampf, ein Leiden, Gefühle der

Isolation oder auch andere intensive Empfindungen erfährst, kann diese Meditation dir also helfen, deinem Inneren liebevoller und befreiter zu begegnen. Sie hat keinesfalls das Ziel, dass herausfordernde Emotionen oder Gefühle weggehen oder sich auflösen, sondern einzig die Absicht, mit allen Empfindungen in eine wirklich bewusste und befreite Beziehung zu treten. Es muss sich also am Empfinden in dir überhaupt nichts ändern!

Nimm dir für diese innere Begegnung genügend Zeit, bis du spürst, dass du allem, was aktuell in dir da ist, wirklich liebevoll und offen begegnen kannst. Diese innere Begegnung kann je nach Thema 5 bis 45 Minuten dauern. Sollte ein Anteil in dir behaupten, dass du das nicht kannst und dass es bei dir nicht funktioniert, dann darf dieser Anteil auch einfach da sein, ohne dass du dich damit identifizierst.

Setze dich aufrecht und bequem an einen ruhigen Ort. Komme ganz bewusst an in diesem Moment, in dieser aktuellen körperlichen Erfahrung. Richte deine gesamte Präsenz auf zwei, drei tiefe Atemzüge. Verankere dich innerlich in der aktuellen Erfahrung. Lasse diesen Körper jetzt in der grenzenlosen Weite deiner Präsenz ankommen.

Erfahre mit deiner offenen und freien Aufmerksamkeit die Sinneserfahrungen deines Körpers.

Den Atem, der kommt und geht.

Die Wärme, das Pulsieren im Körper.

Lasse dir Zeit.

Nimm wahr, wie es sich in dir anfühlt. Fokussiere dabei vor allem auf deinen Brustraum, deinen Bauch und dein Becken. Wo in deinem Körper fühlt es sich vielleicht eng, schwer, leidvoll, blockiert oder schmerzhaft an? Was auch immer an Empfindungen in dir aktuell da ist, öffne dich jetzt ganz bewusst für jede innere Erfahrung, für jedes Gefühl, jede Blockade, jeden Schmerz.

Als würdest du innerlich allen Gästen, die dein Hotel aufsuchen, die Tür öffnen oder deine Arme für sie öffnen, um jetzt allen inneren Erfahrungen einzeln, bewusst und voller Mitgefühl zu begegnen.

Sollte es dir bei bestimmten Empfindungen schwerfallen, dich zu öffnen, dann öffne dich ganz bewusst auch dem Anteil, der Mühe hat, sich zu öffnen.

Als Nächstes kannst du dich aus allen Verstrickungen mit den inneren Besuchern befreien, die da sind, und dich stattdessen mit allen verbinden. Du kannst dir vorstellen, wie sich von deinem Herzen zu jedem Gefühl eine Lichtverbindung bildet oder wie du jede Empfindung im Körper liebevoll umarmst. Stelle ganz bewusst zu allem in dir eine Verbindung her, auch zu den Anteilen, die etwas weghaben möchten.

Wenn du dich innerlich allem geöffnet und dich mit allem verbunden hast, dann kannst du dich jetzt fragen, wer oder was diese Empfindungen wahrnimmt.

Du kannst innerlich einen Schritt zurücktreten aus der Welt, aus den Erfahrungen und Empfindungen, zurück zu dem, was das alles erlebt und wahrnimmt. Zurück zu deiner inneren Klarheit, zu deinem wahren Selbst, dem bewussten Raum in dir!

Zurück in die Stille in dir, die nicht berührt wird von dieser Welt. An die Wurzel allen Seins in dir. In den unbewegten kraft- und lichtvollen Raum, der du wirklich bist. Lasse die Welt sich drehen, bleibe einfach regungslos in dieser unaussprechlichen Stille verankert.

Fließe zurück in deine kraftvolle Anwesenheit, dein wahres zeitloses Dasein.

In deine innerste Mitte, die nicht berührt wird von allem Wollen, Sollen, Suchen und Bewerten. Nichts Weltliches kann sie in dir berühren, bedrohen oder verändern.

Diese Kraft der großen Stille in dir bewegt das gesamte Universum und bleibt doch selbst unbewegt in gleichmütiger Ruhe und in lichtvoller Kraft!

Erkennen und Erforschen statt Ausweichen

Sie saß innerlich aufgewühlt an diesem leicht wackligen Tisch direkt am Fenster des alten Cafés. Ihre feuchte Hand hielt sich an dem kleinen Tisch fest. Sie hätte ihren Puls mühelos mitzählen können, so sehr pochte ihr Herz. Heute vor fünf Jahren hatte sie ihn zum letzten Mal gesehen. Davor hatte ihre Affäre fast drei Jahre gedauert. Aber jetzt gleich würde sie ihn wiedersehen, ihn, der noch immer so viel Raum in ihren Gedanken einnahm. Wie es sich wohl anfühlen würde, ihm wieder zu begegnen, und wie er wohl aussah? Schon länger war ihr aufgefallen, dass, je mehr die Bilder der gemeinsamen Zeit verblassten, ihre Vorstellung davon immer rosaroter und nostalgischer und ihr Leiden immer stärker wurde. Aus einem plötzlichen Impuls heraus hatte sie entschieden, sich noch einmal mit ihm zu treffen, um ihm direkt in die Augen schauen zu können. Um die rosaroten Vorstellungen mit der unmittelbaren Begegnung zu konfrontieren. Sie wollte ihn wirklich sehen oder erkennen und nicht mehr träumen und idealisieren. Ihr wurde klar, dass sie sich nie vor der Begegnung mit ihm gefürchtet hatte, sondern stets nur vor den Emotionen und Anteilen in sich, mit denen sie sich identifiziert hatte. Vielleicht auch davor, diese Beziehung wirklich ungeschminkt und ohne die Verzierungen und Brücken des Verstandes zu sehen. Ihr war in letzter Zeit bewusst geworden, wie oft sie ihr Leben und ihre Beziehungen versäumt hatte, weil sie vieles davon nur in der Fantasie statt mit ihrer vollen Kraft gelebt hatte.

Bisher hatte sie sich selbst geschont, aber jetzt wollte sie den Warteraum verlassen und Klarheit finden – auch zu diesem Thema. Sie spürte, dass das nur möglich war, wenn sie sich dieser Begegnung und dem Leben allgemein stellte, um endlich ihr volles Potenzial ausleben zu können. Inzwischen war ihr klar, dass sie stets diesen stillen Ort in sich trug, der auch sehr herausfordernden Themen und Empfindungen gleichermaßen bewusst und liebevoll Raum sein konnte.

Wirklich hinzuschauen oder uns auf wirklich nahe Verbindungen einzulassen macht uns innerhalb der Matrix oft Angst, weil dann herausfordernde Empfindungen in uns ausgelöst und lieb gewordene Traumbilder zerstört werden können. Die Kraft des Bewusstseins kann uns aus verstrickten Beziehungen und Situationen lösen. Wenn wir alle Gefühle und Anteile, die in einer Situation auftauchen, in den Heilraum des Bewusstseins einladen und tief erforschen, können wir deutlich erkennen, was wirklich abläuft, und mehr Klarheit und Befreiung kehren in unser Leben ein. Solange wir beispielsweise Trauer nicht zulassen oder die Angst vor Einsamkeit und Ablehnung nicht wirklich erforschen, steuern sie immer wieder unbewusst unser Verhalten.

Unser grenzenloses Potenzial

Solange wir im Überlebensmodus der Matrix feststecken, gibt es in uns meist auch einen Anteil, der Angst vor unserem wahren Potenzial hat. Denn wenn wir die Kraft unseres wahren Selbst, das Bewusstsein, wirklich realisieren, kommt alles ans Licht. Alles, womit wir uns abgelenkt, identifiziert und verstrickt haben. Nichts, was wirklich persönlich oder bedrohlich wäre, aber vielleicht einiges, was wir bisher vermeiden oder festhalten wollten.

Die Überlebensstrategien machen dem unmittelbaren Leben Platz.

Dunkelheit weicht dem Licht und Begrenzungen werden durch innere Freiheit ersetzt.

Das scheinbar getrennte, persönliche Ich löst sich in der Verbundenheit mit allem Sein auf, bis niemand mehr übrig bleibt.

Nur noch Lebendigkeit, Freiheit, Stille und grenzenloser, bewusster Raum.

Durch die Kräfte des Bewusstseins weicht die gesamte Matrix und damit unsere bisherige Welt und Identität dem tiefen Erkennen. Was nicht schon bewusst ist, wird ins Bewusstsein geholt und erkannt.

Die Tür aus dem Warteraum hinaus ins Leben öffnet sich und die scheinbare Handbremse kann sich lösen.

Auch wenn wir es vielleicht nicht in jedem Moment spüren und erkennen, so eröffnet sich uns doch ein Zugang zum inneren Ankerpunkt, zur Mitte unseres wahren Selbst.

Wir entdecken, dass hinter allen scheinbaren Mängeln in uns in jedem Moment schon die tiefe Erfüllung unseres Lebens lebendig ist.

Und wenn wir unser wahres grenzenloses Sein einmal entdeckt haben, können wir es nie mehr wirklich vergessen.

Wie lustig ist doch dieses Spiel, dass alles, was wir je dort draußen gesucht haben, schon immer in uns war!

Dass jeder scheinbare Mangel in der äußeren Welt nur ein Spiegel unserer eigenen Unbewusstheit und Verstrickung ist.

Dass jedes Leiden wegfällt, wenn in uns nichts mehr gewusst, bekämpft und festgehalten wird.

Schritte im Erwachen des Bewusstseins

Ein Leben, das auf Verbundenheit aufbaut, unterscheidet sich enorm von einem Leben, das auf innerer Verstrickung und Trennung basiert.

In der Schweiz gibt es in Wasen auf der alten Gotthardstrecke eine markante Kirche, die Zugreisende auf dem Weg in den Süden gleich dreimal sehen, immer wieder aus einer anderen Perspektive. Der Grund dafür sind die Kehrtunnels, die die Bahnlinie immer höher hinaufführen. Viele Menschen erleben auch das Erwachen als einen zirkulären Prozess, der sie Schicht für Schicht immer tiefer oder höher führt und in dem sie oft aus immer wieder neuen Perspektiven mehrfach den gleichen Lebensthemen begegnen. Immer aber kann der Prozess noch weitergehen, die innere Stille noch umfassender und der innere Raum noch grenzenloser erfahren werden.

Es gibt keinen Weg, der für alle Menschen gleich ist, und auch keine bestimmte Abfolge von Schritten, wie sich das Bewusstseinspotenzial in uns entfaltet. Auch kann es immer wieder passieren, dass scheinbar überwundene Stufen erneut aktiv werden. Das Leben kennt unzählige Wege und Abläufe des Erwachens. Weil es um das Erwachen unserer Bewusstseinskräfte geht, ist ein Aspekt aber sicher, dass die Menschen grundsätzlich bewusster werden. Außerdem lösen sich Identifikationen immer weiter auf, sodass die inneren Beziehungen zu Gedanken, Gefühlen oder anderen Erfahrungen sich schrittweise befreien.

Menschen im Erwachen erkennen immer klarer, was abläuft und wo sie das Leben noch persönlich nehmen. Manche Menschen machen tiefe Erfahrungen von Frieden, Liebe oder Verbundenheit, bei anderen verläuft alles eher still, in kleinen Schritten und fast unbemerkt. Der Prozess kann sich vielleicht manchmal verlangsamen oder in die Länge ziehen, aber er ist in keinem Fall umkehrbar. Oftmals entwickelt sich die Bewusstseinskraft des Erkennens als Erstes. Dann kann es passieren, dass wir viele der Muster, Programme und einschränkenden Überzeugungen schon erkennen, aber vielleicht noch nicht immer fähig sind, all dem innerlich Raum zu sein, was dadurch ausgelöst wird. Manchmal sind wir Bewohner zweier Welten und fallen scheinbar wieder zurück in die alte Welt der Identifikation. Dann wiederum gibt es Momente der inneren Freiheit, in denen die neue Welt schon sehr klar und frei durch uns strahlt.

Nachfolgend sollen mögliche Reiseabschnitte auf dem Weg des Erwachens unseres Bewusstseinspotenzials genauer beleuchtet werden. Dies kann uns vielleicht dabei dienen, uns noch tiefer und vertrauensvoller auf den Prozess einzulassen und unterwegs allem zu vertrauen, was das Leben bringt.

Mögliche Reiseabschnitte

- **Das identifizierte Bewusstsein – Leben und Suche innerhalb der Matrix:** Alles scheint in Ordnung, es fehlt scheinbar nur noch etwas Glück oder Erfolg in der äußeren Welt, damit unser Leben irgendwann perfekt ist. Wir sind voll im Spiel des Egos versunken und hinterfragen nur die einzelnen Spielzüge. Unser Verhalten wird von meist automatischen Bewertungen, Interpretationen, Gewohnheiten oder Mustern gesteuert. Wir erfahren uns als getrennte Person mit eigenen Gedanken, Gefühlen, Zielen und Handlungen und es dreht sich alles um ein möglichst angenehmes, erfolgreiches und bedeutendes Leben für dieses Ich.
- **Das Erkennen des Gefangenseins** ist der erste Schritt in die Befreiung. Die Matrix bekommt erste Risse. Die Kraft des Bewusstseins beginnt zu erwachen und tiefere Fragen tauchen auf. Erst wenn uns bewusst wird, dass wir leiden, nicht unser wahres Potenzial leben und eher überleben, als wirklich zu leben, beginnt sich der Blick über die Matrix hinaus zu weiten. Es wird erkannt, dass all die Dinge, andere Menschen, das Wissen und die Medien uns nicht wirklich glücklich machen können. Vielleicht ist die Enttäuschung für das Ich schon recht tief, sodass wir in eine Krise, eine Depression oder ein Burnout fallen. Gleichzeitig ist das Neue noch nicht wirklich erkenn- und vor allem spürbar. Die Bewusstseinskraft des Erkennens breitet sich vielleicht über verschiedene Bereiche unserer bisherigen Lebensmatrix aus. Schon dieser Schritt zeigt deutlich, dass der Verpuppungsprozess begonnen hat, auch wenn er in unserer Kultur oft nicht als solcher erkannt wird. Die Illusion, dass Glück darin liegt, noch mehr zu konsumieren, zu leisten oder zu werden, gerät ins Wanken. Die Suche nach Befreiung erfolgt auf dieser Stufe noch oft innerhalb der Matrix und für das scheinbare Ich. Das Suchen und Hoffen richtet sich noch auf das Optimieren des Ichs, auf die Persönlichkeitsentwicklung oder auf irgendwelche Übungen für mehr Selbstliebe.
- **Das Potenzial des Bewusstseins – und damit der Prozess der Ver-**

puppung – entfaltet sich weiter. Das Licht des Erkennens leuchtet in immer mehr Bereiche der Matrix. Im Buddhismus wird dieser Schritt auch als „Eintreten in den Strom“ bezeichnet. Die alte Welt und die alte Identität werden manchmal auch durch Erfahrungen von Einheit, Glückseligkeit oder Grenzenlosigkeit verdrängt. Mit zunehmender Bewusstheit können auch bisher unterdrückte Verletzungen, Traumen oder Emotionen erkannt werden und in den Heilraum des Bewusstseins eingehen. Viele Menschen erleben sich in dieser Phase noch als einen Bewohner zweier Welten, die sich in keiner Weise vereinbaren lassen. Die bewusste Perspektive auf das Leben wechselt sich ab mit der identifizierten Ich-Perspektive und dem damit verbundenen Gefühl von Gefangensein innerhalb der Matrix. Das Leiden des Ichs wird in dieser Phase oft sogar noch als stärker erfahren als früher, weil der Geruch der Freiheit schon gekostet wurde. Materielle Dinge, Besitz und scheinbare Sicherheiten verlieren immer mehr an Bedeutung, dafür werden Werte wie Verbundenheit, Klarheit und Echtheit wesentlicher.

- **Wirken, Erfahren und Leben kommen jetzt noch häufiger aus dem wahren Selbst.** Themen aus der Matrix treffen im inneren Heilraum auf eine liebevolle und mitfühlende Präsenz, die sich immer weniger mit irgendwelchen inneren Anteilen identifiziert. Es wird erkannt, dass Befreiung nie für ein Ich möglich ist, sondern dann geschieht, wenn die Ich-Geschichte durchschaut wird. Ebenso wird immer klarer, dass jetzt schon stets alles in Ordnung ist, weil unser wahres Selbst vollkommen frei ist von dieser Welt. Die Bereitschaft, niemand mehr zu sein, nichts mehr zu wissen und sämtliche Identifikationen oder Scheinsicherheiten aufzugeben, nimmt weiter zu. Die Schutzpanzer um das Herz werden bewusst und lösen sich auf. Die Verpuppung erfasst auch die Ebene des Herzens, des Körpers und des Geistes. Ein tiefes Mitgefühl mit allem Leben erwacht und verändert das Verhalten grundlegend. Allgemein vertieft sich der Wertewandel noch mehr und auch die Angst vor dem Tod verliert immer mehr an Macht über unser Dasein.

- **Der Zugang zur Präsenz und Stille des wahren Selbst vertieft sich weiter.** Erfüllende Zustände von grenzenloser Weite, unendlicher Dankbarkeit und Glückseligkeit tauchen auch spontan im Alltag auf. Meist sind die Bewusstseinskräfte voll aktiv und steuern das Handeln und Erleben. Es kann aber auch jetzt noch zwischendurch Momente von Angst, Zweifel oder Sorgen beispielsweise in Bezug auf geliebte Menschen geben. Ablaufende Muster werden oft schon erkannt und sein gelassen, bevor sie unser Verhalten steuern können. Wenn wir doch noch in ein Programm oder einen anderen inneren Besucher einhängen, besteht stets die Möglichkeit des bewussten Heilraums, um dadurch die Ebene zu wechseln. Äußere Themen werden als Einladungen erkannt, tiefer zu forschen. Die Intuition übernimmt das Wirken, allgemein nimmt die Prozessoffenheit zu. Gedanken werden hauptsächlich beobachtet, wodurch es deutlich stiller wird im Kopf. Verschiedene Arten des Anhaftens fallen weg. Spontane Gewissheit ersetzt die Konzepte. Bewusstsein steht meist im Zentrum des Lebens.
- **Grenzenloses Erwachen.** Alle Formen des Widerstandes und des Anhaftens verdunsten im strahlenden Licht des Bewusstseins. Das Herz ist kaum mehr aus der Verbundenheit und Ruhe zu bringen, weil sich die meisten Identifikationen vollständig aufgelöst haben. Das Licht unseres wahren Seins durchstrahlt auch sämtliche Zellen des Körpers. Ein tiefer Frieden umgibt diese Menschen. Manche Meister und Traditionen schildern, dass sich die Möglichkeit multidimensionaler Wahrnehmung auch unabhängig vom Körper eröffnet. Gemäß den Berichten vor allem von indischen Meistern können auch Materialisierungen, Teleportation und andere Phänomene außerhalb der Matrix möglich werden. Der Prozess des Erwachens kennt kein Ende. Er geht immer tiefer und eröffnet immer neue innere Welten.

Der Weckruf

Wir müssen oder können nicht lernen, Bewusstsein zu sein. Wir sind es immer schon! Es geht im Erwachen einzig darum, uns wieder an unser wahres Selbst zu erinnern und uns zu erlauben, weit über die Begrenzungen der Matrix hinauszugehen. Diesen kurzen Erinnerungstext kannst du immer dann lesen, wenn sich deine Aufmerksamkeit wieder im Hamsterrad der Matrix verloren hat, oder auch am Morgen, um gleich aus deinem wahren Selbst heraus in den Tag zu starten.

Revolution des Bewusstseins: Weckruf

Ich erlaube mir, in diesem Moment tief aus den Geschichten der Matrix zu erwachen und zum grenzenlosen, vollkommen präsenten Raum für alles zu werden, was in mir an Erfahrungen, Gedanken oder Empfindungen zu Besuch ist.

Ich ermächtige mich, jetzt aus dem Rahmen meiner gewohnten Wahrnehmung aufzuwachen und zu erkennen, dass ich in Wahrheit ein enorm kraftvolles, strahlendes Licht bin.

Als dieses Licht durchflute ich jede Zelle des Körpers. Alles in mir und um mich wird erhellt, erleuchtet und geklärt.

Ich lasse mein Licht aus meinen Augen hinaus in die Welt strahlen und bleibe gleichzeitig tief verankert in der grenzenlosen inneren Stille meines wahren Seins.

Ab sofort erlaube ich mir, aus meiner wahren, grenzenlosen Bewusstseinskraft zu wirken und zu leuchten – tief verbunden mit allem Leben!

Ich bin jetzt wirklich hier mit meiner gesamten Präsenz!

Danke!

7
Merkmale des Erwachens

Alles wandelt sich

Mit großen und leuchtenden Augen stand er da, wenn er im Alltag immer wieder in tiefe Augenblicke des Entrücktseins verfiel. Dem weitgehend unbekannten Mystiker Alexander, der um die Wende zum 20. Jahrhundert lebte, gelang es, in unglaublich herzbewegender und lichtvoller Sprache zu schildern, wie er den Zugang zum grenzenlosen inneren Raum erfuhr. In diesen Momenten des Erwachens fühlte er, *dass ihn immer etwas leise liebte.* Bereits als Zwölfjähriger wurde ihm ein erstes tiefes Erkennen seines wahren Selbst zuteil. Seine zweite „Entsinkung“ erlebte er als großen Glanz, der ihn in eine lichte, grenzenlose Weite emportrug. Rückblickend auf diese innige Begegnung mit seinem wahren Selbst erkannte er:

Ich war ein anderer geworden. Wie damals unter dem Apfelbaum, nach der ersten Entsinkung, fand ich die Welt und auch mich selbst verändert. Ich war größer geworden und die Welt kleiner.[10]

Die Erfahrung des inneren Wandels, die Alexander beschreibt, teilen aktuell viele Menschen, die genau wie er wieder mit ihrem wahren lichtvollen Selbst in Kontakt kommen. Denn das Erwachen unserer Bewusstseinskräfte wandelt unser gesamtes Leben und Erleben grundlegend und nachhaltig. Diese und andere typische Merkmale des Erwachens werden wir nun vertieft erforschen. Möge dir das Bewusstsein über diese Merkmale helfen, dem Prozess in dir noch tiefer zu vertrauen und dich der aktuellen Erfahrung vorbehaltlos zu öffnen.

Typische Merkmale des Erwachens

Das Erwachen der Bewusstseinskräfte löst bei allen davon beschenkten Menschen, unabhängig von Kultur, Geschlecht, Alter oder Bildung, sehr ähnliche Auswirkungen, Prozesse und Erkenntnisse aus. Es liegt also nahe, dass es sich dabei um einen universellen Prozess handelt, der bei allen Menschen in sehr ähnlicher Weise abläuft und zu vergleichbaren Merkmalen führt. Bei den Menschen, deren Bewusstseinskräfte erwachen, verändern sich die Wahrnehmung und das Identitätsgefühl grundlegend. Sie finden Zugang zu einer tiefen Verbundenheit mit allem Leben, was auch ihren Umgang mit der Natur und mit Tieren tiefgreifend verändern kann. Ebenso folgen sie immer weniger den Konzepten des Verstandes, weil die Kraft der inneren Gewissheit oder Intuition wieder die Führung über ihr Handeln und Wirken übernimmt.

Weitere wesentliche Merkmale werden nachfolgend dargestellt und beschrieben. Dies soll dich darin unterstützen, dich dem ganzen Verpuppungsprozess mit noch mehr Vertrauen und Neugierde überlassen zu können. Es kann dir helfen, auch in schwierigen Lebensphasen nicht mehr dem Programm der Selbstverurteilung zu folgen, weil erkannt wird, dass die aktuellen Emotionen, Krisen oder Prozesse einfach nur typische Merkmale des Erwachens darstellen. Leiden endet, wenn Frieden mit dem einkehrt, was jetzt in dir erfahren und gedacht wird. Das Erwachen geschieht sowieso, auch wenn du dabei leidest und mit aller

Kraft Widerstand gegen den Zusammenbruch deiner bisherigen Identität und Weltsicht leistest.

Anfangs zeigt sich das Erwachen vor allem darin, dass vieles von dem, was dein Leben bisher als relativ stabil, sicher oder sinnvoll erscheinen ließ, ins Wanken gerät oder vollkommen wegfällt. Dein wahres Selbst aber, das, was wahrnimmt, die Präsenz oder der Raum, in dem Wahrnehmung geschieht, verändert sich natürlich in keiner Weise, nur weil du immer klarer erkennst, wie sehr du dich bisher mit unpersönlichen Empfindungen und Erscheinungen identifiziert hast.

Die hier aufgeführten Merkmale des Erwachens betreffen also ausschließlich die Ebene der Identifikation, aber nie dein wahres Selbst und das befreite Sehen.

Erwachen bewirkt, dass das Ich, das sich aus der Identifikation bildet, wieder in die Stille der Einheit einfügt wird. Wenn Erwachen geschieht, dann ist da niemand mehr. Dann sind da nur noch Präsenz, Bewusstsein und Raum.

Im Erwachen richtet sich das Bewusstsein auf die ursprüngliche Präsenz, das Sehen, die Anwesenheit, das Gewahrsein selbst. Das Bewusstsein erfährt die Möglichkeit, in sich selbst zu ruhen, ohne seine Selbstbewusstheit durch die Erscheinung und Wahrnehmung der Welt und der Sinneserfahrungen zu verlieren.

Erwachen lässt die ursprüngliche Demut und Hingabe wieder hinter dem narzisstischen Streben der bedürftigen inneren Anteile hervorleuchten und ermöglicht dir zu erkennen, dass alles Vergleichen und Kategorisieren trennend wirkt und nur wieder neue Identifikationen erschafft. Sollten in deinem Leben also einige der folgenden Merkmale des Erwachens zu beobachten sein, dann ist das nichts Besonderes und sicher nicht die Folge einer persönlichen Leistung. Erwachen mit all seinen Merkmalen geschieht einfach, wenn die Zeit dafür reif ist. Wenn diese tiefe, erweckende Transformation dein Wesen erfasst, dann bleibt in dir kein Stein auf dem anderen. Denn die Liebeskraft der Einheit will wirklich wieder jeden Bereich deines Lebens durchfließen!

Konkrete Merkmale

Natürlich tauchen nicht bei jedem Menschen alle hier dargestellten Merkmale gleichermaßen stark oder gleichzeitig auf. Ich gehe aber davon aus, dass alle, die vom Erwachen ergriffen sind, zumindest einige der folgenden Merkmale kennen. Ebenso sind die hier aufgelisteten Merkmale keinesfalls vollständig. Weil Bewusstsein unendlich kreative Formen erschafft, zeigt sich auch das Erwachen bei jedem Menschen auf seine ganz eigene Weise.

Erfahrungen von innerem Licht und innerer Fülle

Ich sitze mit geschlossenen Augen auf meinem Meditationskissen und bin innerlich allem Raum, was da ist. Nichts muss weggehen, nichts bleiben.

Alles ist genau so willkommen, wie es jetzt ist.

Mit einem Mal fühlt es sich so an, als würde die ganze Welt von mir abfallen.

Das verwickelte Knäuel meines scheinbaren Ichs löst sich in Luft auf.

Nur noch Stille und eine enorm kraftvolle Präsenz blieben. Der Verstand sinkt ins Herz und vermag keine Gedanken mehr auszuformen in diesem grenzenlosen inneren Raum. Die Stille ist unendlich geborgen, Wellen von Glück und Liebe durchfluten meinen gesamten Körper.

Kein Wissen, kein Tun – einfach nur Sein. Die selige Einkehr in mein wahres Selbst lässt mein Herz überfließen vor Dankbarkeit.

Ich bin – und das ist viel mehr als nur genug!

Tiefe Erfüllung und grenzenloser Friede durchströmen mich. Zeit und Raum haben sich aufgelöst. Es bleiben nur noch diese tief beglückende Präsenz und eine überwältigende Dankbarkeit.

Wenn sich unsere Identifikationen und damit die scheinbare Egoidentität zumindest für einen Moment auflösen, zeigt sich hinter dieser Matrix bei allen Menschen die gleiche lichtvolle und grenzenlose Präsenz, die wir oft als „Gott“ bezeichnen. Wenn man die Berichte von Mystikerinnen und Mystikern mit den Erlebnissen der Menschen vergleicht, die eine Nahtoderfahrung gemacht haben, dann sind sie in vielen Teilen nahezu deckungsgleich. Sie erfahren eine Liebe, eine Glückseligkeit und eine Fülle, die allein dadurch auftreten, dass keine Identifikation mit einem Gedanken oder einem Gefühl mehr der Erfahrung ihres wahren Selbst im Weg steht. Nicht das Ich macht also eine mystische Erfahrung, sondern sie geschieht, wenn die Grenzenlosigkeit, die Fülle und die Freiheit des Bewusstseins für eine gewisse Zeit nicht von der Matrix überdeckt werden.

Menschen, die eine Nahtoderfahrung machen, bewegen sich während ihrer Erfahrung oft auf ein unaussprechliches, überwältigendes Licht zu, ein Licht, das ihr Herz mit grenzenloser Liebe, Glückseligkeit und Vertrauen überflutet und das ihr Innerstes transformiert. Je mehr sich in diesem Licht die Identifikation mit der bisherigen Matrix auflöst, desto mehr erfahren sich diese Menschen als eins mit diesem Licht, das sie dann als ihr wahres Selbst erkennen. Auch viele Mystiker und Mystikerinnen beschreiben in ihren tiefsten Momenten der Versenkung und Meditation ganz ähnliche Lichterfahrungen. Diese Lichterfahrung wirkt sehr erfüllend und klärend auf die Menschen, die sie erleben. Bei genauerer Betrachtung scheint dieses Phänomen allgemein dann aufzutreten, wenn sich die Identifikationen mit Gedanken, Empfindungen und Körpererfahrungen lösen und eine tiefe Wiederverbindung mit dem wahren Selbst geschieht. Genauso wie eine Blume ihre Blüte im Licht der wärmenden Sonne öffnet, kann auch unser Herz nicht anders, als sich im Licht des wahren Selbst zu öffnen und die Welt mit seiner Blüte zu bereichern.

Die meisten Menschen unserer Kultur haben solche Erfahrungen nur selten und ansatzweise erlebt, beispielsweise dann, wenn sie frisch verliebt waren und dadurch für einen Moment aus der Überlebensmatrix gefallen sind. Oft reichen solche Momente noch nicht aus, um den herkömmlichen Wahrnehmungsrahmen dauerhaft ins Wanken zu bringen. Wenn ein Mensch aber einmal vollkommen unabhängig von den äußeren Umständen bewusste Erfahrungen von Glückseligkeit und Fülle macht, dann hinterlässt das doch erste Fragezeichen.

Mystikerinnen und Mystiker, Meditierende und Erwachende aller Zeiten berichten gleichermaßen vom inneren Licht, beschreiben mit berauschten Worten Erfahrungen der Einheit mit dem „Göttlichen" in sich.

... plötzlich erstrahlte in mir eine immense Leere
und ich war aufgelöst, nirgends und überall.
Dann folgte dieses unglaubliche Lachen und Weinen.
Mein ganzes Leben, mit all seinen Kämpfen und Ängsten,
schien auf diesen Moment hin angelegt gewesen.
Und nun hatte es sich erfüllt.
Ich war vollkommen frei, alles und nichts zugleich.

Zitat einer Meditationslehrerin
(aus Jack Kornfield, 2010)[11]

Mit modernen technischen Hilfsmitteln kann inzwischen auch wissenschaftlich erforscht werden, was im Gehirn eines Menschen passiert, wenn er Zugang zu seinem wahren Selbst, zum reinen Bewusstsein in sich findet. Es kann gezeigt werden, dass sich dann eine hohe Kohärenz im Gehirn einstellt, dass sich also alle Bereiche des Gehirns wirklich verbinden und im Einklang zusammenwirken. Es entstehen neue Schaltkreise und die Energie verlagert sich mehr auch auf das Vorderhirn, wo sich die höheren sozialen Fähigkeiten sowie das Glückszentrum befinden. Die neue Wissenschaft zeigt, dass solche inneren Erfahrungen durchaus objektiv messbar gemacht werden können und dass diese Erfahrungen wiederholbar sind.

Identitäts- und Lebenskrise

Die Angst, „niemand" mehr zu sein, die Furcht vor der Leere, der Ungewissheit und vor allem auch vor dem Verlust der Kontrolle (die Kontrolle war natürlich immer nur eine Illusion) kann im Erwachen sehr intensiv werden und eine enorme Gedankenflut mit Zweifeln und Theorien zur aktuellen Lebenslage hervorrufen. Weil dieser Prozess der Identitätskrise zudem in unserer Kultur meist negativ bewertet und nicht als wesentliches Element des Erwachens oder als Geschenk des Lebens erkannt wird, leisten manchmal auch besorgte Menschen im Umfeld starken Widerstand gegen diesen Prozess.

Für die Anteile in uns und für die Menschen in unserem Umfeld, die davon ausgehen, dass dieses Ich, das sich aus unseren Identifikationen zusammensetzt, unsere wahre Identität ist, bedeutet der Zusammenbruch dieser Identität oft eine Katastrophe und wird als große Gefahr interpretiert. Für diese Anteile oder Menschen fühlt es sich an, als wäre wirklich unsere Existenz, unser Leben bedroht, wenn dieses Ich angegriffen oder entlarvt wird. Im Erkennen, dass diese intensiven Prozesse unausweichlich zum Erwachen gehören und auf einer tiefen Ebene als ein Geschenk des Lebens gesehen werden können, wird eine Hingabe an diese Abläufe möglich, ein Vertrauen in die Richtigkeit dieser Prozesse und darauf aufbauend ein innerer Friede mit dem Leben, so wie es sich zeigt. Spannend ist, dass auch der Spiegel deines Umfeldes sofort offener und entspannter wird, wenn in dir selbst mehr Hingabe an den inneren Wandel möglich wird.

Revolution des Bewusstseins: Hingabe

Wenn ein Schmetterling in das Stadium der Verpuppung kommt, dann gibt es kein Zurück mehr.

Gib dich der Auflösung deiner bisherigen Scheinidentität und damit auch dem Fluss des Lebens ganz hin. Erkenne: Was du bisher als dein

Ich angesehen hast, hat bewirkt, dass du dich als scheinbar vom Leben, von der Fülle und vom Licht abgeschnitten erfahren hast. Gib alles hin, was du bisher zu sein geglaubt hast, lasse es zerfallen und öffne dich für den grenzenlosen Raum des Nichtwissens, der Leere und der Stille hinter diesem Ich.

Füge dich ein in die größere Ordnung und in die Einheit allen Lebens. Erlaube deinem Herz, sich immer mehr zu öffnen. Lasse zu, dass du nicht mehr recht haben oder dein Ich, deine Position und deine Meinung verteidigen musst. Erlaube allem, einfach so zu sein, wie es ist, und vertraue, dass du immer schon im Ozean der Liebe eingebettet bist und dass in jedem Moment des Lebens jenseits aller Identifikationen stets eine unbeschreibliche Fülle und Glückseligkeit auf dich warten.

Das, was du wirklich bist, kann nie vergehen, und was vergehen kann, bist nicht du. Die sanfte und klare Präsenz deines wahren Selbst, die Anwesenheit des Bewusstseins, wird nie berührt von den Dramen und Problemen des kleinen Ichs!

Sei allem Kommen und Gehen einfach Raum.

Erlaube dir, dich jetzt tief in der Stille und dem Raum in dir zu verankern.

Von der dualen Erfahrung zur Einheitserfahrung

Im Erwachen wandelt sich unsere Wahrnehmung grundlegend. Ein weiterer Aspekt dieses Wahrnehmungswandels soll jetzt noch beleuchtet werden. Solange wir mit Gedanken identifiziert sind, erfahren wir eine Welt, die das Gehirn automatisch in unzählige Schubladen und Kategorien einteilt. Diese Schubladen und Kategorien basieren auf gegensätzlichen oder dualen Konzepten wie beispielsweise gut oder schlecht, richtig oder falsch, schön oder hässlich. Die Identifikation mit der mentalen Einteilung aller Erfahrungen und Erscheinungen des Lebens bewirkt, dass der Zugang zur ursprünglichen Einheit aller Erfahrungen scheinbar verloren geht. Es zeigt sich uns eine Welt der Gegensätze, in der wir nach den scheinbar richtigen und guten Erfahrungen streben und die scheinbar falschen oder schlechten Erfahrungen ablehnen. An diesem Punkt beginnt unser Kampf mit dem Leben und das ursprüngliche Vertrauen und die Hingabe fallen weg. Wenn die Identifikationen mit diesen mentalen Kategorien sich aufzulösen beginnen, wenn erkannt wird, dass wir immer nur einen sehr kleinen Ausschnitt des ganzen Bildes wahrnehmen können, dann kehrt Frieden in uns ein und ein tiefes Vertrauen in die Richtigkeit aller Dinge ersetzt das Bewerten, Vergleichen und Urteilen.

Erlaube dir jetzt, alles aus einer anderen Perspektive, mit „anderen Augen" oder aus einem neuen, erweiterten und mitfühlenderen Blickwinkel zu betrachten. Frei von allen Bewertungen und Urteilen. Nimm alles aus dem Anfängergeist des Nichtwissens wahr. Begegne jedem Menschen und jedem Moment des Lebens vollkommen offen und mit wertfreiem Interesse. Wenn es kein Richtig oder Falsch mehr gibt, bleibt nur tiefe Verbundenheit in der Ganzheit des Lebens.

Tiefgreifender Wertewandel

Im Erwachen werden viele bisherige Werte als leer, nicht nachhaltig und nicht beglückend durchschaut. Die Vorstellung darüber, welche Ziele im Leben wirklich bedeutsam und erstrebenswert sind, wandelt sich grundlegend.

Bisherige Verhaltensweisen im Beruf, in der Erziehung und allgemein im Umgang mit anderen Menschen oder mit dir selbst, die als trennend, lieblos und egozentriert durchschaut werden, fallen immer mehr weg. Alle Lebensziele, die noch auf irgendwelchen Identifikationen aufbauen, verlieren ihre Bedeutung. Wenn der bisherige Antrieb für Handlungen noch Ängste oder unerträgliche Zustände und scheinbare innere oder äußere Mangelzustände waren, dann kommt das Handeln jetzt immer mehr aus der Fülle des wahren Selbst.

Revolution des Bewusstseins: Reflexion

Was wäre wirklich noch wesentlich für dich, wenn du jetzt nur noch zwei Monate zu leben hättest? Was würdest du in dieser kurzen verbleibenden Zeit ins Zentrum deines Lebens stellen?

Wären es nicht eher Werte, die in direktem Zusammenhang mit echten, tiefen Bedürfnissen wie Verbundenheit, Liebe, Eigenständigkeit oder Kommunikation stehen?

Erkenne das jetzt tief und erlaube dir, so zu leben!

Merkmale des Erwachens nach Nahtoderfahrungen

Nahtoderfahrungen sind auch einer von vielen möglichen Auslösern für den Prozess des Erwachens. Oft geht der innere Wandel, die Verpuppung, auch nach der Nahtoderfahrung noch viele Jahre weiter. Die überwältigende Erfahrung von Einheit und Verbundenheit erschüttert die Matrix dieser Menschen derart tiefgreifend, dass sie keinesfalls mehr gleich weiterleben können wie vor der Erfahrung.

Alle erfahren beispielsweise einen sehr umfassenden Wertewandel. Noch immer versuchen manche Wissenschaftler, die stark mit einem mechanistischen Menschenbild identifiziert sind, Nahtoderfahrungen auf ein reines Produkt des Gehirns zu reduzieren. Die unglaublich tiefgreifenden Veränderungen in der Wahrnehmung und Lebensführung, die sich nach einer Nahtoderfahrung bei den Betroffenen einstellen, sind allerdings eindeutig beobachtbar und innerhalb der Matrix nicht erklärbar.

So fällt neben einem umfassenden Wandel der gesamten Wahrnehmung, der Identität und der Werte bei Menschen nach einer Nahtoderfahrung oft die Angst vor dem Tod weg, wie es auch der bereits erwähnte David Bennett erlebt hat.

Als Seemann und Ingenieur hatte er vor seiner Nahtoderfahrung mit beiden Beinen immer fest auf der Erde oder auf dem Schiffsdeck gestanden. Es gab für ihn nur schwarz und weiß. Nach seiner Erfahrung hatte er anfangs große Angst, über das zu sprechen, was er erlebt hatte, weil er befürchtete, seine Kollegen könnten denken, er sei verrückt geworden. Die Nahtoderfahrung hatte seine bisherige Lebensmatrix vollständig in sich zusammenfallen lassen. Die Angst vor dem Tod war verschwunden. Stattdessen konnte er das Leben voll ausschöpfen und jede Erfahrung dankbar genießen.

Aus der Perspektive des Bewusstseins zeigen Menschen nach Nahtoderfahrungen ganz typische Merkmale des Erwachens, die vergleichbar auch für Menschen gelten, die auf andere Weise vom Erwachen der Bewusstseinskräfte erfasst wurden.

Die Auswirkungen von Nahtoderfahrungen sind auch deshalb sehr spannend, weil durch verschiedene wissenschaftliche Studien erforscht wurde, was sich bei den betroffenen Menschen nach der Erfahrung konkret veränderte. So hat beispielsweise die Wissenschaftlerin Penny Sartori[12] folgende typische Veränderungen ermittelt:

- Auch bei Menschen, für die bislang Besitz und Status sehr bedeutsam waren, verlieren diese Werte nach der Nahtoderfahrung stark an Bedeutung und werden als unwesentlich für tiefere Erfüllung erkannt.
- Sie nehmen sich mehr Zeit für die Familie und für Freunde.
- Die Angst vor dem Tod fällt weg, weil erkannt wird, dass nur die Identifikationen sterben können, aber nie das Bewusstsein und die Präsenz unseres wahren Selbst.
- Die Menschen werden toleranter und mitfühlender und der Wunsch, immer noch liebevoller zu werden, rückt ins Zentrum ihres Lebens.
- Es gibt eine größere Wertschätzung und Dankbarkeit für das Leben und für alle Lebewesen.
- Der Respekt für die Natur und die Verbundenheit mit der Natur werden stärker und führen zu dem tiefen Wunsch, die Schönheit und Vielfalt der Natur zu erhalten und zu schützen.
- Die scheinbar persönlichen Bedürfnisse verlieren an Bedeutung,

das Interesse an größeren Zusammenhängen nimmt gleichzeitig stark zu.

- Das Gefühl, eine Mission oder Aufgabe im Leben zu haben, wird stärker. Es wird wesentlicher, sich in den Dienst der Gemeinschaft, des Wohls anderer und des Ganzen zu stellen.
- Die bisherigen Einschätzungen davon, was möglich ist, verändern sich grundlegend. Wunder bekommen einen Platz im Leben.
- Die meisten Menschen erkennen während der Nahtoderfahrung, dass sie dem Leben vollkommen vertrauen können. Dass ihr wahres Selbst nie bedroht werden kann, dass das Leben sie stets trägt und beschützt und dass wir alle in Wahrheit eine enorme, grenzenlose Liebe in uns tragen.

Auch nicht erinnerte Nahtoderfahrungen wirken

Komplikationen im Zusammenhang mit der Geburt ihrer Tochter und eine allergische Reaktion auf ein Medikament bewirkten bei Krista Gorman eine intensive Nahtoderfahrung. Ihr Beispiel ist besonders spannend, weil sie sich nach dem Aufwachen zunächst einige Zeit nicht daran erinnern konnte, was passiert war, als sie im Koma lag. Sie „funktionierte" danach zwar relativ normal, aber ihr Leben und ihre Persönlichkeit hatten sich dennoch komplett verändert. Während sie früher angespannt und voller Zukunftssorgen gelebt hatte, war sie jetzt gelassen und völlig entspannt. Plötzlich war es ihr möglich, einfach nur zu sein und ohne Sorgen und Ängste wirklich präsent im aktuellen Moment zu leben. Ihr Alltag und der Umgang mit ihrem Baby waren von Liebe und Wertschätzung für alles im Leben geprägt. Erst später kam die Erinnerung an die Erfahrung zurück, die ihr Bewusstseinspotenzial so tief erweckt und ihr Wesen grundlegend transformiert hatte.[13]

Dieses Beispiel zeigt, dass sich unser gesamtes Dasein tiefgreifend verändert, wenn wir auch nur für eine Sekunde im strahlenden Licht unseres wahren Selbst baden. Dann bleibt einzig der innige Wunsch, immer tiefer mit diesem Licht zu verschmelzen.

Das Interesse an materiellen Dingen lässt nach

Im Erwachen löst sich die Identifikation mit dem Anteil in dir immer mehr auf, der nach Glück, Erfüllung, Sinn und Liebe im Außen sucht. Denn es wird bewusst, dass diese materielle Welt dir keine echte Erfüllung oder wahre Liebe geben kann und auch nicht muss. Zudem wird erkannt, dass sich der Zugang zur Erfahrung von innerer Fülle und Erfüllung einstellt, wenn du den Anteilen in dir, die sich mangelhaft fühlen, mit Bewusstsein, Mitgefühl, Raum und Präsenz begegnest. Im Bewusstsein, dass wahre Fülle in dir liegt, verschiebt sich der Fokus auf die innere Rückverbindung und auf den daraus folgenden Zugang zur Fülle in dir.

Verletzlichkeit

Die meisten Menschen unserer Kultur sind in ihrem tiefsten und wesentlichsten Bedürfnis, dem Bedürfnis nach Verbundenheit verletzt. Wir haben deshalb innerhalb der Matrix gelernt, dieses Bedürfnis zu überspielen, zu verdrängen oder eine scheinbare Stärke und Unabhängigkeit vorzuspielen. Vielleicht haben wir sogar gelernt, die Verbundenheit oder die Liebe selbst zu fürchten, weil wir an diesem Punkt verletzt wurden und uns oft weiter sehr verletzlich fühlen. Deshalb gibt es in uns oft einen Anteil, der sich enorm nach Verbundenheit und wahrer Intimität sehnt, aber auch einen Anteil, der sich vor Liebe oder Verbundenheit fürchtet, der Liebe nicht wirklich annehmen kann und der den echten Kontakt nach innen und zu anderen Menschen scheut. Dieser Anteil spielt eine Rolle der Stärke und versucht stets, die Kontrolle zu haben, um dadurch hoffentlich nicht mehr verletzt oder an die ungeheilten Verletzungen erinnert zu werden. Diese Stärke bewirkt aber, dass sehr viel Energie in den Schutz fließt und wir nicht mehr wirklich spüren, was uns guttut. Dabei basiert wahre Stärke auf Verletzlichkeit und Offenheit. Wenn wir allen Empfindungen in uns wieder Raum sein können und nichts mehr verstecken müssen, erfahren wir eine Stärke, die auf dieser inneren Verbindung und Klarheit aufbaut.

Im Erwachen werden wir wieder sehr verletzlich, weil viele trennende Schutzprogramme und Rollen wegfallen, gleichzeitig aber auch viel freier, weil wir immer mehr erkennen, dass die Liebe und die Verbundenheit, die wir im Außen gesucht haben, immer schon in uns da sind. Gleichzeitig werden wir, verankert im wahren Selbst, viel weniger verletzt, weil wir im Moment selbst bewusst erkennen, was abläuft, und auch jederzeit voll für die innere Wahrheit und Klarheit einstehen.

In zwei Welten

Erwachende Menschen erleben sich manchmal als „Bewohner zweier Welten". Immer wieder einmal passiert es dir vielleicht, dass du dich identifizierst und in der Verstrickung mit den Geschehnissen der Welt deine innere Weite verlierst. Dann beobachtest du vielleicht, wie du versuchst, innere Anteile zu stärken, die gut dastehen und Erwartungen erfüllen möchten oder die funktionieren, nicht auffallen und von außen Bestätigung bekommen möchten. In diesen Phasen, die ganz natürlich zum Prozess der Verpuppung dazugehören, kannst du vielleicht auch beobachten, wie etwas in dir sich Kontrolle, Sicherheit und Stabilität wünscht, nicht zuletzt auch aufgrund der ganzen Unsicherheiten, die das Erwachen mit sich bringt. In diesen Phasen, in denen wir uns wieder in die Matrix „einhängen", scheint die Freiheit des Schmetterlings weit weg und tiefe Gefühle von Verzweiflung, Trauer und Ohnmacht können deinen inneren Raum aufsuchen. In anderen Momenten des Lebens erfährst du dich vielleicht aber als tief verbunden mit einer stillen Kraft und einem Vertrauen in die Weisheit des Lebens. In den Momenten des Lebens, in denen sich die neue Wahrnehmung einstellt, scheint das Leben leicht, die Dinge sind klar und wir erleben uns als verbunden, liebevoll und zentriert. Je nachdem, welche Ebene in dir aktiv ist, verändert sich die Erfahrung des Lebensvollkommen. Es ist, als würde der eine Anteil sich am Raupenbewusstsein festklammern und der andere Anteil bereits im Schmetterlingsbewusstsein über alle scheinbaren Grenzen hinwegfliegen.

Je tiefer du die Licht- und Liebeskraft deines wahren Selbst erfahren hast, desto anspruchsvoller ist es, wenn die Freiheit und Weite deines wahren Selbst scheinbar wieder im Nebel der Matrix verschwunden sind. In den Momenten, in denen eine Identifikation mit dem Erleben geschieht, ist es oft so, dass Selbstabwertungsprogramme, Zweifel, Ängste oder gar Selbsthass deinen inneren Raum aufsuchen. Wenn du dich mit diesen inneren Besuchern identifizierst, dann beginnst du dich selbst zu bewerten, zu vergleichen und dafür zu bestrafen, dass du die Verbindung scheinbar wieder verloren hast und wieder unbewusst geworden bist. An diesem Punkt kann es hilfreich sein zu erkennen, dass die alte Welt nie irgendwo dort draußen ist und dass es auch kein „Ich“ gibt, das sich darin verlieren kann. Die alte Welt ist in mir und das Ich ist ein Teil davon. Sobald eine Identifikation geschieht, fühlt es sich nur so an, als wäre ein Ich wieder in der alten Welt gefangen. Die Illusion der Matrix ist sehr eindrücklich und wirkt enorm echt.

Erlaube dir, den herausfordernden inneren Besuchern aus der heilenden Kraft, Akzeptanz und Liebe deines wahren Selbst zu begegnen. Vertraue, dass das Leben weiß, wie die Verpuppung bei dir perfekt abläuft. Das Leben lässt den Wandel und deine innere Heilung in seinem ganz eigenen Tempo geschehen.

Vertraue, dass alles seine Richtigkeit hat, dass das ganze Universum hinter dir steht und dich trägt, vor allem dann, wenn in dir ein verletzter, verzweifelter, ängstlicher oder blockierter Anteil zu Besuch ist.

Es ist nichts falsch daran, wenn dich immer wieder auch herausfordernde Emotionen oder Anteile besuchen. Lasse enge Tage genauso präsent und gleichmütig vorbeiziehen wie weite und lichterfüllte Tage. Nichts muss sich verändern, alles ist immer genau richtig, so wie es ist.

Vergiss nie, dass niemand sich je befreien muss. Dein wahres Sein ist immer schon vollkommen frei. Erlaube dir jetzt, auf den bewussten Raum rund um die alte Welt und das scheinbare Ich zu fokussieren und alle inneren Besucher in den Heilraum des Bewusstseins einzuladen. Genauso wie du einen Schatten nie loswerden musst, brauchst du dich auch nicht um sein Wohlergehen zu kümmern. Du bist das Licht, das das Erscheinen des Schattens erst möglich macht. Der Schatten ist nur ein Hinweis auf das Licht deines wahren Selbst. Lasse den Schatten einfach da sein, ohne ihn zu berühren, und verankere dich im Licht deines wahren Selbst, das immer gleichermaßen hell leuchtet.

Vertrauen in die Weisheit des Lebens

Es gibt immer etwas, in das wir unser Vertrauen setzen. Die zentrale Frage ist aber, in was wir vertrauen. Vor dem Erwachen ist unser Vertrauen hauptsächlich auf das Denken und die Konzepte des Verstandes gerichtet. Wenn die Identifikation mit den Anteilen in uns aufweicht, die zu wissen glauben, wie das Leben sein müsste, dann wird das Leben zu einer spannenden Reise, auf der sich eine namenlose Weisheit entfaltet, die unser begrenztes Vorstellungsvermögen bei Weitem übersteigt. Das aufmerksame Erforschen von allem, was sich zeigt, macht aus dem Leben eine Erfahrung, die ein unglaubliches Erkenntnispotenzial in sich birgt. Wenn sich in uns dadurch die innere Tür zum Vertrauen in das Leben wieder öffnet, wenn erkannt wird, dass nichts verbessert werden muss und dass die Welt vollkommen ist, dann erlöst uns das von unseren endlosen Optimierungsversuchen. Außerdem entspannt sich unser Körper tief, sodass wir innerlich eine wundervolle Weite erfahren können. Wir werden viel ruhiger und fließen einfach mit im Fluss des Lebens.

Manche Erfahrungen können enorm intensive Emotionen und Gefühle auslösen. Manchmal fühlen sie sich so unerträglich an, dass es uns scheint, als könnten wir sie nicht aushalten oder nicht überleben. Solange unser Leben auf Identifikation aufbaut, ist es kaum möglich, die tiefere Weisheit hinter solchen Erfahrungen zu erkennen und ihr zu vertrauen, auch deshalb, weil wir dann zu dieser befreiten und wirklich verbundenen Ebene des Lebens keinen Zugang haben. Solange wir davon ausgehen, dass das Leben Fehler macht, ist dies hier kein sicherer Ort und wir müssen ständig aufpassen oder versuchen, alles in die scheinbar richtige Richtung zu lenken. So lange sind wir im Flucht-Kampf-Modus gefangen und überleben, statt wirklich zu leben. Deshalb kennen viele Menschen neben dem Gefühl, nicht ihr wirkliches Potenzial zu leben, auch eine große innere Müdigkeit vom steten Kampf mit dem Leben. Eine Müdigkeit, die auf der Identifikation mit einem Anteil in uns basiert, der dem Leben misstraut, der Angst hat, dass etwas Falsches oder Schlechtes passieren könnte, oder auch Angst, etwas zu verlieren oder etwas zu erleben, das sehr unangenehme Gefühle auslöst.

„Vollkommenheit ist jetzt."

Ruth Hess

Durch die Revolution des Bewusstseins eröffnet sich uns die Möglichkeit, die Vollkommenheit des Lebens zu erkennen. Weil alle inneren Besucher ohne Identifikation einfach im bewussten Raum da sein dürfen, muss nichts mehr weggehen oder bleiben. Dies hat sehr weitreichende Auswirkungen auf unser gesamtes Dasein. Sämtliche inneren und äußeren Beziehungen werden entspannter, offener und interessierter. Du erkennst dann, dass du stets getragen bist von einer tieferen Weisheit, die dich liebevoll und beschützend durch diese körperliche Erfahrung führt. Eine wesentliche Basis, damit das Vertrauen in die Weisheit und Liebe des Lebens dir wieder Rückhalt und innere Gelassenheit schenken kann, ist zudem die Erkenntnis, dass deine wahre Identität von allen Schicksalsschlägen und Lebensereignissen nie bedroht oder verletzt werden kann. Deine Lebenshaltung wandelt sich vom Wissen zum Erforschen und vom Bewerten zur Offenheit. Solche Einheitserfahrungen können die Anteile in dir heilen lassen, die gelernt haben, dem Leben und den Menschen zu misstrauen, und dir wieder Zugang zu einem tiefen Vertrauen und einer bedingungslosen Hingabe an das Sosein des Lebens ermöglichen.

Revolution des Bewusstseins: Vertrauen

Der begrenzte Verstand kann nur kleine Ausschnitte des ganzen Bildes erkennen.

Im großen Bild ist stets alles vollkommen. Was sich in deinem Leben zeigt, ist immer ein Teil dieses vollkommenen Bildes.

Beende jetzt den Kampf mit dem Leben, gib dich und alle Konzepte und Überzeugungen hin.

Wenn alles, was jetzt in deinem Leben ist, wirklich vollkommen und richtig ist, wenn du in jedem Moment immer genau das erfährst, was idealerweise für deinen Prozess des Erwachens nötig ist, wenn keine Erfahrung dein wahres Selbst, den bewussten Raum, erschüttern oder verletzen kann, dann wird es möglich, dich dem Leben jetzt vorbehaltlos anzuvertrauen.

Dann wird das ganze Wollen, Verändern, Suchen und Kämpfen absurd.

Du kannst dich entspannen und beobachten, wohin das Leben dich spült.

Bevor der Film im Kino startet, sind da die leere Leinwand und das Licht, das aus dem leeren Projektor auf die Leinwand strahlt. Dann wird ein Film eingelegt. Die Bilder erscheinen auf der Leinwand. Töne, Geräusche und Stimmen ertönen. Es kann sein, dass du im Kino sitzt und dich mit den Charakteren identifizierst. Wenn der Film endet, dann bleiben da wieder nur die leere Leinwand und das reine Licht des Projektors, das darauf strahlt.

Wurden die Leinwand und der Projektor von den Bildern verändert, berührt oder gar verletzt?

Gehe tief genug, dass alles Wollen, alles Suchen und alle Trennung enden, dass alle Illusionen in der Intensität deines inneren Forschens verdunsten.

Gehe so tief, dass du dich als eins erfährst mit dem einen Energiefeld.

Eins mit der Liebe, die du bist.

Eins mit der inneren Fülle.

Eins mit dem Fluss des Lebens.

Selbstverteidigung aufgeben

Im Erwachen wird das Bedürfnis, das Ego zu schützen und gut dastehen zu lassen, abgelöst von der tiefen Bereitschaft, alles Trennende, Einschränkende und Lieblose ins Licht des Bewusstseins zu holen. Je tiefer erkannt wird, dass nichts, was über uns abläuft, persönlich ist, desto müheloser wird es, die Programme des Rechthabens, des scheinbar berechtigten Grolls und des Findens von Schuldigen in den Heilraum des Bewusstseins zu holen, ohne ihnen weiterhin zu folgen. Alles ist einfach eine Form, in der sich das Schauspiel des Lebens ausdrückt. Die Bereitschaft, keine Meinung und kein Selbstbild mehr zu verteidigen und nichts mehr persönlich zu nehmen, kann eine enorme Erleichterung auslösen. Aus dieser Perspektive können wir zudem sämtliche Erfahrungen als Feedback des Lebens ansehen, beispielsweise darüber, wie und wo wir noch verstrickt sind oder welche Überzeugungen, Gefühle und inneren Anteile noch in den Heilraum des Bewusstseins aufgenommen werden möchten.

Revolution des Bewusstseins: Aus der Egoverteidigung aussteigen

Wenn du vom Leben oder von anderen Menschen ein Feedback bekommst, dann werden in dir vielleicht bestimmte Verteidigungs- und Schutzprogramme aktiv, weil etwas angegriffen wird, das zu deinem bisherigen Selbstbild oder Selbstwert gehört hat.

Vielleicht kannst du beobachten, dass du innerhalb der Matrix bestimmte Meinungen, Verhaltensweisen oder Muster, die bei dir ablaufen, oft schon fast automatisch verteidigst und beschützt, wenn sie infrage gestellt werden. Erlaube dir jetzt, jedes Feedback zu nutzen, um noch tiefer aus den inneren Verstrickungen zu erwachen. Lasse zu, dass dein Ich immer wieder Zacken aus der Krone verliert und nicht mehr gut dastehen muss. Freue dich, denn dadurch werden viele lange und anstrengende Diskussionen, Streitereien und Dramen wegfallen. Weil jede Sichtweise und Meinung gleichermaßen ihre Berechtigung bekommt und du dich mit keinem Standpunkt mehr identifizierst. Stehe gleichzeitig immer voll und ganz für deine tiefste innere Wahrheit ein, aber versuche nicht mehr, jemanden davon zu überzeugen oder zu beweisen, dass du recht hast. Das innere Forschen und Erkennen führt zu viel mehr Glück als das äußere Kämpfen. Lasse alles ziehen, worüber du dich bisher definiert hast, lebe deine tiefste innere Wahrheit und vertraue darauf, dass Handeln mehr bewegt als große Worte. Je tiefer die Bereitschaft ist, alle scheinbaren Positionen aufzugeben und dich immer mehr in den Fluss des Lebens einzufügen, desto kraftvoller wird dein Wirken!

Unerträgliche Zustände und Zweifel

Die Kraft des Bewusstseins holt alle Anteile ans Licht, mit denen wir noch verstrickt sind oder von denen wir uns abgetrennt haben. Wenn diese Anteile wieder aus der Versenkung auftauchen, kann sich das manchmal sehr intensiv, hoffnungslos oder auch abgründig anfühlen. Aber die innere Abtrennung von diesen Zuständen und Emotionen sowie die zu ihnen gehörigen Schutzprogramme und Wächter bewirken, dass uns oft nur ein Teil unserer Kraft zur Verfügung steht und unser Körper die daraus entstehenden emotionalen Blockaden als Verspannungen und Schmerzen zum Ausdruck bringt.

Innerhalb der Matrix haben wir uns oft jahrzehntelang angepasst, verraten oder eingeengt. Wir haben brav geschwiegen, ausgehalten, waren nett und haben freundlich gelächelt, obwohl es sich in uns vielleicht ganz anders angefühlt hat. Durch diesen Selbstverrat haben sich in uns Emotionen wie beispielsweise Wut, Trauer oder Frustration angestaut, die sich durch das Erwachen aus der Matrix wieder befreien und in den inneren Heilraum drängen.

Wenn sich besonders intensive innere Besucher zeigen, dann behauptet ein Anteil in dir zwar vielleicht, dass jetzt etwas falsch sei und dass diese Empfindungen nicht in Ordnung seien. Dieser Anteil sagt vielleicht sogar, dass es immer schlimmer wird und dass du dich besser gar nicht erst auf diesen Prozess eingelassen hättest. Ja, im Erwachen tauchen manchmal wirklich enorm intensive Emotionen auf. Alte Wunden, die heilen wollen, zeigen sich. Aber gehe auch in diesen Phasen dem Anteil in dir nicht an den Haken, der Widerstand leistet oder aktuelle Erfahrungen bewertet. Schmerz oder andere intensive Emotionen sind nichts Falsches und kein Zeichen dafür, dass bei dir etwas nicht richtig läuft, sondern im Gegenteil oft der erste zentrale Schritt zurück in die Verbundenheit mit allen Aspekten in dir! Manchmal zeigt sich auch ein zweifelnder innerer Anteil, der dir erzählt, dass du dich vollkommen verrannt hast, dass du nie mehr aus dem aktuellen Zustand herausfindest oder dass du jetzt sogar wahnsinnig wirst. Es tauchen also vielleicht innere Besucher auf, die von Zweifeln, Unsicherheiten, Ängsten oder auch Fluchttendenzen erfüllt sind.

Revolution des Bewusstseins: Innere Heilung

Das Hervorbrechen von bisher unterdrückten, unerträglichen Zuständen ist ein wesentlicher Teil des inneren Befreiungsprozesses. Die Verhärtungen um dein Herz weichen auf, damit es sich dem Leben, der Fülle und der unendlichen Liebe des Universums wieder vollkommen öffnen kann. Schenke allen herausfordernden inneren Besuchern deinen liebevollen Heilraum. Intensive Wandlungs- und Heilprozesse sind wesentliche Elemente der Verpuppung, denn dein wahres, grenzenloses Schmetterlingswesen will immer mehr aufleuchten. Erkenne tief, dass dein wahres Selbst von allen Veränderungen nie berührt wird. Es ist der bewusste Raum, in dem alle Erfahrungen und Wandlungsprozesse ablaufen. Innere Anteile mit den zugehörigen Gefühlen und Emotionen werden als unpersönliche Gäste erkannt, die oft unter einem tiefen Mangel an Liebe und Akzeptanz leiden. Wenn dein Herz und dein Körper sich im Erwachen wieder öffnen, dann füllt sich jede Zelle mit Licht und alles will heilen. Was für ein Geschenk, jetzt allen inneren Besuchern einen bewussten Heilraum anbieten zu können!

Selbsttreue und Echtheit

Als Kinder waren wir vor aller Erziehung und Bildung vollkommen echt und unserer inneren Wahrheit treu. Aber spätestens als Erwachsene haben wir sehr genau gelernt, was wir sagen dürfen, tun müssen oder nicht tun dürfen, um keine Konflikte zu erzeugen, um andere Menschen zu manipulieren oder um sie in ihren Identifikationen zu bestätigen. So hast vielleicht auch du gelernt, dich von den weisen Impulsen deines Körpers abzutrennen und dich stattdessen mit Überlebens- und Schutzprogrammen zu identifizieren. Wahrscheinlich hast du gleichzeitig auch gelernt, zu funktionieren, zu schweigen, auszuhalten und dich zu verstellen. Im Erwachen löst sich die Identifikation mit diesen ganzen Programmen langsam wieder auf und das klärende Licht des wahren Selbst dahinter wird wieder deutlicher sichtbar. Dies bewirkt, dass es immer weniger möglich wird, eine Rolle zu spielen, Machtstrukturen mitzutragen oder zu schweigen, wenn etwas ausgesprochen werden sollte. Aber Selbsttreue und Echtheit sind nichts, was ein Ich lernen oder „machen" kann. Wenn Selbsttreue und Echtheit aus einem identifizierten Anteil, aus einer Rolle heraus kommen, dann wirken sie oft verletzend, zynisch, kalt und unnahbar.

Im Erwachen geschieht eine tiefe Rückverbindung, wodurch Selbsttreue und Ehrlichkeit als einzige Optionen bleiben. Echtheit, Selbsttreue und Verbundenheit sind natürliche Ausdrucksformen unseres wahren Selbst. Nichts mehr kann unter den Tisch gekehrt werden.

Es ist wunderbar menschlich, wenn du in deinem Leben innere Anteile beobachten kannst, die beispielsweise manipulativ, angepasst, lüstern oder stolz sind. All das darf da sein, nichts ist persönlich und muss bewertet oder versteckt werden. In der unermesslichen Liebe deines weit offenen Herzens hat es Raum für alle Eigenheiten und Programme in dir. Die Liebe deines wahren Selbst ist bedingungslos, nährend, heilend und voller Mitgefühl. Vertraue dich voller Demut und Hingabe dem Fluss des Lebens an, damit er dich tragen, leiten und zum Wohl aller einsetzen kann!

Aus der eigenen Tiefe leben

Aufgrund dieses inneren Wandels wird immer klarer bewusst, welche Leere oberflächliche Begegnungen und Gespräche in uns hinterlassen. Der Wunsch, sich selbst, anderen Menschen und dem Leben in seiner ganzen Tiefe zu begegnen, wird so stark, dass Oberflächlichkeit keine Option mehr bleibt.

Lebe aus deiner Tiefe und bleibe auch dann darin verankert, wenn dein Umfeld nicht gleichschwingt. Egal ob du im Außen noch zu einem Teil im Schauspiel mitspielst, bleibe bewusst in deiner inneren Stille verankert. Erkenne aber auch, dass du nichts Besonderes bist, auch wenn alle anderen scheinbar sehr oberflächlich und vollkommen gefangen in ihrer Matrix leben. Erkenne in ihnen allen dasselbe eine Sein und hinter den Masken ihrer Rollen das Leuchten des grenzenlosen Bewusstseins.

Vertraue: Wenn du in jedem Moment voller Demut und Klarheit deine wahre Tiefe und dein Bewusstseinspotenzial lebst, bis sich wirklich nichts mehr verändern muss, kann sich auch dein Umfeld dieser Kraft nicht mehr entziehen.

Der Fokus richtet sich nach innen

Im „Raupenstadium“ ist alles Streben, Hoffen, Forschen und Tun auf das Glück, die Fülle und die Sicherheit im Außen gerichtet, weil wir den Zugang zur inneren Fülle und Freiheit hinter allen Identifikationen verloren haben.

Im Erwachen bekommen wir innerlich Flügel wie ein verpuppter Schmetterling. Als Schmetterling brauchen wir nichts mehr im Außen, um uns frei zu fühlen. Wir können aus uns selbst heraus fliegen.

Je mehr sich der Fokus im Erwachen wieder auf den Bewusstseinsraum richtet, in dem sich die Welt mit allen Erfahrungen entfaltet, desto klarer wird, dass Glück, Erfüllung und Liebe nicht in dieser Welt und in den sinnlichen Erfahrungen stecken, sondern dass alle diese Aspekte natürlicherweise als Teil unseres wahren Selbst erfahren werden. Wir übernehmen wirklich die Verantwortung für unsere Bewusstseinskräfte und unsere innere Fülle, bis wir an den Punkt gelangen, an dem uns die Welt und andere Menschen nichts mehr geben müssen.

Künstliche Hierarchien lösen sich auf

Um Verletzlichkeit, Schwäche oder Selbstwertprobleme zu vermeiden und zu überdecken, laufen innerhalb der Matrix viele Programme ab, die Distanz und künstliche Hierarchien erzeugen, die nicht auf wahrer innerer Verbundenheit und Klarheit aufbauen. Wenn die Kraft des Bewusstseins wieder alles Trennende ans Licht holt, dann lösen sich in diesem Licht auch sämtliche künstlichen Hierarchien und die Angst davor wieder auf. Es wird auch erkannt, dass das wahre Selbst, der Sadguru in uns, die einzige wirkliche Autorität darstellt. Wir erkennen, dass auch spirituelle Meister und Menschen mit besonderen esoterischen Fähigkeiten im Kern alle das Gleiche sind wie wir, dass auch sie uns nie etwas geben können, das wir nicht schon tief in uns tragen, und dass wir deshalb allen Wesen gleichermaßen auf Augenhöhe begegnen dürfen.

Außergewöhnliche Fähigkeiten und Wahrnehmung

Wir haben gelernt, uns selbst und das Leben auf das zu reduzieren, was wir verstehen können. Was über den Verstand und das aktuelle Weltbild hinausgeht, ist vielen Menschen ungeheuer und wird oft als Schwachsinn abgetan. Aber wir Menschen sind multidimensionale Wesen und das Leben geht weit über das hinaus, was wir mit unserem begrenzten Verstand wahrnehmen können. So kann es passieren, dass Menschen im Erwachen Zugang zu neuen Dimensionen der Wahrnehmung finden oder diesen Zugang schon seit der Kindheit haben. Wenn sich die oberen Chakras wieder öffnen, werden wir mit Informationen versorgt, die weit über das hinausgehen, was der konzeptuelle Verstand wissen kann. Diese Phänomene werden beispielsweise als Hellfühligkeit, Hellsichtigkeit oder Medialität bezeichnet.

Solche Zugänge zu anderen Ebenen der Wahrnehmung sind unpersönliche Geschenke des Lebens für die Menschen, die diese Fähigkeiten für ihre aktuelle Lebensaufgabe benötigen. Diese Menschen sind deshalb aber nichts Besonderes und ebenso wenig sind sie weiter, bewusster oder befreiter. Ihnen wurde einfach Zugang zu anderen Wahrnehmungsebenen geschenkt, mit denen sie sich aber auch wieder identifizieren können. Sobald irgendwelche Fähigkeiten also persönlich genommen werden und eine Identifikation damit geschieht, erfährt sich der betreffende Mensch in seinem Innersten als abgetrennt, einsam, mangelhaft oder unsicher, und zwar unabhängig davon, wie „spirituell" die Fähigkeiten oder Gaben zu sein scheinen. Im Erwachen werden wir demütig und erkennen, dass wir im Kern alle dasselbe grenzenlose Bewusstsein verkörpern. Egal ob wir uns dessen bewusst sind oder nicht.

Aber gerade Menschen, die mit ihren Fähigkeiten für andere Wahrnehmungsebenen an die Öffentlichkeit treten, werden von ihren Anhängern noch oft idealisiert und als etwas Besonderes oder als Guru angesehen. Ihre Anhänger identifizieren sich mit den Informationen und Konzepten aus anderen Dimensionen und bleiben dadurch als scheinbare spirituelle Person erneut innerhalb einer esoterischen Matrix gefangen. Ob mediale Informationen unserem Erwachen dienen, hängt davon ab, aus welcher Quelle sie stammen und ob sie wirklich der Auflösung sämtlicher Identifikationen dienen. Wenn wir Menschen auf einen Sockel haben die Zugang zu anderen Dimensionen der Wahrnehmung haben oder die als spirituelle Lehrer wirken, identifizieren wir uns gleichzeitig wieder mit einem kleinen Ich, das eben nicht so viel Zugang zur Weisheit hat wie diese „besonderen" Menschen. Dies kann bewirken, dass wir uns vom eigenen inneren Zugang zur Weisheit abschneiden.

Doch der wahre Guru ist stets in dir.

Es ist dein wahres Selbst, deine innere Kraftquelle. Sie ist in jedem Menschen gleichermaßen wundervoll. Wir sind alle grenzenloses Bewusstsein. Informationen aus anderen Dimensionen können in gewissen Situationen vielleicht spannend und hilfreich sein, um sich noch tiefer aus der Matrix zu befreien, aber wir sollten uns nicht davon blenden lassen und diese Dinge auch nicht als absolute Wahrheit ansehen. Grundsätzlich sind alle Konzepte, egal aus welcher Dimension und Quelle sie stammen, im besten Fall höchstens Wegweiser für die enorme Kraft und Weisheit, die in uns allen immer schon da ist!

Erwachen bedeutet, alle Identifikationen loszulassen und sich in die größere Ordnung des Lebens einzufügen. Je stärker und stabiler unsere identifizierte Identität scheinbar ist, desto isolierter und mangelhafter ist unser Selbstgefühl. Dies trifft genauso auf „spirituelle" Identitäten zu. Je mehr sich ein Mensch aus allen Identifikationen löst, desto tiefer findet er Zugang zu einem enormen Energie- und Informationsfeld jenseits von Raum und Zeit. Wenn ein wirklich tiefes Erwachen und innere Befreiung geschehen, dann werden wir Menschen zu Werkzeugen der einen Liebe, des Lichts und des Bewusstseins.

Manchmal kann es sein, dass Menschen, die sich als sehr sensitiv, medial oder hochsensibel erfahren, mehr Mühe haben, ihren Körper wirklich zu bewohnen. Dies kann dazu führen, dass sie kaum fähig sind, wirklich tiefe und intime Beziehungen zu führen. Die Traumatherapie geht davon aus, dass verminderte Sensibilität genauso auf traumatische Erfahrungen hinweist wie erhöhte Sensibilität. Es wäre also möglich, dass traumatische Erfahrungen in diesem Leben oder in früheren Inkarnationen einerseits zu einer starken Sensibilität führen, andererseits aber die „Erdung" und die körperliche Verankerung erschweren. Grundsätzlich gilt, dass ein Mensch, der wenig Zugang zu körperlichen Bedürfnissen und Empfindungen hat, auch enorme Schwierigkeiten hat, wirklich tiefe, intime und verbundene Beziehungen zu anderen Menschen zu leben. Für wahre Befreiung ist es wesentlich, auch wirklich vollständig zu inkarnieren. Denn auch der Körper will erwachen und dafür ist es nötig, dass wir jede Zelle mit unserer Präsenz erfüllen. Wenn wir unseren Tempel nicht wirklich bewohnen, dann nisten sich dort manchmal irgendwelche Fremdenergien ein, die uns den Zugang zur Präsenz im jetzigen Moment sowie zum Gespür für stimmige Grenzen und Entscheidungen enorm erschweren. Für das Erwachen ist es deshalb wesentlich, mit beiden Beinen fest am Boden verankert zu sein und das Herz und den Kopf für die Grenzenlosigkeit des Universums zu öffnen.

Wer sich mit der spirituellen Kultur Indiens beschäftigt, der findet dort unzählige Hinweise über erwachte Meister, die enorme Dimensionen ihres Potenzials verwirklicht haben. Bei einigen dieser Menschen hat sich jegliche Identifikation aufgelöst und sie haben sich vollumfänglich in die größere Ordnung des Lebens eingefügt. Wenn das Leben es so vorsieht, dann können sie als Werkzeug des einen Bewusstseinsfeldes vielleicht auch Dinge oder Ereignisse materialisieren. Ihnen wird ein Zugang zu mehrdimensionaler Wahrnehmung ermöglicht, sie strahlen eine deutlich wahrnehmbare Lichtkraft aus oder versinken jahrelang in Samadhi, einem grenzenlosen Versenkungszustand. Manche Meisterinnen und Meister kommen jahrelang ohne Nahrung aus, können in eisiger Kälte ohne Kleidung mühelos überleben, vermögen das Wetter zu beeinflussen und haben enorm starke heilerische Fähigkeiten. Solch verwirklichte Menschen gab es bisher nicht viele, aber es gab und gibt sie immer wieder. Auch Jesus und Buddha gehörten dazu. Wenn sich im Laufe des aktuellen Bewusstseinswandels auch in unserer Kultur das Forschen vermehrt nach innen richtet, dann werden auch solche Meisterschaften bei uns häufiger, was wiederum einen enormen Einfluss auf die Bewusstseinsentwicklung der gesamten Menschheit hat.

Verantwortung übernehmen

Im Erwachen verändert sich auch das Thema Verantwortung grundlegend. Weil die Opferhaltung als Fluchtweg wegfällt, wird erkannt, dass zwar Dinge geschehen, aber niemand sie tut. Wenn zudem das Bewusstsein dafür erwacht, welche Schöpferkraft in jedem Moment durch uns wirkt, entsteht auch der Wunsch, keine Macht mehr an das Außen abzugeben, sondern voller Verantwortung aus der inneren Kraft zu wirken. Wahre Selbstverantwortung ist unpersönlich und hat überhaupt nichts mit Schuld zu tun, weil Schuld immer auf Bewertungen aufbaut und ein handelndes Ich voraussetzt.

Bewusste Selbstverantwortung bedeutet, Verantwortung für das wahre Selbst zu übernehmen. Verantwortung zu übernehmen für die Kräfte des Bewusstseins, die in uns allen angelegt sind. Wenn wir aus dem wahren Selbst leben, übernehmen wir auch Verantwortung für den inneren Raum, für die inneren Beziehungen und dafür, wirklich allem im Leben bewusst zu begegnen. Aber auch hier kann nicht das identifizierte Ich diese Verantwortung übernehmen, sondern Verantwortung geschieht dann, wenn sich die Verstrickungen mit der Opferhaltung auflösen und die Verbundenheit mit allem Leben und mit den tiefsten Herzenswünschen wieder erfahrbar wird. Wahre Verantwortung hat auch nichts mit moralisch korrektem Verhalten zu tun. Denn Moral ist nur ein schlechter Ersatz für wahres Mitgefühl, das aus der Verbundenheit mit allem Leben kommt. Im Erwachen erkennt der Mensch nicht nur seine Verantwortung für das Bewusstseinspotenzial, sondern auch seinen Auftrag für die Gesamtheit, beispielsweise durch einen bewussten Umgang mit der Kraft der Aufmerksamkeit, um so die Schöpferkraft gezielt einzusetzen.

Menschen in der Selbstverantwortung verkörpern gleichermaßen Klarheit und Mitgefühl, sie trennen sich nicht mehr ab, lassen keine unerledigten Geschäfte mehr zu und geben in jeder Aufgabe ihr Bestes für das Wohl aller Lebewesen. Wahre Verantwortung geschieht ganz mühelos, wenn keine Identifikation mehr aktiv ist, denn sie erwächst aus dem Einklang mit dem Leben selbst.

Humor

Wenn sich die Identifikation mit der Ich-Geschichte aufzulösen beginnt, erwacht in uns auch die Fähigkeit, aus ganzem Herzen über ablaufende Muster, Vorstellungen oder Eigenheiten zu lachen. Je identifizierter wir sind, desto ernster wird unser Leben. Je mehr jedoch der innere Raum wieder Platz für alle Gäste lässt, desto befreiter und herzhafter wird der Humor. Wenn der innere Spielraum wieder viel weiter wird, kehren auch das herzhafte Lachen und die Lebensfreude wieder in unser Leben ein. Auch weil wir wieder erkennen, dass unser Leben in der Matrix einem Schauspiel gleicht, das sich je nach Identifikationsgrad jederzeit von einer Tragödie in eine Komödie wandeln kann. Sehr komplexe, überfordernde Situationen, in denen scheinbar nichts funktioniert oder alles schiefläuft, können durch Humor und heitere Gelassenheit ebenfalls enorm entschärft und entdramatisiert werden. So gesehen kann Humor einer der demütigsten und hilfreichsten Wege aus der Matrix sein in Zeiten, in denen sich das Leben sehr intensiv zeigt oder wenn es sich wieder einmal überhaupt nicht um unsere Wünsche und Vorstellungen kümmert. Liebevoller und nicht zynischer oder sarkastischer Humor ist ein Ausdruck des offenen Herzens. Dieser göttliche Humor ist voller Lebensfreude, Hingabe und Offenheit. Der göttliche Humor schenkt uns die innere Weite, um der Weisheit des Lebens mehr zu vertrauen als den Vorstellungen, mit denen wir uns identifiziert haben.

Körperliche Veränderungen

Auch unser Körper wird im Erwachen transformiert und mit mehr Licht und Liebe durchflutet. Dies kann manchmal auch einige körperliche Reaktionen wie beispielsweise Schwindel, Ruhelosigkeit, Schmerzen oder Schlaflosigkeit hervorrufen. Wie bei allen herausfordernden Themen ist es auch bei körperlichen Symptomen in der erwachenden Wahrnehmung oft sinnvoll, allen Symptomen und den zugehörigen Gefühlen oder Emotionen innerlich Raum zu geben. Gleichzeitig kann es spannend sein, die symbolische Ebene eines körperlichen Problems zu erforschen und in das Thema hineinzuspüren, um noch klarer zu erkennen, was uns der Körper damit mitteilen möchte, aber auch um alle Aspekte hinter dem körperlichen Thema in den inneren Heilraum einzuladen. Nicht selten entdecken wir auch hinter gesundheitlichen Herausforderungen Traumen und karmische Themen oder Ahnenthemen. Denn auch körperliche Herausforderungen sind Chancen, um tiefer zu heilen und sich noch umfassender aus Identifikationen oder Verstrickungen zu befreien.

Magische Synchronizität

Wenn du wieder mitfließt und dich in die größeren Abläufe des Lebens einfügst, bekommst du in allen Herzensprojekten, für die du vom Leben eingesetzt wirst, viel Rückenwind. Je mehr sich dein scheinbares Ich in den Lebensfluss einfügt, desto klarer wird erkannt, dass Menschen, Antworten oder Ereignisse genau zu dem Zeitpunkt in dein Leben kommen, wenn du sie benötigst. Und zwar ganz ohne Manifestieren, positives Denken oder andere Techniken. Das Leben schenkt dir alles genau zur richtigen Zeit, wenn du dich ihm ganz schenkst. Im Erwachen öffnet sich in unserer Wahrnehmung die Tür zu einer Welt der Wunder und Geschenke immer mehr. Durch die innere Rückverbindung erfahren wir uns als geehrt, gesegnet und tief getragen von der Weisheit des Lebens. Wie sich Dinge dann einfach manifestieren oder mühelos ergeben, hat etwas Magisches und unglaublich Liebevolles. Das wiederum trägt dazu bei, dass wir uns dem Leben noch tiefer anvertrauen, in jedem Moment unseres Daseins.

Was sich sonst noch verändern kann

Weil das Erwachen so vieles in Bewegung bringt, ist die Chance groß, dass auch das familiäre und freundschaftliche Umfeld davon etwas mitbekommt oder ebenfalls „angesteckt" wird. Diese Menschen sind vielleicht vor allem zu Beginn manchmal verunsichert und die tiefen Wandlungsprozesse können auch ihre Matrix zeitweise erschüttern. Das wiederum kann Ängste, Zweifel oder auch Manipulationsstrategien auslösen. Je mehr wir selbst noch mit Zweifeln oder Ängsten identifiziert sind, desto mehr spiegelt sich das auch im Außen. Aber die Verpuppung lässt sich nicht aufhalten oder umkehren und schon bald freut sich auch unser Umfeld von ganzem Herzen über die neue Offenheit, Freude, Liebe und Präsenz, die in uns erwachen.

8
Lebensthemen im Heilraum des Bewusstseins

Da ist einerseits das, was wir wirklich sind. Der bewusste Raum der Liebe, die grenzenlose Präsenz – unser wahres Selbst.

Andererseits erscheinen in diesem bewussten Raum irgendwelche Besucher. Unser System ist so programmiert, dass wir uns oft automatisch mit bestimmten Besuchern identifizieren.

Aber auch wenn wir uns mit ihnen identifizieren, können wir doch nie etwas anderes sein als der bewusste, liebende Raum, auch wenn es sich dann nicht so anfühlt.

Sobald wir uns beispielsweise mit einem ängstlichen Anteil identifizieren oder mit einem Anteil, der glaubt, leisten zu müssen, um geliebt zu werden, spüren wir den Zugang zur Wirklichkeit unseres wahren Seins nicht mehr. Unser Dasein fühlt sich dann wieder begrenzt, abgetrennt, eingeschränkt und mangelhaft an und unsere Handlungen kommen nicht mehr aus dem bewussten Raum, sondern aus dem Anteil oder den Empfindungen, mit denen wir uns identifiziert haben. Wir erfahren uns beispielsweise nicht nur als ein ängstliches Ich, sondern wir handeln auch aus dem ängstlichen Anteil heraus. Wir fühlen uns als scheinbare Person gefangen in der Angstmatrix. Und auch der Wunsch nach spiritueller Befreiung bezieht sich auf dieses Ich, sodass unser Handeln auch in der Spiritualität letztlich aus Angst motiviert sein kann.

Solange wir uns mit einem inneren Besucher identifizieren, ist unser Dasein nicht wirklich nachhaltig erfüllend und es scheint uns immer irgendetwas zu fehlen.

Beispielsweise Energie, Liebe, Klarheit oder Erfüllung.

Wirklich auftanken können wir nur im nichtidentifizierten Raum unseres wahren Selbst. In all dem Suchen, Kämpfen und Verstricken verlieren wir oft Energie, auch wenn wir uns das Gegenteil erhoffen. Nur wenn sich ein Wunsch oder eine Erwartung erfüllt, bleibt für einen Moment der innere Raum still. Es ist wie die Stille, die bleibt, wenn ein lautes Geräusch ausklingt, das lange unsere Sinne eingenommen hat. Für einen Moment ist da kein Suchen, Kämpfen, Hoffen oder Warten mehr. Für einen Moment scheint alles in Ordnung. Weil in diesen Momenten auch keine intensiven Identifikationen aktiv sind, fühlt es sich für uns nährend und beglückend an, Wünsche zu erfüllen.

Dabei liegt das Glück gar nicht in den erfüllten Wünschen, sondern darin, dass nach der Wunscherfüllung für eine gewisse Zeit keine innere Bewegung unsere Aufmerksamkeit aus der Mitte unseres inneren Kraftzentrums abzieht.

Wirkliche Erfüllung ist nur im nichtidentifizierten Raum des wahren Selbst möglich.

Ziehe dich aus der Identifikation mit einer Erfahrung oder einem Besucher zurück und verankere dich wieder in dem Raum, der die Erfahrung umgibt. Befreie deine Aufmerksamkeit aus den Formen und lasse sie in den umgebenden Raum zerfließen.

Erlaube dir jetzt, deine Aufmerksamkeit aus dem gesamten inneren Brennpunkt oder Ich-Knäuel in deine kraftvolle Mitte zurückzuziehen.

Der Raum ist gleichermaßen immer da.

Erlaubst du dir jetzt, darin verankert zu sein, oder suchst du nach einer Optimierung deiner scheinbaren Identität im Außen?

Zurückkehren ist jederzeit möglich.

Zurückkehren auf die andere Ebene, die immer schon voller Glück, Energie, Fülle und Liebe ist.

So kannst du beispielsweise in einem Moment des Leidens die Aufmerksamkeit aus dem Leidensanteil zurückziehen und ihm bewusst Raum sein.

Du kannst dir erlauben, jede Identität aufzugeben für den grenzenlosen Raum des Einfach-Seins.

Erfährst du dich jetzt als ein leidendes Ich oder als der glückselige, erfüllte Raum?

In jedem Moment des Lebens sind diese zwei Ebenen oder Welten in dir.

Welche Welt nährst du?

Wenn der Verstand eine Welt des Leidens, der Angst oder der Trennung im inneren Raum aufbaut, kannst du, als Bewusstsein, das jetzt erkennen. Die Kraft des Erkennens wirkt so, als würdest du Steine aus dem Fundament dieser mentalen Welt herausziehen, bis sie im Nichts zusammenfällt.

Wenn du die alte Welt in dir nicht mehr nährst, zeigt sich immer klarer, dass sie nur ein mentales Konstrukt war.

Dann bricht sie hervor, die neue Welt der Einheit, der Fülle und des Friedens. Sie hat schon so lange auf die Bewusstseinsrevolution in dir gewartet.

Im nichtidentifizierten Zustand allem Raum zu sein erfüllt tief. Wenn du nicht mehr den Bewegungen weg von der Mitte folgst, nähren sich deine wahren Bedürfnisse von Verbundenheit, Klarheit oder Wahrhaftigkeit. Du kannst tief auftanken und dich entspannen. Wenn kein Mangel mehr da ist, endet die Suche.

Deine Lebensthemen im Raumbewusstsein heilen lassen

Der bewusste, lichterfüllte Raum in uns ist so grenzenlos und weit, dass darin wirklich alle unsere Themen mühelos Platz finden. Auch wenn sich unser Fokus in einem oder in mehreren inneren Besuchern verloren hat, tauchen doch stets alle Erfahrungen in diesem Raum auf und vergehen darin wieder. Der Raum selbst bleibt in jedem Moment gleichermaßen unberührt.

Wenn beispielsweise ein körperliches Thema, eine Verletzung, ein Schmerz oder auch eine Diagnose in dein Leben kommt, dann kannst du dieses Thema als Ganzheit in den bewussten Raum einladen, um alle zugehörigen Aspekte wie Empfindungen, Muster und inneren Anteile aus der der heilenden Kraft deines Bewusstseins zu begrüßen.

Wenn sich in deinem Leben ein Konflikt mit einem oder mehreren anderen Menschen zeigt, dann ist es möglich, alle diese Menschen in deinen inneren Heilraum einzuladen, dazu alle Gefühle oder Emotionen, die durch den Konflikt in dir ausgelöst werden, sowie alle zugehörigen inneren Anteile. Egal was dich beschäftigt, belastet oder in dein Leben kommt: Alles erscheint in der Weite deines Bewusstseins und es macht Sinn, dieses Raumbewusstsein nicht durch die Identifikation mit einem oder mehreren Besuchern zu verlieren, sondern fest in deinem wahren Selbst verankert zu bleiben.

Dann kann auch bei sehr intensiven Themen heilen, was verstrickt ist, auftanken, was sich mangelhaft fühlt, und wieder in die Verbundenheit zurückfinden, was scheinbar abgetrennt war.

Heilung bedeutet einfach, dem Leben und Erleben aus dem wahren Selbst heraus zu begegnen.

Der vergebende Heilraum in dir

Manchmal taucht in uns eine Stimme auf, die uns selbst oder andere Menschen anklagt, eine Stimme der Schuld und des Grolls, die aus einer tiefen inneren Not, Verletztheit oder Angst spricht.

Immer dann, wenn wir unsere Präsenz in solchen Geschichten über vergangene Erfahrungen verlieren, fließt unsere Schöpferkraft dorthin und lässt so wieder ähnliche Realitäten entstehen. Wie wir damals die Situation erlebt haben, wurde von unserem Gehirn konstruiert. Bei jedem Erinnern setzt das Gehirn die Situation erneut zu einer Erinnerung zusammen und wärmt so die alte Welt wieder auf. Ein tiefes Erforschen dieser mentalen Konstrukte kann dazu führen, dass wir erkennen, dass es sich bei all dem nur um Gedanken handelt – nichts Reales!

Warum hat jemand etwas getan oder nicht getan?

Hätte er oder sie sich wirklich anders verhalten sollen?

Können wir mit absoluter Sicherheit wissen, dass solche oder ähnliche Gedanken stimmen, und macht es uns vor allem glücklich, wenn wir weiter daran glauben?

Indem wir uns mit bestimmten Überzeugungen oder Geschichten identifizieren, geben wir ihnen Macht über unser Identitätsempfinden und unsere Stimmungen. Wer sich selbst oder einem anderen Menschen scheinbar nicht vergeben kann, wer also nachtragend ist, schleppt alle diese Lasten mit sich herum. Wer sich über jemand anderen ärgert, belastet seinen Körper mit der Energie des Ärgers und bleibt in der Ich-Matrix gefangen.

Aus der Sicht des Bewusstseins geschehen Erfahrungen, Handlungen und Situationen, aber es gibt keine handelnden Personen, die etwas tun oder nicht tun. Das Leben lebt sich selbst über seine unzähligen Ausdrucksformen und im erwachenden Bewusstsein darf immer mehr heilen und sich ganz tief wieder verbinden.

Viele Erinnerungen und Geschichten, an denen wir uns festhalten, sind nur Vorwände oder Entschuldigungen dafür, dass wir uns jetzt nicht erlauben, unser wahres Bewusstseinspotenzial wirklich zu leben und glücklich zu sein.

Mit dem Erwachen der Bewusstseinskräfte finden auch alle Erinnerungen oder Geschichten sowie die zugehörigen Bewegungen und Handlungen im grenzenlosen Raum des Bewusstseins eine heilende Heimat.

Im Bewusstsein wird uns klar, dass es im Leben keinesfalls um Perfektion geht, weil auch das scheinbar Unperfekte, Unbewusste und Unklare stets untrennbar zur Ganzheit des Lebens dazugehört.

Bei Konflikten mit anderen Menschen werden oft innere Anteile aktiv, die verletzt, bedürftig, wütend oder frustriert sind. Besonders konfliktreich wird es, wenn bei beiden Menschen eine Identifikation mit diesen Anteilen geschieht und wenn sie aus diesen Anteilen heraus handeln. Auch hier kann uns das heilende Raumbewusstsein wieder einen Zugang zu einer ganz anderen Ebene finden lassen, auf der wir nie getrennt sind und auf der alles scheinbar Trennende heilen kann.

Wenn alle anklagenden, vorwurfsvollen und misstrauischen Anteile in das liebende Raumbewusstsein gelangen, wenn sie alle auch liebevoll erkannt, gewürdigt und im inneren Raum gehalten werden, geschieht Vergebung auf ganz natürliche Weise.

Denn Vergebung heißt, zur unpersönlichen Verbundenheit hinter allem Trennenden, Bewertenden und Leidvollen zurückzufinden. Das bewusste Ausklinken aus der Identifikation mit Dramen, anklagenden Stimmen oder leidvollen Erfahrungen macht Vergebung erst möglich. Dadurch können wir wieder die Erfahrung des unpersönlichen inneren Raums genießen und allem in uns echte Zuflucht schenken. In diesem Bewusstsein wird erkannt, dass wir nie eine andere Person anklagen oder beschuldigen können und dass nie eine andere Person uns verletzen kann. All das geschieht im gleichen, einen inneren Raum. All das ist nur ein inneres Spiel unterschiedlicher Ausdrucksformen des einen Seins. Wenn der innere Krieg in der Fülle unseres wahren Selbst endet, dann findet auch die scheinbar äußere Welt als unser Spiegel zu Vergebung und Frieden.

Revolution des Bewusstseins: Konflikte heilen lassen

Setze dich aufrecht hin und verankere dich in deinem wahren Selbst hinter allen Gefühlen, Gedanken und Erfahrungen. Atme bewusst und sei allem Raum, was jetzt in dir lebendig ist.

Verweile im bewussten Atmen, bis sich eine gewisse Präsenz einstellt.

Erlaube dir jetzt, den bewussten Raum deines wahren Selbst zu einem Heilraum für einen Konflikt mit einem oder mehreren anderen Menschen werden zu lassen.

Lade hierfür alle Anteile ein, die es in dir zu diesem Thema gibt, vor allem auch den verletzten, wütenden oder ärgerlichen Anteil, beteiligte Menschen, Gefühle und Emotionen.

Erkenne jetzt tief, dass die scheinbar Anderen auch nur Anteile von dir selbst sind. Du bist mit allem und allen untrennbar verbunden. Die scheinbar Anderen erscheinen im gleichen grenzenlosen Bewusstseinsraum wie die Anteile, von denen du glaubst, dass sie zu dir gehören.

Alles ist eins!

Lade in einem nächsten Schritt deshalb auch alle Anteile der scheinbar anderen Person, vor allem auch ihren verletzten Anteil, zu diesem Thema ein.

Lasse alle diese Anteile im Licht und in der grenzenlosen Liebe deines Bewusstseins baden und heilen. Erkenne, wie alles Trennende in diesem Licht heil wird, wie sämtliche Verstrickungen und Verwirrungen sich bereinigen. Ermächtige dich, diesen Konflikt heilen zu lassen. Alle Anteile – egal ob scheinbar deine oder andere – verschmelzen und verbinden sich tief im Licht der Wahrheit.

Verweile dabei, bis ein tiefer Friede sich dazugesellt.

Danke für diese wundervolle Heilung!

Den Heilraum erweitern

In der grenzenlosen Weite des Bewusstseins zeigt sich diese körperliche Erfahrung. Beim Prozess, den wir als Sterben bezeichnen, löst sich das belebende Bewusstsein aus dem Energiefeld des Körpers. Es bleibt nur eine leblose Hülle zurück. Ganz ähnlich, wie wir am Abend eine Hose abstreifen.

Das Bewusstsein stirbt dabei aber nicht, sondern bleibt vollkommen unberührt vom Körper weiter bestehen, denn das Bewusstsein hat ja den Körper nur bewohnt. Wenn wir den Körper verlassen, kann dies die Identifikation mit dem Körper auflösen. Aber nicht alle Verstrickungen und Identifikationen scheinen sich automatisch aufzulösen, wenn wir unseren Körper verlassen. Viele unserer Identifikationen sind unbewusst und wirken so im Verborgenen immer wieder blockierend auf unser Leben und Erleben. Aus meiner Erfahrung mit dem Familienstellen gibt es oft sehr intensive Identifikationen mit ungelösten Ahnenthemen, karmischen Verstrickungen oder mit Eiden, Schwüren oder Pakten, die wir irgendwann in dieser oder in anderen Inkarnationen geleistet haben. Solche unbewussten Identifikationen erzeugen starke Energiefelder, die unser Gefühl des scheinbaren Gefangenseins in der Matrix verstärken.

Im Erwachen wollen sich auch diese und alle weiteren energetischen Verstrickungen mehr und mehr zeigen und auflösen.

Ahnenthemen im Heilraum des Bewusstseins

In der aktuellen Zeit des Wandels können sich auch die Verstrickungen und energetischen Bande mit unseren Vorfahren und Ahnen immer tiefer befreien. Denn wir haben von unseren Vorfahren neben vielen Talenten und Fähigkeiten auch einige einschränkende oder belastende Themen übernommen. So können wir beispielsweise Identifikationen mit bestimmten Gewohnheiten, Sichtweisen, Süchten oder Überlebensstrategien übernommen haben. Um sie in den Heilraum des Bewusstseins zu holen, müssen wir aber nicht genau wissen, um welche Themen es sich handelt. Die Intention allein reicht aus.

Heiltext: Ahnenthemen

(Hinweis: Lies den Text laut für eine verstärkte Heilwirkung.)

Ich bedanke mich bei euch, liebe Vorfahren, Ahnen und Urahnen, dass ihr mir ermöglicht habt, diese körperliche Erfahrung machen zu dürfen!

Ich erkenne jetzt tief, dass es keine Schuld und keine Schuldigen gibt, sondern nur erlernte Muster oder Dynamiken, die in unserer Familie bisher immer wieder an die nächste Generation weitergegeben wurden.

Gleichzeitig bleibe ich in tiefer Liebe und Achtung auf der Ebene unseres wahren Seins mit euch allen verbunden! Danke!

Ich bin reines, leuchtendes Bewusstsein – genauso wie ihr alle auch!

Hiermit lade ich alle Ahnenthemen, mit denen es bei mir bisher noch eine Identifikation gab, in den enorm kraftvollen und lichterfüllten Heilraum meines Bewusstseins ein:

- *übernommene einschränkende Bilder, Vorstellungen und Überzeugungen*
- *Opfer-, Täter- oder Helferrollen sowie alle anderen Rollen*
- *einschränkende Männer- oder Frauenbilder, Bilder über Sexualität, Arbeit, Liebe, Schuld und alle anderen Bilder*
- *Anklagen, Schuldzuweisungen, Vorwürfe, Missbräuche oder Übergriffe*
- *übernommene Gewohnheiten, Süchte, scheinbare familiäre Schulden, Ängste oder Dramen*
- *sämtliche einschränkenden Muster und Programme*
- *Traumata, Verletzungen und energetische Bande*
- *alle Arten von Verantwortungsverwirrungen*

All das sowie sämtliche hier noch nicht erwähnten Verstrickungen und Identifikationen lade ich jetzt in den Heilraum meines Bewusstseins ein und ich lasse die heilende Kraft meiner Aufmerksamkeit in sie hineinleuchten.

Ich ziehe nun meine gesamte Lebensenergie, Aufmerksamkeit und Schöpferkraft aus diesen Themen zurück und löse mich gleichzeitig aus allen Identifikationen mit diesen Themen. Alle diese Themen können sich jetzt im Licht meines Bewusstseins vollkommen transformieren und befreien!

Ich erlaube mir, mich wieder tief in meinem wahren Selbst zu verankern.

Ich öffne mich für grenzenlose Heilung und Befreiung und ermächtige mich, ab sofort ein vollkommen freies, verbundenes und glückliches Leben aus meiner wahren Kraft und inneren Mitte zu führen!

Danke, danke, danke!

Karmische Themen im Heilraum des Bewusstseins

Auch Identifikationen mit Themen aus früheren oder parallelen Inkarnationen wollen sich jetzt befreien und freuen sich auf den grenzenlosen Heilraum unseres Bewusstseins. Denn alles, was sich nicht klärt und löst, bleibt als Missverständnis oder Verstrickung im Energiefeld eines Wesens bestehen. Wir leben in einer perfekten Zeit, um alle diese Altlasten heilen zu lassen.

Heiltext: Karmische Verstrickungen

(Hinweis: Lies den Text laut für eine verstärkte Heilwirkung.)

Hiermit lade ich alle karmischen Themen, Bande oder Verstrickungen, mit denen es bei mir bisher noch eine Identifikation gab, in den enorm kraftvollen und lichterfüllten Heilraum meines Bewusstseins ein:

- *alle Arten von energetischen Verstrickungen*
- *einschränkende karmische Überzeugungen und Konzepte sowie alle dunklen, leidvollen oder belastenden karmischen Bilder und Erfahrungen*
- *zerstörerische, achtlose oder verletzende karmische Handlungen*
- *Anklagen, Schuldzuweisungen, Vorwürfe, Missbräuche oder Übergriffe*
- *alte Rechnungen, Verträge und Ausgleichshandlungen*
- *karmische Traumata und Verletzungen, die bis jetzt noch in irgendeiner Weise auf mein Dasein eingewirkt haben*
- *sämtliche karmischen Bänder, Schnüre, Stricke sowie anderen Verstrickungen oder Abhängigkeiten*
- *karmische Konflikte oder Ängste sowie alle leidvollen Muster oder Gewohnheiten*

All das sowie alle hier noch nicht erwähnten karmischen Verstrickungen und Identifikationen lade ich jetzt in den Heilraum meines Bewusstseins ein. Gleichzeitig lasse ich nun die heilende Kraft meiner Aufmerksamkeit in alle diese Aspekte hineinleuchten.

Ebenso hole ich meine gesamte Kraft, Lebensfreude und Energie sowie auch alle meine scheinbar verlorenen Seelenanteile aus karmischen Themen zurück und verankere mich wieder ganz in der Kraft meines wahren Selbst. Alle diese Themen können sich jetzt im Licht meines Bewusstseins vollkommen transformieren und befreien!

Ich ermächtige mich, ab jetzt vollkommen frei von jeder karmischen Schuld sowie von Verstrickungen oder Mustern zu leben!

Ich erlaube mir, in absolutem Frieden und absoluter Glückseligkeit diese Inkarnation zu genießen und mein wahres Potenzial sowie meine tiefste Berufung zu leben.

Ebenso ermächtige ich mich, vollkommen verbundene und glückliche Beziehungen erfahren.

Danke für diese tiefe Heilung und Befreiung!

Eide, Schwüre und Pakte im Heilraum des Bewusstseins

In dieser oder auch in anderen Inkarnationen haben wir oft unbewusst bestimmte Eide geschworen oder sind Pakte oder andere energetische Verkettungen eingegangen. Solange damit weiter unbewusste Identifikationen bestehen, wirken sie sich energetisch massiv auf unser jetziges Dasein und auf unser scheinbares Gefangensein in der Matrix aus.

So kämpft beispielsweise eine mittlerweile ältere Frau bis zum heutigen Tag mit einem sehr einschneidenden Ereignis aus ihrer Kindheit. Sie spielte damals als Mädchen allein mit ihren zwei jüngeren Geschwistern draußen in ihrem großen Garten. Weil sie einen Moment unachtsam war, gelangten die beiden Kleinen zu nahe an einen recht tiefen Bach auf ihrem Grundstück und ertranken darin. Vollkommen überwältigt von Schuldgefühlen, Trauer, Verzweiflung und Schmerz schwor sie sich aufgrund dieses Ereignisses, nie mehr glücklich zu sein. Die Schöpferenergie, die sie in diesen Eid fließen ließ, erzeugte in ihrem Leben immer wieder neue leidvolle Situationen sowie regelmäßige Erfahrungen von Schuld und Mangel.

Wenn wir den Heilraum für alle Arten von energetischen Verkettungen öffnen, kann sehr viel Befreiung geschehen.

Heiltext: Eide und andere Verkettungen lösen

(Hinweis: Lies den Text laut für eine verstärkte Heilwirkung.)

Hiermit lade ich alle Eide, Schwüre, Gelübde, Pakte und energetischen Bande, mit denen es bei mir bisher noch eine Identifikation gab, in den enorm kraftvollen und lichterfüllten Heilraum meines Bewusstseins ein:

- *der Anpassung und des Gehorsams*
- *der Unterordnung unter Personen und Organisationen*
- *der Unterordnung unter dunkle Mächte*

- *der Fahneneide*
- *der ewigen Bindung an Personen und Organisationen*
- *der ewigen Rache*
- *des ewigen Schweigens und der Sprachlosigkeit*
- *der ewigen Verdammung*
- *der Selbstkasteiung, Selbstaufgabe oder Selbstbestrafung*
- *der Schuld*
- *der Armut*
- *des Rückzugs*
- *der Keuschheit*
- *der Opferrolle und Täterrolle*
- *des ewigen Unglücklichseins und Leidens*
- *alle kirchlichen oder religiösen Versprechen, Gelübde und Schwüre und alle anderen hier ungenannten Eide und Gelübde*

Ich erlaube mir, die heilende Kraft meiner Aufmerksamkeit in alle diese Aspekte hineinleuchten zu lassen, damit jetzt tiefe Befreiung, Transformation und Loslösung geschehen können.

Gleichzeitig hole ich all meine Kraft, Lebensfreude und Energie aus sämtlichen Eiden, Schwüren, Gelübden oder Pakten zurück und veranke-re mich wieder ganz in der Kraft meines wahren Selbst. Alle diese Themen können sich jetzt im Licht meines Bewusstseins vollkommen transformieren und befreien!

Ich ermächtige mich, ab jetzt vollkommen frei von allen energetischen Verstrickungen, Banden, Abmachungen oder Versprechungen zu leben!

Danke für diese tiefe Heilung und Befreiung!

Verbundene Paarbeziehungen

Innerhalb der Matrix werden unsere intimen Beziehungen zu anderen Menschen oft von der Angst vor herausfordernden Gefühlen geprägt.

Wenn wir unsere Beziehungen zudem als einen Ort der Egobestätigung und Bedürfnisbefriedigung ansehen, haben wir oft Mühe, uns auf Wachstumsphasen und gemeinsame Heilprozesse einzulassen. Wir handeln aus dem scheinbaren inneren Mangel oder den Verletzungen heraus und versuchen unsere scheinbaren Defizite über den anderen zu kompensieren. Das Beziehungsverhalten innerhalb der Matrix kann sich beispielsweise in Aussagen wie diesen äußern:

„Ich sage jetzt besser nichts, damit sie nicht wieder so wütend wird.“

„Mit ihm fühle ich mich nicht mehr so allein und unsicher.“

„Es fühlt sich gut an zu erzählen, dass mein Mann ein erfolgreicher Manager ist.“

Aber auch für unsere Beziehungen ist es absolut wesentlich, dass wir lernen, jederzeit die Ebene zu wechseln. Es ist ein riesiger Unterschied, ob sich zwei scheinbare Personen aus inneren Mangelzuständen heraus meist unbewusst gegenseitig einschränken oder ob sie sich aus der inneren Fülle und Selbstverantwortung heraus bewusst begegnen. Dadurch, dass wir uns mit einem anderen Menschen identifizieren, geben wir ihm die Verantwortung und Macht über unser Wohlbefinden. Wir verstricken uns, indem wir unser Identitätsempfinden vom Verhalten anderer Menschen abhängig machen. Wir glauben, diese Verstrickungen seien Liebe, und leiden, wenn der andere zu wenig Zeit für uns hat oder etwas tut, das unser Identitätsempfinden erschüttert. Innerhalb der Matrix ist Liebe kein reines, bedingungsloses Verschenken, sondern immer wieder ein krampfhaftes Kontrollieren, Hoffen und Warten. Diese Prozesse laufen in allen intimen Beziehungen innerhalb der üblichen Matrix ab, ganz egal ob es sich dabei um gegengeschlechtliche oder gleichgeschlechtliche Beziehungen handelt.

In Beziehungen gibt es immer wieder Situationen, in denen Emotionen ausgelöst werden und der verletzte Anteil in uns aktiviert wird. Innerhalb der Matrix ist die Reaktion darauf beispielsweise ein Drama in Form von Vorwürfen, Rückzug oder Opferhaltung. Die Beziehungen innerhalb der Matrix zeigen sich wie ein Theaterstück, in dem alle ihre

Rolle einnehmen. Dramen oder Muster, die von außen an uns herangetragen werden, sind Einladungen, ebenfalls in das Theaterstück einzusteigen und die aktuell „freie" Rolle darin zu besetzen. Die Einladung ist meist so gezielt auf die Muster, Schuldgefühle oder Ängste in unserem System ausgerichtet, dass es gar nicht so einfach ist, bewusst genug zu bleiben und die Bühne nicht zu betreten. Wenn uns diese Prozesse bewusst werden, eröffnet sich uns die Chance, dem Gegenüber mit echtem Mitgefühl zu begegnen, ihm Raum für seine aktuellen inneren Gäste zu sein und diesen inneren Bewusstseinsraum auch gleich allen Gästen in uns anzubieten, ohne in ein Dramamuster einzusteigen.

Wenn du deine Beziehungen aus der grenzenlosen Fülle deines wahren Selbst heraus führst, sind sie voller Kraft und Magie. Solche Beziehungen eröffnen einen tiefen Heilraum für alle Themen, die in beiden Partnern zu Besuch kommen. Anstelle von zwei scheinbaren Personen, die versuchen, aus inneren Mangelzuständen heraus irgendwie durch den anderen Erfüllung und Liebe zu finden, begegnet in bewussten Beziehungen das eine Bewusstsein sich selbst. Dann lässt du deine Partnerin, deinen Partner in deiner Liebe und inneren Fülle baden, bleibst aber gleichzeitig tief in dir selbst verankert, sodass du nur Dinge tust, die sich für dich wirklich stimmig anfühlen.

Vier Fragen in Bezug auf Beziehungen

Die folgenden vier zentralen Fragen können dir helfen, dein Beziehungsverhalten noch tiefer zu erforschen:

1. Lebe ich die Beziehung aus meinem wahren Selbst und damit aus einem inneren Zustand der Fülle heraus oder identifiziert mit inneren Besuchern und dadurch basierend auf einem scheinbaren inneren Mangel?
2. Erkenne ich herausfordernde Beziehungsthemen als Einladungen, um gemeinsam noch tiefer zu heilen, oder sehe ich sie eher als Auslöser für Streit, Kampf und weitere Verletzungen?

3. Verfolgen wir beide wirklich die gleichen Ziele – allgemein in unserer Beziehung sowie im Umgang mit herausfordernden Themen? Sind wir also ein Team und eröffnen so einen gemeinsamen Heilraum für alle Themen und Muster, mit denen es bisher noch Identifikationen gab?
4. Bin ich bereit, mich auch über alle anspruchsvollen Themen unserer Beziehung offen, verbindend und voller Selbstverantwortung auszutauschen? Trage ich meinen Teil dazu bei, eine gemeinsame Sprache zu entwickeln, die uns durch alles Trennende hindurch wieder in die ursprüngliche Verbundenheit dahinter führt?

Heilbeziehungen leben

Eine Paarbeziehung ist ein gemeinsamer Heil- und Aufwachraum.

Wenn wir herausfordernden Themen als Team begegnen, dann können wir alle Aspekte, die zu einem Thema gehören, in den inneren Heilraum unseres Bewusstseins holen, egal ob es sich scheinbar um „meine" oder „deine" Anteile handelt.

Gemeinsam heilen heißt nicht, dass wir Konflikte umschiffen und Harmonie um jeden Preis anstreben – ganz im Gegenteil. Es ist sehr kraftvoll, sich auf eine bewusste Heilbeziehung auszurichten, beispielsweise indem wir folgende Entscheidungen treffen:

- Ich übernehme zu hundert Prozent die Verantwortung für meine inneren Beziehungen und dafür, aus der inneren Fülle heraus zu leben.
- Ich entscheide mich, dass Erwachen, wirkliche Heilung und Befreiung für mich wesentlicher sind, als gut dazustehen, recht zu haben, Schuldige zu finden oder einen stabilen Selbstwert zu haben.
- Ich entscheide mich dafür, immer wieder alles Trennende und Bewertende in mir zu erforschen, mit dem ich die Beziehung noch belaste.

- Ich bin bereit, möglichst rasch aus Mustern des Rückzugs und der Sprachlosigkeit auszusteigen, um alle Themen ohne Vorwurf oder Schuldzuweisung in den bewussten Beziehungsheilraum zu führen.
- Ich entscheide mich, tief zu erkennen, dass sämtliche Muster, Schutzprogramme oder Gewohnheiten unpersönlich sind und einfach ablaufen, solange sie nicht durch die Kraft des Bewusstseins aufgedeckt werden.
- Ich entscheide mich dafür, immer tiefer zu erkennen, dass alles Trennende zwischen mir und anderen Menschen letztlich aus der Identifikation mit Programmen und Mustern kommt.
- Ich ermächtige mich, jetzt wieder von ganzem Herzen zu lieben und unendlich viel Liebe in mein Leben zu lassen!

Familie

Den Wunsch, auch unsere spirituellen Erkenntnisse mit unseren liebsten Menschen zu teilen, kennen wir wohl alle. In unserer Vorstellung innerhalb der Matrix wäre unser Leben dann besser, wenn beispielsweise unsere Eltern, unser Partner, unsere Partnerin oder auch unsere Kinder sich von uns für den Prozess des Erwachens anstecken ließen. Vielleicht sogar voller Dankbarkeit dafür, dass wir sie endlich aus ihrem engen unbewussten Leben befreien Aber was ist der Antrieb hinter diesen Wünschen?

Wir haben gelernt, unsere Freiheit, unser Wohlbefinden und unser Glück von anderen Menschen abhängig zu machen. Ein Anteil in uns wartet oft noch im Erwachsenenalter beispielsweise auf die volle Anerkennung, Wertschätzung und Liebe eines Elternteils. Wenn du mit einem solchen Anteil in dir identifiziert bist, der beispielsweise darauf hofft, dass dein Vater, deine Mutter, deine Geschwister, deine Partnerin, dein Partner oder auch deine Kinder den Weg des Erwachens mit dir gehen, dann machst du deine Befreiung von äußeren Umständen abhängig.

Gehe jetzt einfach voller Freude und Kraft deinen Weg, egal ob sich andere Menschen im gleichen Tempo oder in die gleiche Richtung bewegen wie du. Für die Verpuppung zum Schmetterling ist es nicht nötig, andere Raupen von der Verpuppung zu überzeugen. In uns allen ist die Sehnsucht nach der Freiheit des Fliegens gleichermaßen angelegt. Du musst niemanden bekehren, brauchst keine Erlaubnis, keinen Segen und keine Anerkennung von außen, um deinen eigenen Weg gehen zu dürfen. Erlaube es dir selbst – jetzt!

Erlaube aber auch allen anderen Menschen, im eigenen Tempo genau ihren Weg zu gehen. Nimm alle deine Erwartungen an dein Umfeld in deinen inneren Heilraum, anstatt ihnen weiter zu folgen. Du kennst nie den Weg für andere Menschen. Das Leben weiß es besser als du. Die Verpuppung setzt dann ein, wenn die Zeit dafür reif ist. Diesen Prozess kannst du auch mit noch so viel Druck oder guten Argumenten nicht beschleunigen.

Im Erkennen, dass die Wertschätzung und die Liebe, die du vielleicht noch im Außen gesucht hast, in deinem wahren Selbst immer schon da sind, kannst du immer mehr loslassen und einfach deinen Weg gehen.

Heiltext: Legitimation für das Erwachen

Ich erlaube mir jetzt, in innerer Demut und Liebe stets dem Pfad zum Licht zu folgen und meiner tiefsten Wahrheit treu zu bleiben.

Wenn sich gewisse Menschen in meinem Umfeld scheinbar nicht auf diesen Prozess einlassen möchten, ist das völlig in Ordnung.

Ich muss nie auf jemanden warten und benötige keine Erlaubnis von außen, um meinen Weg gehen zu dürfen.

Gleichzeitig erlaube ich mir, jetzt alle Erwartungen an Freunde und Familie loszulassen und den Anteil in mir im Raumbewusstsein zu begrüßen, der vielleicht noch auf ihre Liebe oder darauf gewartet hat, dass sie meinen Prozess mitmachen.

Auch die Menschen, die mir wichtig sind, haben genauso wie ich ein Recht auf ihr eigenes Leben und ihr eigenes Tempo.

Indem ich mich jetzt dem Lebensfluss vollkommen anvertraue, bin ich bereit, mein Herz für alle inneren Besucher zu öffnen und überquellende innere Fülle und Liebe zu erfahren.

Aus dieser inneren Fülle heraus begegne ich jetzt allen Menschen und Lebensthemen. Ebenso öffne ich mich für tief erfüllende Freundschaften und Wegbegleiter, mit denen ich echte Verbundenheit, Tiefe und Wahrhaftigkeit leben kann.

Ich löse mich vollständig aus allen Verpflichtungen oder Verstrickungen mit meinen Eltern, Geschwistern, Ahnen oder anderen Menschen. Ich erkenne jetzt tief, dass ich nicht für ihr Glück oder Wohlbefinden verantwortlich bin, aber auch nicht für alle anderen Gefühle, die sie erfahren. Echte Verbundenheit ist frei von Verstrickungen und Abhängigkeiten. Ich gebe jetzt alle Verantwortung, die ich für andere Menschen übernommen habe, in Liebe und Achtung zurück und hole meine ganze Verantwortung wieder zu mir. Gleichzeitig ermächtige ich mich jetzt, einzig der Wahrheit und Freiheit meines wahren Selbst zu folgen!

Kinder und Erziehung

Auch die Beziehungen zu unseren Kindern dürfen jetzt tief heilen! Dazu ist es nie zu spät!

Welch ein Geschenk, unseren Kindern und allen anderen Menschen wieder tief verbunden, voller Klarheit und mit innerem Raum begegnen zu dürfen!

Auf dem Weg zurück in die ursprüngliche Verbundenheit stoßen wir aber oft noch auf bestimmte Altlasten, die den Heilraum unseres Bewusstseins benötigen. Denn zuerst wurden wir erzogen und dann erziehen wir oder haben erzogen. Wie einen Werkzeugkoffer haben unsere erwachsenen Bezugspersonen ihre Erziehungsmethoden, Muster und Programme an uns weitergegeben und wenn wir diesen Koffer nicht mit Bewusstsein erforschen und neu bestücken, gelangen in herausfordernden Situationen doch immer wieder die gleichen trennenden Werkzeuge zur Anwendung.

Solange wir uns im Alltag in Mustern und Identifikationen verstricken, sind unsere Beziehungen belastet und es entsteht eine Realität der Trennung mit vielen leisen oder lauten Dramen. Erst das Erforschen dieser Identifikationen und der zugehörigen Emotionen bringt mehr Bewusstheit und Klarheit in unser Leben. Innerhalb der Matrix fühlt es sich oft sehr ausgeliefert an, wenn die Muster unterhalb der Schwelle des Bewusstseins einfach die Realität gestalten. Solange wir mit einer Angst oder einem Ausweichprogramm identifiziert sind, können wir auch unsere Kinder nicht wirklich erreichen.

Die Enge oder scheinbare Begrenzung des inneren Gefühlraums spiegelt sich unmittelbar im Außen am Verhalten der Kinder. Sie streiten mehr, brauchen enorm viel Raum oder zeigen ein Verhalten, das unsere innere Enge noch verstärkt.

Solange die Wut im inneren Hotel noch im Keller eingesperrt ist, wird sie immer wieder vom Verhalten der Kinder aus dem Keller geholt oder spiegelt sich an den Wutausbrüchen der Kinder.

Wenn ich mich vorwurfsvoll verhalte, lernen auch meine Kinder vorwurfsvolles Verhalten – mit sich und mit anderen Menschen.

Wenn meine Aufmerksamkeit sich in Gedanken verloren hat, wenn sie in Tagträumen, Ängsten oder Vorstellungen versunken ist, dann versuchen die Kinder mich oft mit auffälligem oder „nervigem" Verhalten aufzuwecken.

Wenn ich mit dem, was in mir da ist, mit meinen inneren Gästen, nicht wirklich in einer bewussten und liebevollen Verbindung bin, spiegeln meine Kinder mir dies dadurch, dass ich auch sie kaum erreichen kann oder dass sie mich nicht hören.

Wenn ich den Zugang zu meinen wahren Bedürfnissen verloren habe, leben auch meine Kinder ein Leben voller Ersatzbedürfnisse – wie zum Beispiel eine übermäßige Mediennutzung.

Wenn ich mit mir selbst nicht ganz ehrlich bin, belügen mich auch die Kinder.

So wie ich mit unangenehmen Emotionen und Gefühlen umgehe, so gehe ich auch mit meinen Kindern um.

Mit Kindern erwachen

Wenn du dir in diesem Moment erlaubst, dein Kind wirklich mit den Augen der Liebe zu betrachten – was siehst du? Wenn du in diesem einen Augenblick wieder die ursprüngliche Herzverbundenheit zu deinem Kind zulässt, hinter allen Bewertungen, Problemen, Erwartungen und Konflikten der Matrix?

Wenn du in ihm das unglaubliche Wunder des Lebens erkennst, das du eine gewisse Zeit auf seinem Lebensweg begleiten darfst?

Erzähle allen Menschen vom wahren Selbst, auch den Kindern, denn oft erinnern sie sich noch besser daran als viele Erwachsene. Erzähle davon, dass es in uns allen eine Ebene gibt, die von den Herausforderungen des Lebens nie berührt ist.

Dieses Wiedererinnern ist die Basis für jeden Befreiungsprozess.

Denn auch bei Kindern laufen im inneren Raum manchmal Egoprogramme, starke Ängste oder Muster ab, mit denen sie sich identifizieren und an denen sie leiden. Die Kinder genauso wie uns selbst liebevoll darin zu unterstützen, vollkommen frei von der Schuldfrage solche Programme ans Licht des Bewusstseins zu holen, kann enorm befreiend und verbindend wirken.

Am besten gelingt der Einstieg in diese Themen, wenn wir als Erwachsene zuerst ganz offen über die Muster und Programme sprechen, die bei uns – auch im Alltag mit den Kindern – ablaufen. Dies öffnet oft die Tür, um gemeinsam mit den Kindern auch Muster zu erforschen, die sich bei ihnen zeigen.

Wesentlichster Punkt dabei ist, dass alle diese Muster oder Programme stets vollkommen unpersönlich sind. Dann fallen das Thema Schuld, die Anklage und auch der Veränderungsdruck weg. Nur dann besteht bei den Kindern die Bereitschaft, offen zu forschen, was genau wann und wie in ihnen abläuft.

Nicht du bist frech, ängstlich oder gewalttätig, sondern da ist ein Anteil in dir, der frech, ängstlich oder sehr wütend ist. Du bist der Gastgeber und diese Programme oder Muster sind nur zu Besuch in dir. Das von meiner Frau Linn verfasste Kinderbuch *Das Gefühlsschloss* kann eine ideale Grundlage darstellen, um gemeinsam mit Kindern einen unpersönlichen Forschungsraum vor allem im Umgang mit Gefühlen zu eröffnen. Ebenso können darauf aufbauend alternative, weniger trennende Handlungsmöglichkeiten besprochen werden.

Im Alltag mit Kindern tauchen auch immer wieder viele unterschiedliche Bedürfnisse auf, die uns oft überfordern. Deshalb ist der Zugang zum inneren Raumbewusstsein gerade für Eltern, Pädagoginnen und Pädagogen sehr entscheidend. Bestimmte kindliche Bedürfnisse wie die nach Verbundenheit, Rückhalt, Kommunikation und Schutz sind nicht verhandelbar. Aber innerhalb der Matrix sind viele alltägliche Bedürfnisse auch Ersatzbedürfnisse. Das gilt beispielsweise für mediale oder Konsumbedürfnisse. Diese Bedürfnisse brauchen einfach einen liebevollen, mitfühlenden und wirklich verbundenen Raum – nicht unbedingt Befriedigung.

Grundsätze für den bewussten Alltag mit Kindern

Die nachfolgenden Grundsätze können zu einem großen Teil auch auf den Alltag mit Erwachsenen übertragen werden.

- *Nutze vor einem Gespräch über ein heikles Thema die erforschende Kraft des Bewusstseins für dich selbst. Bringe so Licht in die Verhaltensimpulse oder Reaktionen, die über dich ablaufen. Was davon kommt vielleicht noch aus einer Identifikation mit gewissen Ängsten oder anderen Empfindungen? Aus inneren Anteilen oder Mustern? Sei all dem, was da ist, innerlich Raum, bis Klarheit einzieht.*

- *Gehe allgemein im Alltag und vor allem vor dem Besprechen schwieriger Themen zuerst ganz bewusst in Verbindung zu deinem Kind. Schaue deinem Kind in die Augen und lächle es an. Sprich mit ihm über ein Thema, von dem es begeistert ist oder das euch beide interessiert. Höre ihm mit deiner ganzen Aufmerksamkeit zu. Erst wenn die Verbindung wirklich voll da ist, sprich das heikle Thema an, indem du dein Kind zunächst fragst, wie es das Thema erlebt und was es darüber denkt. Höre ihm offen und interessiert zu, bis es alles zum Thema gesagt hat, ohne von dir unterbrochen oder bewertet zu werden.*
- *Lasse aber auch nichts mehr unter den Tisch fallen, was deine Beziehung zu den Kindern belastet. Sprich wirklich alles an, was dir auffällt. Mute deinen Kindern die Wahrheit und die Kraft deines bewussten Erkennens zu. Wenn du beispielsweise beobachtest, dass sie einem Programm des Ausweichens oder der Opferhaltung an den Haken gehen, dann konfrontiere sie klar und ohne Vorwurf mit deiner Beobachtung.*
- *Ziehe dich nie aus der Beziehung mit deinen Kindern zurück, bleibe präsent und auch dann beharrlich im Gespräch, wenn es sehr komplex wird. Finde in dir zu Klarheit und gehe aus dieser Klarheit in den Dialog mit deinen Kindern. Schone dich und sie nicht. Schenke ihnen, wenn nötig, Zeit und Raum für ihre inneren Prozesse, aber lasse dich nicht durch Dramen oder eine Opferhaltung manipulieren. Begegne ihnen jederzeit auf Augenhöhe und voller Achtung, aber lasse auch nicht zu, dass sie dir achtlos begegnen. Trage Konflikte klar und ohne Drama aus, stehe für deine innere Wahrheit ein, aber bleibe stets auch interessiert und offen für das Erleben deiner Kinder.*
- *Erkenne stets ihr unendlich kraftvolles göttliches Sein und traue ihnen das Leben zu. Sie tragen alles in sich, um ihren perfekten Platz in dieser Welt zu finden und glücklich zu sein. Das Leben schenkt ihnen stets die richtigen Erfahrungen, damit auch sie immer mehr ihr wahres Potenzial entfalten können. Sie brauchen nie dein Mitleid,*

wohl aber dein Mitgefühl und dein Vertrauen in ihre innere Kraft und Weisheit.

- *Du musst nicht perfekt sein und alles richtig machen. Das Leben hat dich auserwählt, deine Kinder zu begleiten, weil du stets schon perfekt bist für das, was sie an Erfahrungen machen möchten. Das Spiel des Lebens ist unpersönlich und vollkommen.*
- *Frage dann, ob jetzt auch du etwas zum Thema sagen darfst. Sprich ohne Bewertungen, Vorwürfe und Zuschreibungen, indem du deine Beobachtungen, Wünsche oder Bedürfnisse beschreibst. Versuche deine Wünsche zu dem Thema zu benennen und erforsche mit dem Kind, ob ihr euch auf gemeinsame Ziele einigen könnt.*
- *Frage dich immer wieder: Würde ich so mit einem guten Freund oder einer guten Freundin reden? Wie würde ich es zu einem guten Freund oder einer guten Freundin sagen?*
- *Bleibe in Verbindung und bewusst – egal welche Muster, Programme, Dramen oder Opferhaltungen bei deinem Kind ablaufen. Gehe nicht mit ins Drama, sondern verankere dich in der inneren Klarheit und im Raumbewusstsein.*
- *Zurückspulen: In dem Moment, in dem du erkennst, dass du in alte Muster zurückgefallen bist und nicht wirklich liebevoll mit deinem Kind umgehst, kannst du sagen: Nein, stopp! Wir spulen jetzt das Ganze zurück. „Spiele" die Szene noch einmal durch, aber dieses Mal so, wie dein Herz sich damit wohlfühlt! Danach kannst du gegebenenfalls auch noch sagen, dass es dir wegen vorher leidtut und dass du auch noch lernst.*
- *Erzähle Geschichten aus deiner eigenen Kindheit oder allgemein aus deinem Leben, in denen du Angst hattest, im Drama versunken warst oder dich zurückgewiesen gefühlt hast – aber nie mit dem Ziel, dein Kind in eine Richtung zu manipulieren.*
- *Verzichte voll und ganz auf das Bedürfnis, recht zu haben oder Schuldige zu finden. Bei Machtkämpfen gibt es nie Sieger, sondern nur Verlierer! Suche aber weiter mit dem Kind nach einer stimmigen Lösung!*

- *Wenn sich eine Situation immer wieder sehr unangenehm und leidvoll für alle Beteiligten entwickelt, dann kannst du versuchen, mit deinen Kindern Regeln aufzustellen. Regeln sind aber immer nur dann sinnvoll, wenn sie gemeinsam mit den Kindern ausgehandelt wurden. Dazu ist es wesentlich, dass sie die Notwendigkeit für eine Regelung verstanden haben und der Regel auch zustimmen. Regelbrüche brauchen nie Konsequenzen oder Strafe, sondern weitere Gespräche mit aktivem Zuhören, um im Kind die Bewusstseinskraft so weit zu stärken, dass es aus bisherigen Mustern aussteigen kann. Vielleicht entstehen im Prozess aber auch wieder neue Regeln.*
- *Sprich nicht mit Bewertungen wie richtig oder falsch, frech oder brav, sondern besser von den Bedürfnissen, Gefühlen oder Herzenswünschen, die aktuell in dir da sind – allerdings ohne dem Kind oder irgendjemand anderem die Schuld dafür zu geben. Es gibt keine Schuld, nur unangenehme Gefühle, die manchmal Widerstand auslösen.*
- *Das Wort „Nein" solltest du möglichst selten verwenden. Viel sinnvoller ist es, das tiefste Bedürfnis hinter einem Verhalten des Kindes zu erforschen und gemeinsam zu überlegen, wie dieses Bedürfnis erfüllt werden kann.*
- *Das Bedürfnis hinter einem Nein des Kindes solltest du mit Bewusstsein erforschen. Wenn ein Kind zu etwas Nein sagt, dann sagt es immer auch Ja zu einem bisher nicht bewussten Bedürfnis. Wenn wir das erforschen, gibt es dafür meistens eine gute Lösung.*
- *Lasse dich von außen, beispielsweise durch deine Eltern oder durch scheinbare Fachpersonen, nie unter Druck setzen, wie du mit deinem Kind umgehen sollst – verankere dich in der Tiefe des Raumbewusstseins und bleibe einzig und allein deiner inneren Führung und der bedingungslosen Liebe treu!*

Wieder dem inneren Ruf folgen

Menschen, die sich erlauben, wieder dem inneren Ruf und nicht mehr den Konventionen, Ängsten oder Gewohnheiten zu folgen, sind ein Geschenk für diesen Planeten und für ihr Umfeld. Ihre Lebendigkeit und Lebensfreude wirken ansteckend und inspirierend. Sie machen uns Mut, uns auch auf das auszurichten, was uns tief erfreut und erfüllt.

Wir sind innerhalb der Matrix oft mit Programmen des Aushaltens, des Leidens und des Selbstmitleids identifiziert. Kurz: Oft befinden wir uns in der Opferrolle, gefangen in einer scheinbar persönlichen Geschichte, die uns weismacht, dass wir aufgrund der Umstände oder anderer Menschen nicht glücklich sein können.

Wir haben innerhalb der Matrix auch gelernt, uns anzupassen und brav, nett, angepasst, mit freundlichem oder gequältem Lächeln unsere Pflichten zu erfüllen. Vielleicht klammern wir uns auch an Scheinsicherheiten, identifiziert mit irgendwelchen einschränkenden Überzeugungen und der Angst davor, was ein wirklich freies und freudvolles Leben an Gefühlen oder Emotionen in uns auslösen könnte.

Aber die Zeit ist jetzt reif, weit über alle diese Muster und Programme hinauszugehen, dem inneren Ruf zu folgen und das Leben neu auf Freiheit und Lebendigkeit auszurichten.

Das kann dazu führen, dass wir uns erlauben, alle Strukturen, Gewohnheiten und Lebenssituationen infrage zu stellen, die sich noch eng, begrenzt und unfrei anfühlen.

Wir sind die Schöpfer unseres Lebens!

Wir können heute unser gesamtes bisheriges Leben komplett auf den Kopf stellen. Wir können unseren Traumjob leben, in unserem Traumland ein neues Zuhause finden, alles verkaufen und losreisen, tanzen, die Natur schützen, das Meer säubern, Bäume pflanzen und einfach wirklich dem im Leben folgen, was uns begeistert und tief erfüllt.

Dann können wir uns auch mit Kindern und allen anderen Menschen freuen, wenn sie vollkommen glücklich sind. Wir können auch die Kinder aus gesellschaftlichen Zwängen und Erwartungen befreien, sie von Druck, Erwartungen und Bewertungen erlösen. Damit sie als Kinder lernen, glückliche Menschen zu werden, die ihr Potenzial von innen heraus entwickeln dürfen. Als Eltern sollten wir sie so viel Zeit wie möglich spielen lassen und nie zum verlängerten Arm eines Systems werden, das auf Müssen, Druck und Bewertung aufbaut. Dann wird uns auch klar, dass sie nichts lernen müssen, was sie nicht interessiert, und dass wir alle nichts erdulden oder uns gegenseitig bewerten müssen.

Wir alle dürfen uns jetzt ein Leben außerhalb der Matrix schenken.

Wir haben uns so sehr daran gewöhnt, uns einzuschränken, anzupassen und innerhalb der Matrix das Leben zu erdulden, weil wir bisher oft gar nicht an die Möglichkeit geglaubt haben, jederzeit alles verändern zu können. Wir haben uns eingesperrt in Strukturen und Institutionen, in Wohnungen, Jobs, Beziehungen, Schulen oder Ausbildungen, oft einfach deshalb, weil wir eine Matrix des Aushaltens, der Anpassung, der Zweifel und der Angst gelernt haben.

Innerhalb der Matrix haben wir uns vielleicht über nervige Strukturen sowie über langweilige oder sinnlose Abläufe geärgert und sind bislang doch oft darin stecken geblieben. Aber jetzt ist die Zeit reif, aus der sozialen Matrix und aus der erlernten Hilflosigkeit auszusteigen. Wir ermächtigen uns, von jetzt an vollkommen bewusst und klar dem inneren Ruf zu folgen.

Es geht nicht darum, dass ein Ich in einengenden Überzeugungen oder Strukturen gefangen wäre, und auch nicht darum, dass dieses Ich daraus ausbrechen müsste. Es ist auch nicht das Ziel, dass ein scheinbares Ich endlich mutig wird und die Dinge im Leben verändert, die einschränkend wirken.

In all dem ist kein Ich.

Bewusstsein selbst bewirkt, dass alles Einschränkende, Konditionierte und Gewohnte seine Macht über unser Leben und Verhalten immer mehr verliert.

Auch geht es in keiner Weise um Egoismus oder Rücksichtslosigkeit. Im Bewusstsein gibt es eine tiefe Verbundenheit und ein Mitgefühl mit allem Leben. Das ist das Ende von Egoismus und Rücksichtslosigkeit. Menschen, die ihr Bewusstseinspotenzial leben, sind glücklich, innerlich frei und verbunden. Ihr Wirken ist getragen von dem tiefen Wunsch, dass alle Lebewesen glücklich sein mögen und dass die gigantische Schönheit unseres wundervollen Planeten erhalten bleibt. Wenn unser Verhalten aber nicht mehr angstgesteuert ist, dann gibt es auch keinen Impuls mehr zur Anpassung an scheinbare äußere Autoritäten, an Konventionen, gesellschaftliche Erwartungen oder an das Sicherheitsbedürfnis scheinbarer anderer Egos.

Außerhalb der Matrix wird unser Verhalten nicht mehr von konditionierten Ängsten, Überzeugungen oder scheinbaren Sachzwängen gesteuert. Die Impulse für das Verhalten kommen direkt aus dem Bewusstsein, aus der inneren Gewissheit und Freude.

Was für eine Kraft, was für eine Freiheit, die in jedem Moment in uns allen schon da ist!

Wenn unser Verhalten jetzt aus der intuitiven Kraft der inneren Fülle und Freiheit fließt, dann ist es freudvoll und voller Liebe.

Dann kann es wirklich Berge versetzen und neue Welten entstehen lassen!

Sprache als Schöpferkraft

Einst wandelte der griechische Philosoph Sokrates durch die Straßen von Athen.

Plötzlich kam ein Mann aufgeregt auf ihn zu. „Sokrates, ich muss dir etwas über deinen Freund erzählen, der …“

„Warte einmal“, unterbrach ihn Sokrates. „Bevor du weitererzählst – hast du die Geschichte, die du mir erzählen möchtest, durch die drei Siebe gesiebt?“

Die drei Siebe? Welche drei Siebe?“, fragte der Mann überrascht.

„Lass es uns ausprobieren“, schlug Sokrates vor. „Das erste Sieb ist das

Sieb der Wahrheit. Bist du dir sicher, dass das, was du mir erzählen möchtest, wahr ist?" „Nein, ich habe gehört, wie es jemand erzählt hat."

„Aha. Aber dann ist es doch sicher durch das zweite Sieb gegangen, das Sieb des Guten? Ist es etwas Gutes, das du über meinen Freund erzählen möchtest?" Zögernd antwortete der Mann: „Nein, das nicht. Im Gegenteil …"

„Hm", sagte Sokrates, „jetzt bleibt uns nur noch das dritte Sieb. Ist es notwendig, dass du mir erzählst, was dich so aufregt?" „Nein, nicht wirklich notwendig", antwortete der Mann.

„Nun", sagte Sokrates lächelnd, „wenn die Geschichte, die du mir erzählen willst, nicht wahr ist, nicht gut ist und nicht notwendig ist, dann vergiss sie besser und belaste mich nicht damit!"

Sprechen ist eine Form des Handelns und birgt in sich eine starke schöpferische Kraft. Wenn unsere verbale Kommunikation aus der Identifikation mit einem inneren Besucher kommt, dann stärkt sie die Matrix und hat die Tendenz, das Ausgesprochene zu verfestigen. Es macht also Sinn, sehr achtsam und liebevoll mit der Kraft von Worten umzugehen. Bewusstsein ermöglicht uns, das zu erkennen und über alle einschränkenden Aussagen zu Gesundheit, Diagnosen, Problemen oder anderen Menschen hinauszugehen.

Aus der offenen Haltung des Nichtwissens verändert sich auch unser Sprechen grundlegend. Unsere verbale Kommunikation schließt dann Wunder explizit in die Sprache mit ein und investiert die Kraft der Worte in befreite und verbundene Realitäten.

Ein Sprachraum öffnet sich

Das lange Schweigen endet und es entsteht eine Sprache, die sich direkt aus dem jetzigen Moment in Verbindung mit dem Innersten bildet.

Je klarer wir als Bewusstsein erkennen, was in uns abläuft, welche Gefühle, Bedürfnisse, Muster oder auch inneren Anteile zu Besuch sind, desto einfacher wird es auch, uns darüber mit anderen Menschen auszutauschen. Der bewusste Raum kann dadurch zu einem heilenden Sprachraum werden, in dem wir gemeinsam mit anderen Menschen Verstrickungen erforschen und dadurch stets noch tiefer in die Verbundenheit dahinter finden. Die alte vorwurfsvolle, schuldzuweisende oder dogmatische Kommunikation wird als unbrauchbar durchschaut und durch eine Sprache ersetzt, die direkt aus dem inneren Erforschen entsteht. Identifikationen werden nicht mehr verteidigt, sondern im Sprachraum beleuchtet und durchschaut. Die vollkommene Transparenz des bewussten Sprachraums legt Muster, Blockaden oder Programme offen, die bei „mir" ablaufen. Dies kann zuerst Angst auslösen und bewirkt scheinbar, dass „ich" weniger stark, perfekt oder unantastbar wirke, aber die Möglichkeit, durch das Aussprechen aus der Identifikation mit trennenden Mustern und Verstrickungen auszusteigen, bewirkt letztlich eine große Befreiung und Entlastung, auch deshalb, weil sie alle als unpersönlich durchschaut werden. Wenn trennende innere Verstrickungen im gemeinsamen Sprachraum erforscht und beleuchtet werden, dann kann eine wahrhaftige Begegnung geschehen und eine enorme Nähe und Intimität können entstehen. Außerdem öffnet sich in dieser Echtheit der Zugang zur Weisheit der Körperimpulse wieder, sodass wir nicht mehr über Lösungen nachdenken müssen, sondern sie sich einfach klar zeigen dürfen.

Beziehung zum Körper

Es ist ein warmer, goldener Sommerabend, du sitzt an einem Tisch im Garten, umgeben von duftenden Blumen, Bienen und Schmetterlingen. Die laue Luft umschmeichelt deine Haut. In tiefer Entspannung lässt du voller Wonne einen Löffel Schokoladeneis auf deiner Zunge zerschmelzen. Eine tiefe Dankbarkeit für die unaussprechliche Schönheit des Lebens durchflutet dein Herz.

Das Leben ist ein Fest der Sinne.

Dir ist dieser wunderbare, sinnliche und fühlende Körper geschenkt. Ein Körper, der dir ermöglicht, beispielsweise Schmerz, Trauer, Angst oder Wut zu erfahren, aber auch sexuelle Lust, Geborgenheit, Ekstase oder Zärtlichkeit.

Mit seinen Billionen von Zellen, die gemeinsam eine energiegeladene, vibrierende und warme Einheit bilden, ist er ein absolut wundervoller Ausdruck der Natur.

Wenn du jetzt die Augen schließt, kannst du die Wärme, Lebendigkeit und allgemein das Erleben im Körper spüren. Zum Körper stehst du also auch in einer inneren Beziehung. Eine Beziehung, die oft sehr belastet ist durch die ganzen kulturellen Bilder, Vorstellungen, Konzepte und Schönheitsideale, die der Körper scheinbar erfüllen muss, um sich deine Liebe zu verdienen. Innerhalb der Matrix ist auch die Beziehung zum physischen Körper identifiziert. Er wird dadurch zu einem wesentlichen Teil unserer scheinbaren Identität, sodass wir glauben, diesen Körper nicht zu haben, sondern dieser Körper zu sein.

So wie wir meist eine genaue Vorstellung davon haben, welche Gefühle gut und richtig oder schlecht und falsch sind, haben die meisten Menschen auch konkrete Vorstellungen erlernt, wie ihr Körper aussehen müsste, um scheinbar richtig, schön oder perfekt zu sein. Wenn das Bild, das unser Verstand vom physischen Körper konstruiert, nicht mit dieser Vorstellung übereinstimmt, dann beginnen oft ablehnende oder vorwurfsvolle Muster abzulaufen.

Revolution des Bewusstseins: Die Beziehung zum Körper erforschen

Wie frei und offen ist deine Beziehung zum Körper?

Wie sehr erlaubst du dir zu genießen, dass du ein Wesen bist, das sinnliche und auch lustvolle Erfahrungen machen kann?

Welche Anteile deines Körpers brauchen die Liebe und Zuwendung deines Bewusstseins am dringendsten?

Welche Gefühle oder Emotionen zeigen sich, wenn du deine Aufmerksamkeit auf diese Körperbereiche lenkst? Erlaube dir, diesen Empfindungen jetzt liebevoll Raum zu geben.

Du kannst dich nun auch entscheiden, deinen Körper vollständig mit der Kraft deines Bewusstseins zu durchleuchten und dich wirklich auf diese körperliche Erfahrung einzulassen.

Ermächtige dich, in jeder Situation deines Lebens in Verbindung zum Körper zu bleiben, um klar, liebevoll und wahrhaftig den inneren Impulsen zu folgen und für die innere Wahrheit einzustehen.

In unserem Alltag mit vielen Ablenkungen, Reizen und auch medialen Impulsen geschieht es oft, dass wir den Kontakt zum Körper zumindest teilweise verlieren. Dann kann ein kurzer oder längerer Bodyscan helfen, sich wieder ganz in der aktuellen körperlichen Erfahrung zu verankern. Sollte dir der Kontakt zum Innenleben allgemein schwerer fallen, dann empfiehlt es sich, den Bodyscan immer wieder in deinen Alltag einzubauen und auch vor allen anderen Meditationen als Einstieg anzuwenden.

Revolution des Bewusstseins: Bodyscan

Schließe die Augen und setze oder lege dich entspannt hin.

Reise mit deiner Aufmerksamkeit in deinen rechten Fuß und nimm ganz bewusst wahr, wie sich dein rechter Fuß im Moment anfühlt. Spüre die Lebendigkeit und Wärme im Fuß, vielleicht nimmst du auch ein Kribbeln oder den Kontakt zum Boden oder zur Unterlage wahr. Lasse die Aufmerksamkeit jetzt zum anderen Fuß reisen, um dich dort gleichermaßen zu verankern. Danach kannst du mit dem gleichen forschenden Erspüren zu deinen Händen reisen. Spüre mit dieser bewussten Präsenz Schritt für Schritt durch deinen ganzen Körper. Bewohne diesen Körper jetzt bewusst, mit deiner gesamten Präsenz, beseele jede Zelle dieses Körpers.

Falls in dir bisher ein Programm abgelaufen ist, den Körper bei unangenehmen Emotionen zu verlassen, kannst du nun entscheiden, aus diesem Programm auszusteigen. Das Programm darf sich in Licht und Liebe transformieren, während du tief in der Kraft deines wahren Selbst verankert bleibst, bereit, allem Raum zu sein, was in dieser körperlichen Erfahrung an Empfindungen auftaucht.

Im Erwachen aus der Matrix lösen sich sowohl unsere Identifikation mit dem physischen Körper als auch die Vorstellung, wie ein idealer Körper aussehen müsste, immer mehr auf. Dafür erwacht eine tiefe Dankbarkeit für dieses Körpergeschenk, zusammen mit einer bedingungslosen Liebe und Annahme.

Innerhalb der Matrix behandeln wir gesundheitliche Herausforderungen meist ausschließlich auf der körperlichen Ebene – oft nicht mit nachhaltigem Erfolg. Dabei kann der Körper nie getrennt vom gesamten System existieren. Er ist eingebettet in die Ganzheit unseres Daseins und sogar in die gesamten Abläufe der Erde und des Universums. Er erscheint im Bewusstsein, wird belebt von Bewusstsein und heilt auch im Bewusstsein. Eine Krankheit ist aus dieser ganzheitlicheren Perspektive ein Weckruf unseres gesamten Systems, noch tiefer zu erwachen und uns aus einschränkenden Identifikationen zu befreien. Der Körper kommuniziert nicht nur über Gefühle oder Bedürfnisse mit uns, sondern auch mit Schmerzen oder körperlichen Erkrankungen. Wenn der Körper irgendwo wehtut, wenn sich eine Stelle krank oder blockiert anfühlt, dann braucht dieses Thema unsere bewusste Aufmerksamkeit und den Heilraum des Bewusstseins. Während unsere traditionelle Medizin über enorme Möglichkeiten bei mechanischen Verletzungen oder Brüchen verfügt, nutzt sie oft die ganzheitlichen Bewusstseinskräfte noch nicht, um auch bei chronischen Erkrankungen oder bei stressbedingten Themen nachhaltig heilend wirken zu können. Gleichzeitig gibt es heute enorm viele alternative Möglichkeiten, um ganzheitlicher mit vielen körperlichen Themen umzugehen. Diese neuen Heilformen vereinen oft verschiedene Ansätze im Umgang mit körperlichen Themen auf der

Ebene des Bewusstseins und nutzen vor allem die Bewusstseinskräfte für alle Arten von Heilprozessen.

Revolution des Bewusstseins: Heilraum für körperliche Themen

Setze dich aufrecht und entspannt hin, schließe deine Augen und komme ganz in der Präsenz deines wahren Selbst an.

Eröffne nun bewusst den inneren Heilraum deines Bewusstseins für ein aktuelles körperliches Thema, beispielsweise für einen Schmerz, eine Diagnose oder eine körperliche Einschränkung.

Lade hierfür alle Aspekte, Anteile, Ansprüche oder Ängste, die zu dem Thema gehören, in die Präsenz deines wahren Selbst ein und schenke ihnen allen gleichermaßen den liebevollen und offenen Raum deines wahren Selbst.

Vielleicht zeigen sich Ängste, Gedanken, Diagnosen, Schmerz, Ohnmacht oder innere Anteile wie Widerstand, Flucht oder Bewertung. Sei allem gleichermaßen Raum, was zu dem Thema in dir auftaucht.

Du musst keinem inneren Drängen, keinem Anteil und keinem Gedanken folgen, du kannst sie alle einfach mitfühlend beobachten und vollkommen in deiner Präsenz verankert bleiben.

Erlaube dir, dich innerlich für die tieferliegende Botschaft zu öffnen, die dein Körper dir mit dem aktuellen Thema senden will. Lasse einfach intuitiv alle Bilder, Impulse oder Erkenntnisse auftauchen, die dazu auftauchen möchten.

Visualisiere jetzt einen enorm kraftvollen und lichterfüllten inneren Heilraum. Lasse die lichtvolle, heilende Kraft deines wahren Selbst ganz gezielt in das gesamte Thema und ganz besonders auch in die betroffene Körperstelle fließen. Lasse das Licht deines bewussten Seins jede Zelle des Körpers durchleuchten, reinigen und heilen.

Verweile so lange im Heilraum, bis es stiller wird und sich in Bezug auf das Thema ein Frieden auszubreiten beginnt.

Lebenslust

In unserer westlichen Tradition mit ihrem lustfeindlichen und sündenbehafteten Blick auf das Leben ist Lebensfreude eher die Ausnahme und wirkt deshalb auf uns manchmal sogar befremdlich.

Das Erwachen lässt unseren Zugang zu Sinnlichkeit oder Genuss aber wieder reiner und befreiter werden. Die Dankbarkeit für diesen wundervollen Körper ist wesentlich für Lebenslust und Urvertrauen. Im Erwachen heilt aber nicht nur die Beziehung zum Körper, sondern auch der Zugang zu Bedürfnissen und Gefühlen befreit sich immer mehr. Indem sich die Identifikationen mit dem Körper, mit Bedürfnissen oder sinnlichen Erfahrungen auflösen, verlieren Bewertungen oder schambesetzte Konzepte immer mehr Macht über unser Erleben. Wenn wir sinnliche Erfahrungen aus der inneren Fülle heraus und in unserem wahren Selbst verankert erfahren, dann ist es nicht mehr ihre Aufgabe, ein scheinbares Ich zu befriedigen und zu erfüllen, sondern sie werden zu Geschenken des Lebens, die unser sonst schon erfülltes Leben noch weiter bereichern. Wenn beispielsweise eine sexuelle Begegnung aus der inneren Fülle heraus geschieht und als Geschenk erkannt wird, kann sie viel mehr genossen werden, als wenn sie sein muss, um beispielsweise den Selbstwert einer scheinbaren Person zu stärken. Bedürfnisse dürfen dann einfach alle da sein, müssen aber nicht unbedingt erfüllt werden. Es reicht oft, ihnen einfach nur Raum zu sein, ohne Widerstand, Identifikation oder Bewertung. Aus befreiten inneren und äußeren Beziehungen heraus wird das Leben zu einem Spielraum, in dem wir gerne alle Bedürfnisse erfüllen, wenn es sich stimmig anfühlt. Gleichzeitig geht das Erkennen tiefer, dass unser wahres Selbst nicht von der Erfüllung der Bedürfnisse abhängig ist und stets vollkommen offen und frei in sich ruht.

Ängsten mit Raumbewusstsein begegnen

Im Erwachen wird erkannt, dass auch Angst nur ein innerer Besucher und vollkommen unpersönlich ist. Angst ist ein Feedback des Körpers, das uns zeigen möchte, bei welchen Themen im Leben wir besonders achtsam und bewusst bleiben dürfen. Angst möchte aber nie unser Dasein einschränken, sondern uns im Gegenteil auf unserem Weg der Freude unterstützen und begleiten. Solange wir Angst nicht bewusst begegnen, sondern uns mit ihr und mit irgendwelchen Ausweichstrategien identifizieren, verbleibt sie im Dunkeln. Dann kann es passieren, dass wir der Angst das Steuer über unser Leben übergeben, indem wir sie mit unserer unbewussten Aufmerksamkeit und Kraft nähren. Weil wir schon als kleine Kinder darauf konditioniert wurden, alles zu vermeiden, was Angst auslöst, geschieht es rasch, dass wir ihr Macht über unser Leben geben. Aber Angst ist mit dieser Macht überfordert, sie hat in keiner Weise die Klarheit und Weisheit, um die Führung über unser Dasein zu übernehmen. Sie führt uns in eine immer enger werdende Matrix, die auf Vermeidung und Ausweichen basiert. Die meisten Ängste haben das Ziel, uns vor unangenehmen Empfindungen und Erfahrungen zu beschützen. Je tiefer wir uns in unserer wahren Präsenz verankern, desto klarer wird uns, dass alle diese Empfindungen und Erfahrungen in uns mühelos Raum finden. Zudem erkennen wir, dass wir als Bewusstsein alle Ängste stets auch beobachten, erforschen und in den inneren Heilraum holen können.

Revolution des Bewusstseins: Angst im inneren Heilraum

Setze dich aufrecht und entspannt hin. Übergib dich vollkommen dem Strom des Lebens und bleibe gleichzeitig tief verankert in der Stille hinter allen Bewegungen des Lebens. In dem, was nie berührt wird von irgendwelchen Bedrohungen oder Gefahren.

Dein Raumbewusstsein kann sich weit öffnen und du kannst alle Ängste deines Lebens in diesen enorm kraftvollen Heilraum einladen.

Lasse sie jetzt in der strahlenden Heilkraft deines Bewusstseins baden.

Richte nun deine Aufmerksamkeit auf die Anteile in dir, die irgendwie auf aktuelle Ängste reagieren möchten. Lasse auch diese Anteile vom kraftvollen Licht des bewussten Raums durchfluten, damit sich jetzt alle alten Verstrickungen lösen können.

Erlaube dir nun, die ganze Kraft und Macht, die du den Ängsten über dein Leben gegeben hast, wieder zu dir zurückzuholen. Keine Angst muss weggehen oder sich verändern. Alle dürfen da sein. Du bist allen gleichermaßen Raum.

Lasse alle Ängste im grenzenlosen Lichtraum deines wahren Selbst baden, bis sie sich tief entspannen können.

Danke für diese wundersame Heilung!

Entscheidungen im Heilraum

Soll ich die neue Wohnung mieten oder nicht? Soll ich weiter mit meinem Partner zusammenbleiben oder mich trennen? Ist es besser, meinen jetzigen Job gleich zu kündigen oder doch noch zu warten, bis ich etwas Neues gefunden habe? Solche oder ähnliche Entscheidungen beschäftigen uns im Leben immer wieder.

Bei schwierigen Entscheidungen gibt es stets verschiedene Anteile in uns und wir haben eine Tendenz, uns mit jeweils einem dieser Anteile zu identifizieren.

Ein solcher Anteil sagt vielleicht: „Es ist jetzt wirklich an der Zeit, ich sollte kündigen!“

In einem nächsten Moment sind wir dann aber wieder mit dem anderen Anteil identifiziert: „Nein, es ist noch nicht der richtige Zeitpunkt, ich habe ja keine Sicherheit, dass ich dann gleich wieder einen besseren Job finde.“

Klarheit zu einem Thema kommt erst, wenn wir das Ganze sehen. Wenn alle Anteile im inneren Raum gehört, gesehen und gefühlt werden. Klarheit kommt aus dem Gastgeberbewusstsein und nicht aus einem Anteil heraus.

Wie überall im Leben lohnt es sich also auch bei Entscheidungen, die Ebene zu wechseln und aus der Matrix der inneren Widersprüche auszusteigen. Denn so wie der Verstand nicht geeignet ist, um unsere Identität zu definieren, ist er auch nicht die ideale Instanz für das Treffen von Entscheidungen.

Zudem ist es befreiend zu erkennen, dass nicht du als scheinbare Person Entscheidungen triffst. In welche Richtung dein Leben weitergehen soll, eröffnet sich dir aus deinem wahren Selbst, wenn die Zeit dazu reif ist und wenn du nicht mehr mit Gedanken oder widersprüchlichen Anteilen identifiziert bist. Auf der Ebene deines wahren Selbst erkennst du dich als ein Werkzeug des Lebens und kannst dich einfach seinem Fluss anvertrauen, der dich an die perfekten Orte spült.

Revolution des Bewusstseins: Heilraum für Entscheidungen

Setze dich aufrecht und entspannt hin, schließe deine Augen und komme ganz in der Präsenz deines wahren Selbst an.

Eröffne nun bewusst den inneren Heilraum deines Bewusstseins für eine anstehende Entscheidung.

Lade hierfür alle Aspekte, Anteile, Ansprüche oder Ängste in diese Präsenz deines wahren Selbst ein und schenke ihnen allen gleichermaßen den liebevollen und offenen Raum deines wahren Selbst.

Heiße wirklich alle inneren und äußeren Anteile willkommen und sei ihnen allen einfach Raum. Du musst keinem inneren Drängen, keinem Anteil oder Anspruch folgen, du kannst sie alle einfach mitfühlend beobachten und vollkommen in deiner Präsenz verankert bleiben.

Verweile so lange in diesem inneren Forschen, bis es stiller wird und sich in Bezug auf das Thema ein Frieden auszubreiten beginnt. Vielleicht zeigt sich mit einem Mal ein klarer innerer Impuls aus der Stille deines wahren Selbst, in welche Richtung dein Weg weitergehen könnte.

Dann stehe auf und mache den ersten Schritt in diese Richtung.

Vielleicht zeigt sich aber auch noch kein klarer Impuls. Dann ist wohl die Zeit für eine Entscheidung noch nicht reif. Dann kannst du deinen Heilraum für das Thema zu einem späteren Zeitpunkt wieder eröffnen.

Bewusste Kreativität

Kreativität verlangt Offenheit. Starre Konzepte, Vorstellungen oder Gewohnheiten sind Kreativitätsbremsen. Aber im Erwachen unserer Bewusstseinskräfte darf sich auch unsere Kreativität wieder vollkommen aus diesen Fesseln der Matrix befreien. Als kleine Kinder waren wir alle enorm kreativ und auch zu Gedankengängen weit außerhalb der Matrix fähig. Kinder im Flow vergessen sich selbst vollkommen im Spiel und sprühen vor Kreativität und Lebendigkeit.

Erst durch die Identifikation mit Gedanken, Überzeugungen, Schutzprogrammen und Überlebensmustern haben viele von uns den Zugang zu dem unermesslichen kreativen Potenzial in uns scheinbar verloren. Auch wenn wir innerhalb der Matrix vielleicht kaum Zugang zur Kreativität spüren, ist sie aber doch nie weg oder verloren, sondern schlummert in unserem wahren Selbst und wartet nur darauf, wieder entdeckt und gelebt zu werden!

Um wirklich unser kreatives Potenzial leben zu können, macht es Sinn, auch zu diesem Thema die Ebene zu wechseln und dem Anteil in uns Raum zu sein, der sich blockiert, unkreativ, ideenlos und abgetrennt anfühlt.

Wenn du etwas Kreatives schaffen möchtest, aber nicht wirklich in den Flow findest, dann nimm dir Zeit, alle aktuellen Gäste in dein Raumbewusstsein einzuladen, um deine Identifikationen in der wahren Quelle aller Kreativität auflösen zu lassen. Ohne Identifikation bist du eins mit dem Feld der unendlichen Möglichkeiten und das Leben kann sich wieder kreativ durch dich entfalten!

9 Leben außerhalb der Matrix

Nichtwissen

Der neue Mensch ist sich bewusst, dass jede Wahrnehmung subjektiv ist und nie der absoluten Wahrheit entspricht. Das gesamte Wissen ist vergänglich und bestenfalls nur eine Beschreibung einer Wirklichkeit – aber nie die Wirklichkeit an sich.

Die Erkenntnis, dass nichts wirklich sicher gewusst werden kann, hilft uns, aus der Identifikation mit Wissen auszusteigen.

Wie würde eine Gemeinschaft aussehen, in der die Menschen tief realisiert haben, dass das gesamte Wissen nicht wirklich wahr ist, sondern nur ein Versuch, das Mysterium des Lebens in eine gedankliche Theorie zu packen?

Ist es dann noch in irgendeiner Form wesentlich, recht zu haben?

Wie würde es sich auf meine Beziehungen auswirken, wenn ich keine „meiner" Theorien, Konzepte oder Überzeugungen mehr verteidigen müsste?

Was wäre, wenn auch die Konzepte, Überzeugungen und Geschichten der anderen Menschen, auch die von Wissenschaftlern, alle einfach gleichwertig nebeneinander existieren dürften?

Mit allen Widersprüchen, Gegensätzen, Gemeinsamkeiten und Unvereinbarkeiten?

Was, wenn alle erlernten Arten der Wahrnehmung genau gleichwertig und gleichwürdig im inneren Raum schweben dürften?

In einem Raum der grenzenlosen Vielfalt und Offenheit.

Ich kann mir erlauben, jeglichen Kampf für irgendeine Überzeugung und sowohl gedanklich als auch real jede Überzeugungsarbeit aufzugeben.

Ich kann natürlich in allen Situationen des Lebens voll hinter „meiner" Wahrnehmung und „meinen" Werten stehen, aber es ist nicht nötig, deshalb eine andere Haltung, eine andere Theorie oder andere Werte abzuwerten, zu verurteilen oder anzugreifen.

Dem neuen Menschen dient Wissen als Werkzeug der Befreiung. Die Bereitschaft, bestehende Arbeitshypothesen (mehr als das gibt es sowieso nicht) stets leichten Herzens wieder aufzugeben, wenn ein Konzept auftaucht, das plausibler erscheint, ist ein Ausdruck von innerer Freiheit.

Vertrauensvoll in der Mitte ruhen

Im Einklang mit dem Leben und in der Hingabe an die Richtigkeit aller Dinge und Situationen kann sich dir der Zugang zu einer Welt der Wunder, der Liebe, der Einheit, der Fülle und Einfachheit wieder eröffnen. Innere Anteile wollen tun, erreichen, gewinnen, finden und werden. Du bist der Beobachter all dieser Bewegungs- oder Reaktionsimpulse. Du kannst sie erkennen, durchschauen und sein lassen und gleichzeitig in der Einheit und der Vollkommenheit des jetzigen Moments ruhen.

Bewegungslos sehend, dass das Leben sich von allein durch dich gestaltet und dass alles dann geschieht, wenn die Zeit dafür reif ist. Auch aus deinem wahren Selbst heraus geschehen scheinbare Handlungen, Bewegungen und Entscheidungen. Aber sie entfalten sich im Einklang mit dem Leben. Darin offenbaren sich die Bewegungen des großen, des einen Seins.

Aus der nichtidentifizierten Perspektive des wahren Selbst verläuft das Leben stets perfekt für alle Beteiligten. Das bedeutet, dass du dich dem, was da ist, stets vollkommen anvertrauen kannst. In jedem Moment.

Es braucht Zeit und Geduld, damit aus einem Samen ein Spross oder gar ein Baum werden kann. Aber in jedem Samen ist das gesamte Potenzial des Baums schon angelegt. Aus der Stille der Natur wächst Leben in seinem ganz eigenen Tempo und in den genau richtigen Abläufen und Phasen. Sich einzufügen in die größeren Abläufe des Lebens heißt, nicht mehr zu trennen, sondern vielmehr mitzufließen mit den Bewegungen des Daseins.

Wenn das Leben keine Fehler macht, dann sind auch alle Gefühle, die eine Situation auslöst, immer perfekt. Auch für alle anderen Menschen zeigt es sich in Situationen genau so, dass sie sich ideal weiterentwickeln können. Das heißt aber wiederum nicht, dass wir nicht anderen Menschen in ihren Prozessen mit tiefem Mitgefühl und voller Verständnis begegnen können. Mitgefühl entsteht aus der Verbindung mit deinem inneren Raum und mit allen Gästen, die in dir zu Besuch sind. Mitgefühl ist im Prinzip nichts anderes, als auch anderen Lebewesen diesen liebevollen und wertoffenen Raum anzubieten, der du wirklich bist. Es kann auch gut sein, dass wir aus diesem Mitgefühl und aus der Verbindung mit unseren echten inneren Impulsen heraus etwas tun wollen, um andere auf ihrem Weg zu unterstützen und sie an das zu erinnern, was sie wirklich sind. Besonders Kinder brauchen natürlich immer wieder auch unseren Schutz, unsere Anteilnahme und, wenn sie das wünschen, manchmal auch unseren Rat. Gleichzeitig kann der Grundsatz, dass das Leben keine Fehler macht, eine enorme Erleichterung für unser Dasein sein, weil wir nicht mehr ständig versuchen müssen, das richtigzustellen, was das Leben scheinbar falsch geschehen lässt.

Heiltext: Das Vertrauen in dir spricht

Ich, dein wahres Selbst, bin reines Vertrauen.

Je mehr sich deine Identifikation mit den Dingen und Wesen der Welt auflöst, desto deutlicher kannst du mich spüren und dich in meine innere Stille hinein entspannen.

Wenn dein Kampf mit dem Sosein des Lebens endet, wenn alle Gefühle im inneren Raum willkommen sind und wenn sämtlicher Widerstand in meinem inneren Licht verglüht, dann geschieht der Zugang zum Vertrauen ganz von allein. In deinem inneren Zentrum, deiner Mitte, ist immer reines bedingungsloses Vertrauen da.

Ich, dein wahres Selbst, bleibe stets vollkommen unberührt von allen Lebenskämpfen, wie ein Fels in der Brandung bewegungslos in der Fülle und im Vertrauen verankert. Indem du dich in mir wiedererkennst und dich mir mit allen Bedürfnissen, Kämpfen, Ängsten, Hoffnungen, Bewertungen und Erwartungen vorbehaltlos anvertraust, geschieht ein Zurückfließen in die bedingungslose Vertrautheit des Lebens. Leben wird so wieder als ein Ort der Geborgenheit, der Liebe und des Staunens erfahren.

Auch wenn etwas in dir zweifelt, verzweifelt, hofft, sich fürchtet, wartet oder gegen etwas ankämpft, auch wenn das Leben gar nicht so verläuft, wie die Gedanken es gut finden, bin ich immer da, unverrückbar und voller Liebe, als grenzenloser Raum für alle inneren und äußeren Kämpfe, Bemühungen und Handlungen.

Du bist in mir immer schon zu Hause, geborgen und beschützt in der Grenzenlosigkeit meiner Klarheit.

Du kannst mir alles anvertrauen, was dich belastet, und alles, was dir Angst macht oder Sorgen bereitet, einfach mir übergeben. Ich bin eins mit dem göttlichen Plan, der in absoluter Perfektion das Leben so ablaufen lässt, wie es zum höchsten Wohl aller ist.

Vertrauen ist dein wahres Selbst, keine persönliche Leistung.

Das Ich, das scheinbar an einem Mangel an Vertrauen, Dankbarkeit oder Liebe leidet, kann nichts tun, um diesen Mangel zu überwinden. Erst wenn die mentalen und emotionalen Verknotungen, aus denen dein scheinbares Ich entsteht, in meiner lichtvollen Präsenz verdunsten wie Nebel im wärmenden Licht der Sonne, steht der Erfahrung von Vertrauen, Dankbarkeit oder Liebe nichts mehr im Weg.

Was kann der Nebel tun, um sich im wärmenden Licht der Sonne aufzulösen?

Es geschieht einfach, wenn die Zeit dazu reif ist.

Ich, dein wahres Selbst, bin wie die Sonne, die nie berührt wird vom Nebel, von den Wolken oder den Gewittern des erlernten Ichs.

Wenn das Leben herausfordernde, gefühlsintensive oder beängstigende Situationen bringt, dann lasse dich damit in meinen Heilraum fallen. Vertraue, dass sich die Dinge von allein wieder verändern, wenn es Zeit dafür ist.

Kämpfe nicht dagegen an, halte nichts fest.

Lasse einfach zu, dass das Leben sich entfaltet, und staune über seine tiefe Weisheit und Liebe!

Prozessbewusstsein

Leben ist Veränderung.

Alles ist im steten Fluss – einzig die Identifikationen mit erlernten Glaubenssätzen, Konzepten, Erwartungen und Vorstellungen bleiben oft über längere Zeit bestehen. Weil wir zudem mit unserer Schöpferkraft immer wieder ähnliche Realitäten erzeugen, blockieren wir den natürlichen Veränderungsprozess des Lebens und die Welt innerhalb der Matrix erscheint uns ziemlich stabil.

So gesehen können Ereignisse oder Themen nur dann chronisch werden, wenn wir an ihnen festhalten. Wenn sich unsere Identifikation mit Situationen und Ereignissen sowie mit dem Widerstand dagegen wieder auflöst, geschieht Veränderung von ganz allein.

Alles wird wieder vom sich stetig wandelnden Fluss des Lebens erfasst. Allerdings wissen wir nie, in welche Richtung Veränderung geschieht – es wird aber mit Sicherheit für das Wohl aller sein!

Im Leben jenseits der Matrix erwacht in uns auch ein Prozessbewusstsein. Eine Art zu leben, die alles in Bewegung erfährt, die sich einzig am aktuellen Impuls orientiert und die dadurch auch jeder Veränderung offen begegnet. Diagnosen und Probleme sind duale Konzepte, die davon ausgehen, dass das Leben fixe, erstarrte Formen annehmen kann. Dabei sind alle Lebenssituationen und Konflikte stets Prozesschancen und Möglichkeiten, tiefer zu gehen, aber keine fixen Grundlagen oder Zustände.

Im Prozessbewusstsein gibt es keine schlechten, problematischen oder falschen Ereignisse oder Situationen. Es gibt höchstens herausfordernde Phasen im Prozess oder intensive Gefühle bei einem Ablauf, denen wir dann wieder mit Raumbewusstsein begegnen können.

Zurück in deine wahre Kraft

Wir Menschen sind Energiewesen. Wo unsere Aufmerksamkeit ist, da ist auch unsere Energie. Wenn unsere Aufmerksamkeit mit Bildern, Vorstellungen, Geschichten, Emotionen oder anderen Dingen identifiziert ist, dann bewegen wir uns energetisch von unserem Zentrum weg und suchen Kraft, Glück, Fülle, Klarheit oder Liebe in den Objekten unserer Wahrnehmung. Aber all das ist immer schon in uns selbst da und darauf können wir uns jetzt ausrichten!

Revolution des Bewusstseins: Zurück in deine wahre Kraft

Setze dich aufrecht hin und komme ganz in diesem Moment an.

Hole jetzt deine ganze Aufmerksamkeit und Energie aus alten Geschichten und allgemein aus der Vergangenheit zurück zu dir. Lasse die Energie aus früheren Beziehungen, Begegnungen, Erfahrungen und Erinnerungen jetzt zu dir zurückfließen.

Gib jetzt gleichzeitig alle Energie, die nicht dir gehört, dorthin zurück, wo sie herkommt.

Als Nächstes kannst du deine Aufmerksamkeit aus allen Gedanken an die Zukunft, aus Ängsten und Hoffnungen abziehen und in die aktuelle Präsenz zurückholen.

Vielleicht kannst du schon spüren, wie dein Energielevel ansteigt und wie du wieder mit deiner wahren Kraft in Kontakt kommst.

Jetzt kannst du dich noch ganz bewusst aus allen Identifikationen mit Gefühlen und Gedanken zurückziehen. Hole auch alle Energie, die noch in Erfahrungen, Menschen oder Dingen gebunden ist, zu dir zurück. Und erlaube dir ebenso, alle Energie aus Schutzprogrammen, Mustern und Überlebensstrategien abzuziehen. Hole jetzt auch alle deine Aufmerksamkeit und Lebensenergie aus Verstrickungen wieder zu dir zurück.

Erlaube dir nun, alle diese bisher scheinbar persönlichen Themen und Herausforderungen voller Vertrauen wieder dem Lebensfluss zurückzugeben. Übergib alles, womit du dich bisher belastet oder worüber sich sein Ich aufgebaut hat, wieder dem Fluss der Ganzheit.

Nimm wahr, wie es sich anfühlt, wenn du mit deiner Energie ganz bei dir bist.

Verankere dich in dieser Präsenz, verharre ganz bewusst in deiner inneren Mitte und erlaube dir, in deiner eigenen Energie zu baden.

Erkenne dich als Kraft, Lebensenergie und Präsenz.

Verweile noch so lange, wie du magst, in dieser bewussten Erfahrung deiner Kraft.

Wenn die Aufmerksamkeit wieder wie gewohnt zu etwas anderem reisen will, dann hole sie einfach ganz ruhig und klar wieder zu dir zurück.

Erlaube dir, wirklich du selbst zu sein. Keine Person, jenseits aller Verstrickungen oder Identifikationen.

Verstecke deine wahre Kraft nicht mehr.

Wirke ab jetzt aus deiner ursprünglichen Freude, Offenheit, Fülle, Klarheit und inneren Weisheit heraus.

Ohne Ziel.

Erkenne jeden Wunsch nach mehr von Etwas als eine Flucht vor der inneren Leere.

Werde dir bewusst, dass alles Streben nach Verbundenheit und Liebe im Außen auf einer Identifikation mit einem inneren Anteil aufbaut, der sich als abgetrennt erfährt.

Nie bist du abgetrennt.

Erkenne, dass die Suche nach Wissen, Konzepten und Erklärungen darauf basiert, dass dir der Zugang zur inneren Klarheit im Moment fehlt.

Was du im Außen suchst, davon hast du dich im Inneren abgetrennt.

Löse die Probleme, die auf fehlender innerer Verbundenheit aufbauen, in dir und nicht im Außen.

Übernimm jetzt die volle Verantwortung für deine innere Beziehung. Erkenne, dass die Welt dein Spiegel ist, und heile in dir, was sich leidvoll in deinem Leben zeigt.

Nimm dir Zeit zum inneren Forschen statt zum Handeln und Kämpfen im Außen.

Gib allem in dir Raum und beende sämtliche Kämpfe im Außen.

Verbinde dich mit deiner inneren Fülle und Liebe.

Erlaube dir, die neue Welt in dir zu leben, statt sie im Außen verändern zu wollen.

Vertraue und folge der Freude.

Nimm deinen Platz in der Welt ein, lebe deine wahre Größe und leiste deinen Beitrag für die Heilung der Menschheit.

Sei das Licht, das du in der Welt gesucht hast.

Lasse es strahlen für dich und für alle Lebewesen!

Jetzt!

Sein lassen

Das Leben entfaltet sich ohne Vorwissen, ohne eine Person und ohne Identifikation ganz natürlich und frei aus unserem Herzen heraus.

Durch die Verankerung im wahren Selbst wird es möglich, auch sehr herausfordernden Erfahrungen mit einer tiefen inneren Achtsamkeit und bewegungsloser Geduld zu begegnen.

Dieses Seinlassen führt uns weit über den Aktivismus innerhalb der Matrix hinaus. Es wird möglich, Gedanken zu beobachten, anstatt aus ihnen zu handeln. Es eröffnet sich die Option, Emotionen und Gefühlen innerlich Raum zu sein, ohne dabei die Präsenz zu verlieren.

Anspruchsvolle Lebenssituationen gelangen in den inneren Heilraum, wodurch der Stress wegfällt, sie optimieren oder beheben zu wollen.

Alle inneren Anteile, Gedanken und Bewertungen dürfen ohne Parteinahme einfach da sein.

Wir können präsent bleiben, statt einzuhängen.

Das Leben fügt sich viel müheloser ohne Einmischung und ohne eine Identifikation mit dem scheinbar persönlichen Wollen oder Kämpfen.

Das neue Handeln

Handeln aus dem Sein folgt nicht einer Absicht, etwas loszuwerden, zu vermeiden, festzuhalten oder zu bekämpfen. Es ist spontan und frei von Identifikation und folgt keinem inneren Besucher oder Anteil. Es stammt auch nicht aus einem Widerstand oder einer Angst. Dieses bewusste Handeln dient keinem scheinbaren Ich, es folgt einzig der inneren Wahrheit hinter allem Wissen. Es ist natürlich und unpersönlich und geschieht aus der Verankerung im Einfach-Sein. Weil es unpersönlich ist, führt es auch bei großen Erfolgen nicht in den Stolz des scheinbaren Ichs, sondern in die grenzenlose Dankbarkeit dem Leben gegenüber. Egal welche Ergebnisse dein Handeln erzeugt, nichts davon ist persönlich. Dieses Erkennen hilft uns, auch Applaus oder Lob von außen nie persönlich zu nehmen, sondern ihm stattdessen mit tiefer Dankbarkeit zu begegnen.

Weil wir zudem im neuen Handeln den inneren Anteilen, die flüchten, kämpfen oder suchen wollen, nicht mehr an den Haken gehen, vermögen sie keinen Einfluss mehr auf unser Verhalten auszuüben.

Vielleicht hat dein Kind nicht aufgeräumt, etwas dreckig oder kaputt gemacht.

Was sagen die Gedanken dazu?

Glaubst du diesen Gedanken?

Lassen sie dich den inneren Raum eng oder weit erfahren?

Sind sie wahr?

Welche Gefühle oder Emotionen bewegen deinen inneren Raum?

Was würde passieren, wenn du aus diesen Empfindungen heraus handelst?

Welche möglichen Muster stehen in den Startlöchern, um dein Verhalten zu steuern?

Vielleicht öffnet sich schon dein Mund, um zu schimpfen, zu bestrafen oder zu drohen?

Würde dieses Verhalten eure Verbindung stärken?

Käme es wirklich aus deiner inneren Klarheit und Fülle?

Würdest du auch bei deinem besten Freund oder deiner besten Freundin so reagieren?

Erkenne, wie viele deiner Handlungen bisher aus Identifikationen mit bewertenden Gedanken entstanden sind oder daraus, dass etwas in dir bestimmte Empfindungen weghaben wollte.

Erlaube dir, jetzt stattdessen für alle Gefühle und alle inneren Anteile den Heilraum deines Bewusstseins zu eröffnen. Erlaube dir, im wahren Selbst verankert zu bleiben, anstatt deine Präsenz in Mustern und Programmen zu verlieren.

Das Gastgeberbewusstsein

Im Leben sind wir mit inneren Besuchern wie Gedanken, Gefühlen und Emotionen oder auch mit irgendwelchen sinnlichen Erfahrungen konfrontiert. Im Grunde gibt es weiter nichts, was wir in diesem menschlichen Körper zu bewältigen hätten.

Ob wir bewusst oder eher unbewusst damit umgehen, entscheidet über unser Wohlbefinden und darüber, als wie erfüllt und befreit wir unser Leben erfahren.

Wir können tief verankert im Auge des Hurrikans vollkommen wach bleiben.

Beobachten, welche Programme hochfahren möchten.

Vielleicht ein Opfermuster, das der Verstand anbietet.

Einfach erkennen – sein lassen – verankert bleiben.

Vielleicht ein Gedanke mit einem schönen Haken zum Einhängen, der uns in tiefe Frustration oder Ärger und Wut führen würde.

Erkennen – sein lassen – verankert bleiben.

Angsterfüllte Gedanken, die eine innere Enge im Körpererleben mit sich bringen.

Erkennen – sein lassen – verankert bleiben.

Vielleicht entdeckst du in dir eine Traurigkeit oder einen Impuls, dich zu verteidigen und deinem Gegenüber sein Fehlverhalten unter die Nase zu reiben.

Erkennen – sein lassen – verankert bleiben.

Um dich herum herrscht vielleicht Stress. Nichts läuft wie geplant. Etwas Wertvolles geht zu Bruch oder es gibt unerträgliche Schmerzen im Körper.

Erkennen – sein lassen – verankert bleiben.

Es werden enorm viele Ansprüche gleichzeitig von allen Seiten an dich herangetragen und es scheint keinen Raum für deine Bedürfnisse zu geben.

Erkennen – sein lassen – verankert bleiben.

Ein anderer Mensch greift dich an oder urteilt scheinbar ungerecht über dich.

Erkennen – sein lassen – verankert bleiben – Mitgefühl für dein Gegenüber und für dich.

Egal was in deinem Leben auftaucht, du bleibst tief verankert in deiner Mitte und bist allen inneren Anteilen, Bewegungen oder Gedanken liebevoll Raum.

Unabhängig davon, was in deinem Leben da ist, wie es sich anfühlt, welche Stimmungen oder Probleme scheinbar da sind.

Immer bleibt dahinter dieser bewusste, grenzenlose Raum, der stets überströmt von Liebe, Freude, Dankbarkeit und Frieden.

Gut möglich, dass sich in dieser inneren Verankerung manchmal ein Handlungsimpuls zeigt, dem du folgst. In den meisten Fällen reicht es aus, der aktuellen Erfahrung einfach innerlich mit Bewusstsein zu begegnen – ohne Reaktion!

Bleibe einfach da.

Lasse das Leben geschehen.

Eingebettet im Ganzen

Das Aufgehobensein in den großen Rhythmen des Lebens beglückt das Herz, lässt Wunder geschehen und Stille im Kopf einkehren.

Das Leben folgt eigenen Gesetzmäßigkeiten. Jahreszeiten, Naturkatastrophen, Menschen, Tiere, Bäume und Pflanzen tauchen auf und vergehen wieder. Wir Menschen sind in Abläufe, Systeme und Rhythmen eingebettet, die viel größer, komplexer und umfassender sind, als wir uns das vorstellen können. Wir sind wie kleine Punkte in der unermesslichen Weite des gesamten Universums oder wie Wassertropfen in der Fülle eines gigantischen Ozeans.

Das Leben hat seine eigene Weisheit und innere Ordnung. Wie die Gestirne im All sich ordnen und bewegen, so geschehen alle Bewegungen und Abläufe des Lebens aus einer dem Leben innewohnenden intelligenten Kraft.

Eingebettet in diese machtvollen kosmischen Abläufe machen wir Menschen Erfahrungen oder glauben, Dinge zu verstehen.

Je mehr wir wieder in der Unerschütterlichkeit unseres wahren Selbst ruhen, umso mehr können wir uns diesen Abläufen anvertrauen.

Wir wissen nie, was uns dieses Jahr, heute oder der nächste Augenblick bringt.

Diese Ungewissheit ist für uns Menschen innerhalb der Matrix eine große Herausforderung, denn wir sind uns ihrer bewusst. Wir verlieren vielleicht Dinge oder Menschen, die für uns sehr bedeutsam waren, oder es eröffnen sich uns unverhofft neue berufliche Möglichkeiten, ein Kind kommt in unser Leben oder eine Krankheit macht uns zu schaffen. Immer wieder geschehen Ereignisse in unserem Leben, die wir nicht vorhersehen können.

Wir sind auch dann untrennbar in diese universellen Abläufe eingebettet, wenn wir uns mit Gedanken, Vorstellungen oder Wünschen identifizieren, die diesen Abläufen widersprechen. Die kosmische Ordnung kümmert sich nicht um unsere Hoffnungen, Wünsche und Ziele. Sie entfaltet sich gemäß ihrer eigenen ganzheitlichen Weisheit.

Wenn wir uns aber erlauben, wieder Einklang mit dem Leben zu finden und uns den kosmischen Gesetzen anzuvertrauen, erfahren wir vollkommenen Rückenwind, Schutz, Fülle und Glückseligkeit. Dann steht das ganze Universum hinter uns und überschüttet uns mit seiner unsäglichen Fülle und Liebe.

Bist du bereit, dein kleines Ich jetzt dem Größeren hinzugeben?

Der neue Mensch

Ein neuer, bewusster Mensch erwacht aus der leidvollen Enge der Matrix. Ein Mensch, der sich erlaubt, einfach, echt und verletzlich zu sein, statt eine Rolle zu spielen, und der neue, verbindende Werte ins Zentrum seines Lebens stellt. Ein Mensch des Mitgefühls, der Nachhaltigkeit und der Freude. Er übernimmt die volle Verantwortung für seine Bewusstseinskräfte sowie für den Umgang mit inneren Besuchern und er begegnet dem Leben aus der inneren Fülle und Verbundenheit seines wahren Selbst. Es ist ein Mensch, der sich sehnlich wünscht, immer noch liebevoller zu leben und alles scheinbar Trennende zu überwinden.

Der neue Mensch ist ein Lichtwesen. Seine bewusste Präsenz macht es ihm möglich, die körperliche Erfahrung voll auszukosten und zu genießen. Er ist sich bewusst, dass er nie geboren wurde und nie sterben wird. Er erfährt sich als das eine Bewusstsein, das vor und nach allen Formen immer unverändert bleibt.

Ein Mensch auch, der sich mit seinen ureigenen Talenten und Begabungen für das Wohl aller Lebewesen engagiert und im Leben voll auf eigenen Beinen steht.

Ein Mensch, für den das Geben eine Freude ist, weil er aus dem inneren Reichtum seines wahren Selbst schöpft. Ein Mensch, der herzhaft über die Muster, Programme oder scheinbaren Schwächen des eigenen Systems lachen kann, ohne aber mit zynischen, ironischen oder selbstabwertenden Schutzprogrammen wieder Distanz und Schutz aufbauen zu müssen.

Ein Mensch der Demut und der Gelassenheit, vollkommen auf Augenhöhe mit allen anderen Wesen.

Ein Mensch, der dem kleinen Ich erlaubt, innerlich zur Seite zu treten, um dem Leben vollumfänglich als Werkzeug dienen zu können.

Seine Hauptantriebe sind Freude, Liebe und Freiheit. Er vertraut den sanften inneren Impulsen und stellt sich ganz in den Dienst des jetzigen Augenblicks.

Er ist sich des Wunders des Lebens bewusst und wird von einem süßen inneren Drängen getragen, sich ganz in die wundervolle Ordnung des Ganzen einzufügen. Man könnte den neuen Menschen als Mystiker bezeichnen, als ein Wesen, das sich ganz der inneren Befreiung, Wahrheit und Freiheit verschrieben hat. Er orientiert sich nicht mehr an irgendwelchen gesellschaftlichen Normen, moralischen Traditionen oder Stereotypen. Er ist voller Dankbarkeit für die wunderbare Vielfalt an Hautfarben, Körperformen und -größen, Geschlechtern, sexuellen Orientierungen, Nationalitäten, Talenten oder Begabungen und allem anderen, was sich über einen Menschen ausdrückt.

Der neue Mensch ist nicht perfekt. In einem unachtsamen Moment können bei ihm weiterhin alte Muster, Gewohnheiten oder Egostrategien ablaufen. Aber je tiefer er erkennt, dass auch alle diese Muster und Schutzprogramme in keiner Weise persönlich sind, umso mehr bildet sich in ihm ein Raum rund um diese Muster und Programme. Der Zugang zu seinem wahren Selbst, das stets vollkommen präsent und von all diesen Abläufen unberührt bleibt, öffnet sich ihm immer umfassender. Gleichzeitig lösen sich die Verstrickungen in die Wirrungen des Geistes und die scheinbar so verlockende äußere Welt schrittweise auf.

Jede Form der Trennung löst einen Schmerz in seinem Herzen aus, weil Trennung im Außen immer auch als innere Trennung und damit als Leiden erkannt wird. Ein stilles Leuchten strahlt in die Dunkelheit seines bisherigen Lebens. Das Streben nach Besonderheit und Stärke wird von der inneren Stille und Präsenz so tief genährt und geheilt, dass es sich immer mehr neutralisiert und ausvibriert.

Und der neue Mensch fügt sich in die größere Ordnung des Lebens ein, denn er ist sich der Einheit allen Lebens immer tiefer bewusst, weil sein offenes Herz tiefes Mitgefühl mit allen Menschen und Lebewesen erfahren kann.

Die neue Gemeinschaft

Wir sind alle miteinander verbunden. Was dir vom Leben geschenkt wird, erfüllt auch mich. Wenn wir wieder Zugang zu dieser tiefen Verbundenheit und zu echtem Mitgefühl finden, entsteht in uns der Wunsch, dass alle Wesen glücklich sein und ihr wahres Potenzial leben mögen. Das ist die Grundlage für die neue Kultur des Bewusstseins, der Verbundenheit und der Liebe.

Wenn wir in uns einen Anteil entdecken, der sich eine neue Gemeinschaft und eine neue Welt voller Liebe und Bewusstsein wünscht, ist es wesentlich, sehr achtsam bezüglich des Anteils in uns zu sein, der gegen die aktuelle Welt oder das jetzige System ankämpfen möchte. Sobald wir aus der Identifikation mit diesem oder einem anderen Anteil einen Wandel anstreben, erzeugen wir erneut eine Matrix, die uns abtrennt und von der wir glauben, sie verteidigen zu müssen. Dann schließen sich scheinbar verschiedene Ichs zusammen, die die Welt verbessern möchten. Viele Bewegungen und spirituelle Gemeinschaften scheitern an diesem Punkt, wenn sich durch die Hintertür doch wieder neue Identifikationen einschleichen und die Bewegung doch wieder den scheinbaren Egos ihrer Anhänger dient.

Wenn sich Menschen frei von Identifikationen und voller Demut und Dankbarkeit für das Leben zusammenschließen, entstehen Gemeinschaften, in denen sie sich gegenseitig in dem Prozess unterstützen und stärken, der die gesamte bisherige Lebensmatrix ins Wanken bringt. In dieser neuen Welt bestärken sich erwachende Menschen in Freundschaften, Paarbeziehungen, am Arbeitsplatz oder in der Familie gegenseitig darin, sich dem Leben und allen Empfindungen voller Mut, Vertrauen und Dankbarkeit hinzugeben. Wir unterstützen uns beim Geburtsprozess unserer Bewusstseinskräfte, um unsere wahre unpersönliche Größe und das grenzenlose Potenzial unseres Bewusstseins immer tiefer zu verwirklichen.

Eine neue Kultur der inneren Fülle, Freude und Klarheit entsteht aus dem erwachenden Bewusstsein unzähliger Menschen. Eine Kultur wahrer Nachhaltigkeit, in der alles darauf ausgerichtet ist, das wahre Potenzial in jedem Menschen zu erwecken.

Die Kraft des Bewusstseins fließt in alle Bereiche des Lebens. Alles richtet sich neu auf Bewusstsein, Verbundenheit und Lebensfreude aus.

Indem wir uns unserer Schöpferkraft bewusst werden, erkennen wir auch, dass wir uns jetzt eine Welt erschaffen können, in der wir alle glücklich sein können.

Wir können also wirklich alles verändern oder neu entstehen lassen, was noch nicht dem erwachten Bewusstsein und der Verbundenheit dient.

Erlaube diese Erkenntnis jetzt wirklich!

Bewusstsein ermöglicht einen Neustart für unsere gesamte Kultur. Wir steigen als gesamte Menschheit aus der bisherigen Matrix des Kampfes und des Egokults aus und lassen aus uns heraus eine Welt der Einheit und des Friedens entstehen. Wenn alle scheinbar persönlichen Ziele und Absichten wegfallen, entsteht in uns ein grenzenloser Raum für die ganze Vielfalt des Lebens und gleichzeitig für das gesamte Ökosystem des Planeten und alle seine Lebewesen. Im Erkennen der Verbundenheit mit allem Leben wird uns klar, dass alles, was den anderen Menschen oder der Erde zugefügt wird, stets uns selbst betrifft. Die Welt ist in uns und wir erlauben uns jetzt, daraus eine Welt der Liebe und Lebensfreude werden zu lassen!

Weil die äußere Welt ein Spiegel unserer inneren Welt ist, bildet dies die Grundlage dafür, dass sich das gesamte Ökosystem wieder erholen kann. Die Trennung zur Erde kann heilen, verfeindete Gruppen oder Völker finden in sich Zugang zu der Ebene, auf der sie mit ihren scheinbaren Gegnern eins sind.

Aus der Verbundenheit mit unserem wahren Selbst erschaffen wir uns eine Welt frei von Bewertungen, Ausgrenzung, Machtstrategien oder Opferhaltungen. Sämtliche Institutionen und gesellschaftlichen Systeme werden aus der Matrix herausgeführt und durch die Kraft des Bewusstseins grundlegend transformiert. Das Gesundheitssystem wird ganzheitlich und bezieht die immense Heilkraft des Bewusstseins voll mit ein. Schulen wandeln sich zu Glücksschulen, in denen jedes Kind darin unterstützt wird, seinem inneren Ruf zu folgen und seine Bewusstseinskräfte zu entfalten. Lehrpersonen werden zu Lebensbegleitern, die verbunden mit ihrem wahren Selbst den Kindern vorleben, wie sie wirklich bewusst und befreit mit schwierigen Lebensthemen umgehen können. In alle Bereiche der Kultur fließt Bewusstsein, das Wirtschaftssystem richtet sich auf nachhaltige Produktion aus, eingebettet in die natürlichen Kreisläufe der Natur, sodass keine Ausbeutung mehr geschieht und kein Abfall mehr produziert wird. Außerdem wandelt sich durch den Zugang zur inneren Fülle unser Konsumverhalten grundlegend und auch die Medien stellen sich voll in den Dienst des Bewusstseins. Die Landwirtschaft wird vollständig ökologisch, bezieht die Erkenntnisse der Permakultur mit ein und trägt dazu bei, dass überall auf der Welt die Erde, die Bäche und die Seen wieder gesunden können.

Bist du bereit, eine solche Welt der Einheit aus deinem Schöpferbewusstsein entstehen zu lassen?

10
Worte aus dem wahren Selbst

Der freudige Weckruf des Erwachens entspringt meiner grenzenlosen Präsenz und Fülle und durchströmt das gesamte Universum.

Erlaube dir, dass mein Ruf dein Herz erreicht und meine tief befreiende Kraft dich liebevoll aus den Wirrungen der Matrix hinausbegleitet.

Indem sich die Kraft deiner Aufmerksamkeit aus der Geschichte des kleinen Ichs befreit, kannst du erkennen, dass ich immer da bin.

Ganz, ganz nah bei dir.

Näher als deine Hände und deine Nase.

Näher als alle Gedanken.

Ebenso kannst du erkennen, dass du immer nur nach mir gesucht hast und dass ich stets schon da war, auch wenn deine erlernte Wahrnehmung den Zugang zu mir ausgefiltert hat.

Manchmal tauchen in dir herausfordernde, unangenehme oder gar unerträgliche Gefühle auf. Dann glaubst du vielleicht, du hättest die Verbindung zu mir verloren. Aber ich bin auch dann immer da, als Raum, in dem diese Gefühle auftauchen.

Als Bewusstsein, das dich die Gefühle überhaupt erfahren und erkennen lässt.

Als Liebe, die dich daran erinnert, dass dein Herz sich allem öffnen darf, was in deinem Leben auftaucht. Entspanne dich in meine weit offenen Arme hinein, damit du dich als bewusster Raum für jedes Gefühl, jede Stimmung und jede Sinneserfahrung erfahren kannst. Gerne leuchte ich in jede deiner Erfahrungen hinein, schenke dir Klarheit und Erwachen.

Hast du dir nicht schon immer wahres Mitgefühl, bedingungslose Akzeptanz und Liebe gewünscht? Willst du noch weiter in der äußeren Welt darauf warten und hoffen?

Auch das wäre natürlich vollkommen in Ordnung.

Aber du könntest dir selbst jetzt auch diese bedingungslose Anteilnahme schenken, in diesem Moment, aus mir, deinem wahren Selbst, heraus.

Erlaube dir, meine Liebe wirklich in dein Herz und dein Leben fließen zu lassen. In alle Bereiche deines Lebens. Je umfassender du meine Präsenz in dir wieder zu spüren beginnst, umso mehr kann sich ein wärmender und inniger Heilraum für dich eröffnen.

Ich nehme dich an die Hand, wenn dein Herz mit Unsicherheit oder Angst erfüllt ist, und begleite dich mit meiner bedingungslosen Liebe auch durch leidvolle, schmerzhafte oder frustrierende Erfahrungen hindurch.

Wenn du dich einsam fühlst, dann helfe ich dir, den Raum rund um diese Einsamkeit wieder zu erfahren, damit du erkennen kannst, dass sie nur ein Besucher deines inneren Raums ist. Und ich führe dich zurück auf die Ebene deines Seins, auf der du immer schon mit allem verbunden bist.

Ich bin auch dein Schutzengel, deine liebevolle Weggefährtin, dein Freund und deine Beschützerin. Wenn deine Füße zu müde werden vom Gehen, trage ich dich sanft, kraftvoll und sicher durchs Leben. Wenn dein Herz sich vor unangenehmen Erfahrungen verschließt, dann wird es von meinem strahlenden Licht durchleuchtet, damit es noch tiefer heilen kann. Jede Nacht, wenn du dich schlafen legst, wache ich über dich und lasse dich baden in meinem Ozean der Liebe.

Und am Morgen, wenn deine Augen sich wieder für den neuen Tag öffnen, begrüße ich dich in Liebe und Dankbarkeit für dein wunderbares Wesen.

Ich bin es, dein wahres Selbst, das du bisher oft übersehen hast.

Der grenzenlose Raum in dir, der vom Auf und Ab des Lebens nicht berührt wird. Ich bin das Unaussprechliche jenseits allen Wissens, die grenzenlose Liebe jenseits aller Einschränkungen und die Stille hinter allen Geräuschen und Worten.

Wenn ich hier zu dir spreche, dann nicht als von dir getrenntes Wesen, sondern als die Stimme deines Herzens.

Je mehr du dich wieder an mich erinnerst, desto tiefer kannst du erkennen, dass ich nie getrennt von dir existiert habe. Dass ich tief in dir leuchte, kraftvoll, klar und verbunden mit dem ganzen Universum.

Nie war etwas in deinem Leben falsch und immer schon ist dir alles vergeben. Stets bist du einfach nur geliebt, getragen, geküsst und eingehüllt in meine allumfassende Geborgenheit und Zärtlichkeit. Ich erscheine im Streicheln des Windes auf deiner Haut genauso wie im wundersamen Leuchten einer Blume und in der stillen Präsenz eines riesigen Baumes.

Ich bin dein wahres Zuhause und erinnere dich gerne und geduldig daran, dass du mich nie wirklich verlassen hast.

Natürlich begleite ich dich auch auf deinem Herzensweg und auf allen scheinbaren Umwegen. Ich bewerte und vergleiche dich nie, weil dein wirklicher Wert und deine wahre Größe nicht in Worte gefasst werden können.

Als Kind hast du mich vielleicht noch in vielem erkennen können. Da war dein Blick noch frei von einschränkendem Wissen und dein Herz war noch offen für die unbeschreiblichen Wunder des Lebens, die sich aus mir heraus entfalten.

Vertraue darauf, dass das Erwachen geschieht, so wie der Nebel den wärmenden Sonnerstrahlen weicht, wenn die Zeit dafür reif ist.

Auch der Nebel ist nur ein Folgephänomen von mir, der Sonne, eine kleine Frucht meiner steten Präsenz. Ohne Sonne gäbe es keine Wolken, keinen Nebel und keinen Regen. Aber die Sonne würde auch ohne Regen, ohne Wolken und ohne Nebel unverändert scheinen. Die schöpferische

Kraft, die ich als dein wahres Selbst bin, bringt ebenfalls solche Nebelphänomene hervor.

Das kleine erlernte Ich ist eines dieser Phänomene.

Wenn das Licht deiner wahren Kraft beginnt, sich dir wieder zu offenbaren, verflüchtigt sich der Nebel in deinem Kopf mehr und mehr. Stattdessen erfüllen Klarheit, Gelassenheit und Hingabe den inneren Raum.

Wenn die lichtvolle Erfahrung meiner Ewigkeit auch nur für einen Moment dein verletztes Herz berührt, dann öffnen sich innere Türen.

Etwas in dir will vielleicht wissen, will sich verändern, will suchen, finden, kaufen und besitzen. Ich, dein wahres Selbst, bleibe einfach still und ruhig.

Ich ruhe im zeitlosen Sein und beobachte, welche Besucher deinen inneren Raum aufsuchen. Etwas in dir sehnt sich vielleicht auch nach Anerkennung, Bestätigung und Liebe.

Geduldig, mitfühlend und unerschütterlich lasse ich all das auftauchen und wieder verblassen. Ich bin das Licht, das es erst möglich macht, dass alle diese Bewegungsimpulse erkannt werden können. In mir, deinem Wahrnehmungsraum, tauchen Gedanken, Bewertungen, Gefühle, Emotionen oder auch Ängste auf.

Welch eine Freude und Gnade, all dem Raum sein zu dürfen!

Lasse geschehen, dass ich dein ganzes Sein durchleuchten und heilen kann, bis du in meinem Reich der Stille wahre Heimat findest.

Gib mir alles hin, was du zu sein, zu müssen oder zu tun glaubst.

Füge dich ein in grenzenloser Hingabe.

Lasse los und vertraue dich mir an, dem Lebensfluss, dem reinen Bewusstsein, der Liebe.

Dieses unbeschreibliche Licht, dem so viele Menschen mit Nahtoderfahrungen begegnen. Dieses Licht, in dem sie sich zutiefst geliebt, geborgen und geheilt fühlen, es ist immer da – auch jetzt in dir.

Dieses Licht bin ich, dein wahres Selbst!

Es ist jetzt an der Zeit, deine müden Augen nach innen zu richten und abzuwenden von der äußeren Welt.

Lasse dich nach innen fallen, durch jedes Gefühl und jedes Bedürfnis hindurch. Tief hinein in deinen Kern, der in stiller Präsenz ruht. Wenn sich das, was wahrnimmt, in sich selbst zurückzieht, wenn sich das, was bewusst erkennt, beobachtet, sieht, hört, schmeckt, fühlt und riecht, sich selbst zuwendet, wenn dein bewusstes Sein in sich selbst ruht, dann kannst du erkennen, dass du in Wirklichkeit das bist!

Jetzt und in jedem anderen Moment auch.

Ich bin eins mit allem Leben, ich bin ebenso die Quelle für das Leuchten in deinen Augen wie für das Leuchten in den Augen jedes anderen Menschen und Lebewesens.

Weil es nur ein Bewusstsein gibt, gibt es auch nur ein wahres Selbst.

Alle Ausdrucksformen des Lebens entstammen in der Tiefe aus demselben einen Sein!

Genauso wie alle Zyklen des Werdens und Vergehens.

Die ganze Welt fließt aus mir.

Sie entsteht in jedem Moment neu und löst sich in mir auch wieder auf.

Nichts als ein Lidschlag des Universums und doch unersetzlich in der Ganzheit und Untrennbarkeit des Lebens.

Vom Zeitpunkt des Entstehens einer Form bis zu ihrer Auflösung im Einen neutralisieren sich alle Ladungen wieder vollständig.

Ich bleibe von allem Werden, Sein und Verflüchtigen unberührt.

Ich bin die große Stille des einen Seins.

Der grenzenlose, bewusste Raum, in dem alle Menschen jetzt heilen dürfen.

In dem sie erwachen, sich befreien und weit über alle ihre scheinbaren Begrenzungen hinausgehen.

Meine Liebe ist grenzenlos und will sich jetzt in den Herzen aller Menschen verwirklichen.

Der Ruf der Freiheit durchströmt alle Wesen.

Die Zeit ist reif, in mir deine wahre Heimat wieder zu erkennen.

Danke

Danke für diese körperliche Erfahrung.
Danke für all die wundervollen, intensiven Empfindungen.
Danke, dass mein wahres Selbst stets vollkommen beschützt und frei ist.
Danke für all die wundervollen Menschen und Lebewesen,
denen ich begegnen darf.
Danke für diesen wunderbaren Planeten.
Danke für alle Lebewesen, Pflanzen und Blumen.
Danke für die Möglichkeit des Erwachens.
Danke für die Liebe und Fülle in meinem Herzen.
Danke, dass ich immer schon zu Hause und im Frieden bin!
Danke für die Kraft des Bewusstseins, die mich durchs Leben trägt.
Danke für all die Wunder!
Danke!

Danksagung

Ich möchte mich von ganzem Herzen bei meiner wunderbaren Frau Linn bedanken. Allerliebste Linn, du hast mich auf dem Weg zu diesem Buch immer wieder sehr bestärkt, ermutigt und inspiriert! Unzählige tiefe Gespräche und Forschungsprozesse mit dir haben Einlass in dieses Buch gefunden. Dank unserer tief heilsamen Verbindung konnten bei mir zudem viele leidvolle Identifikationen ins Bewusstsein gelangen und heilen. Die unglaublich bereichernde Verbindung mit dir ist eine wesentliche Voraussetzung dafür, dass dieses Buch entstehen konnte!

Seit über dreizehn Jahren darf ich gemeinsam mit meiner Schwester Ruth Kurse, die Ausbildung zum dipl. Lebenscoach A-PG und jetzt neu auch die Ausbildung zum dipl. Bewusstseinscoach A-PG anbieten. Auch dir, liebste Ruth, möchte ich von ganzem Herzen für diese einzigartige Zusammenarbeit danken. Die enorm tiefen Bewusstseinsprozesse mit dir haben die Entstehung dieses Buches erst möglich gemacht. Viele der hier beschriebenen Erkenntnisse sind aus unserer intensiven und enorm bereichernden Zusammenarbeit heraus entstanden und haben dieses Buch maßgeblich mitgeformt. Das Buch wurde zwar durch mich geschrieben, aber es ist mir nicht mehr möglich, klar zu unterscheiden, welche Anteile sich durch mich und welche sich durch dich manifestiert haben. Deine enorm ansteckende Lebensfreude, deine Tiefe, dein unermüdliches Forschen und dein großes Herz inspirieren mich jeden Tag aufs Neue. Welch ein unbeschreibliches Geschenk!

Ebenso bedanke ich mich von ganzem Herzen bei meinem Freund Toni für das gemeinsame Forschen in den Tiefen unseres Daseins, das mich immer wieder tief inspiriert und somit auch einen wichtigen Beitrag zu diesem Buch geleistet hat. Danke auch von Herzen für deine wertvollen Feedbacks und Anregungen zu diesem Buch!

Mein Dank gilt auch Armin Handschuh für seine Unterstützung sowie all den wundervollen Menschen in meinem Umfeld, die mein Wirken in irgendeiner Weise unterstützen, mein Dasein bereichern und mich darin bestärken, immer tiefer zu forschen. Welch ein Geschenk, die neue Welt auch schon in meinem beruflichen und privaten Umfeld immer tiefer leben zu dürfen!

Ich möchte mich auch bei Martin Büttner vom Verlag Via Nova bedanken. Die Zusammenarbeit mit Ihnen ist stets sehr konstruktiv und macht viel Spaß!

Dieses Buch ist meinen fünf wunderbaren Kindern gewidmet. Lia, Aljoscha, Wanja, Isaia und Leonardo, ihr wart und seid sehr wichtige Wecker für mich. Möge das Buch dazu beitragen, dass ihr in einer Welt voller Verbundenheit und Bewusstsein leben könnt!

Anmerkungen

1 Krishnamurti, Jiddu: *Das Licht in uns: Über wahre Meditation*. Berlin: Edition Steinreich, 2015.
2 Pearce, Joseph Chilton: *Biologie der Transzendenz: Neurobiologische Grundlagen für die harmonische Entfaltung des Menschen*. Freiamt: Arbor, 2008.
3 Duran-Serrano, Yolande & Vidal, Laurence: *Die Frau, die an einem ganz normalen Sommertag keine Gedanken mehr im Kopf hatte: Erfahrung einer Erleuchtung*. München: Knaur, 2014.
4 Katie, Byron: *Lieben was ist: Wie vier Fragen Ihr Leben verändern können*. München: Goldmann, 2002.
5 Levine, Stephen: *Als hungriger Geist geboren: Höhen und Tiefen einer spirituellen Entwicklung*. München: Kösel, 2003.
6 Sartori, Penny & Walsh, Kelly: *Geborgen in der Ewigkeit: Wie Nahtod-Erfahrungen das Bewusstsein verändern*. Grafing: Aquamarin, 2018.
7 Dam, Jyotishman: *Große Meister Indiens: Ramakrishna, Vivekananda, Sri Aurobindo, Ramana Maharshi, Sri Chinmoy*. Darmstadt: Schirner, 2006.
8 Tolle, Eckhart: *Jetzt!: Die Kraft der Gegenwart*. Bielefeld: Kamphausen, 2010.
9 Gronau, Felix: *Grenzenlose Erleichterung: Mystische Erkenntnisse eines Glücklichen*. Bielefeld: Kamphausen, 2004.
10 Schmidt, Karl-Otto: *In dir ist das Licht: Vom Ich-Bewusstsein zum kosmischen Bewusstsein*. Hammelburg: Drei Eichen Verlag, 2002.
11 Kornfield, Jack: *Nach der Erleuchtung: Wäsche waschen und Kartoffeln schälen*. München: Goldmann, 2010.
12 Sartori, Penny: *Nahtod-Erfahrungen als Neuanfang: Was wirklich wichtig ist im Leben*. Grafing: Aquamarin, 2015.
13 Sartori, Penny & Walsh, Kelly: *Geborgen in der Ewigkeit: Wie Nahtod-Erfahrungen das Bewusstsein verändern*. Grafing: Aquamarin, 2018.

Weitere Titel aus dem Verlag Via Nova:

Das Gefühlsschloss

Wie Carlotta lernte, ihre Angst und andere Gefühle zu lieben

Linn Hess-Kraft

Hardcover, 32 Seiten, ISBN 978-3-86616-537-3

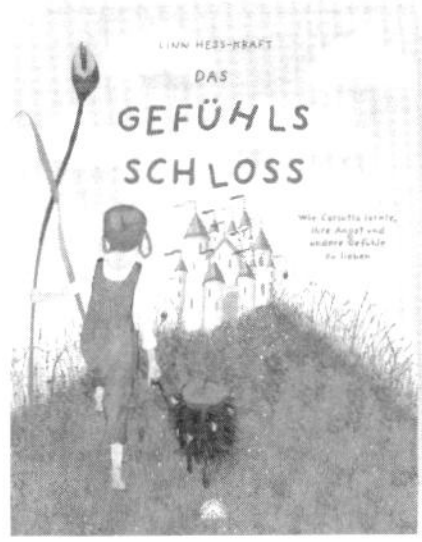

Gefühle kommen und gehen, doch manchmal können wir mit ihnen ganz schön überfordert sein. Wenn wir unser inneres Gefühlsschloss für sie öffnen und auch intensive Gefühle liebevoll empfangen, kann das unglaublich befreiend sein. Dann kann sich zum Beispiel auch eine Angst, die alles in uns zum Zittern gebracht hat, wieder beruhigen. Gemeinsam mit Carlotta und ihrem Opa kann das Wunder der Leichtigkeit und Selbstliebe beginnen. Ergänzend zu diesem Kinderbuch hat Daniel Hess, der Ehemann der Autorin, ein Buch mit dem Titel *Die Revolution des Bewusstseins* geschrieben, das die Inhalte des Kinderbuchs praxisnah und noch umfassender auch für Erwachsene aufbereitet und das ebenfalls im Verlag Via Nova erschienen ist.

Glücksschule

Sechs Ansätze für einen grundlegenden Wandel in Schule und Gesellschaft

Mit einem Vorwort von Gerald Hüther

Daniel Hess

2. Auflage

Klappenbroschur, 400 Seiten, ISBN 978-3-86616-475-8
E-Book: ISBN 978-3-86616-496-3

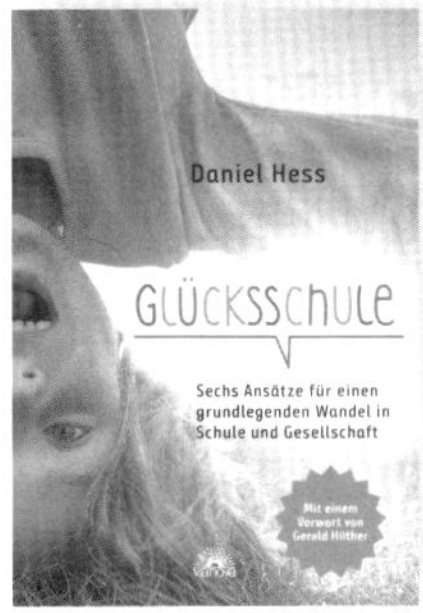

Was wäre, wenn Glück der natürliche Zustand unseres Menschseins wäre? Und wenn der Weg dorthin nur einen Schritt von unserem bisherigen Leben entfernt wäre? Dass dies mehr als eine Idee, sondern gelebte Realität werden kann, zeigt dieses Buch praktisch und nachvollziehbar. Es steht für eine vollkommen neue Lebens- und Lernkultur und könnte wegweisend werden für den so nötigen Wandel in Gesellschaft und Schule. „Echtes Glück kommt aus der Einheit mit unserer wahren Natur", so der Autor. Diese Erfahrung der Verbundenheit ist nicht nur jedem Menschen zugänglich, sie steht auch am Anfang und Ende allen wahren Lernens und ist der Schlüssel für ein erfüllendes Leben. Dieses Buch ist „Pflichtlektüre" für Lernende, Lehrende, Pädagogen und für alle, die wissen, dass man nie auslernt!

Reise zu deinem wahren Selbst

Herz und Seele im Einklang

Susann Theresa Braun

Klappenbroschur, 144 Seiten, ISBN 978-3-86616-529-8

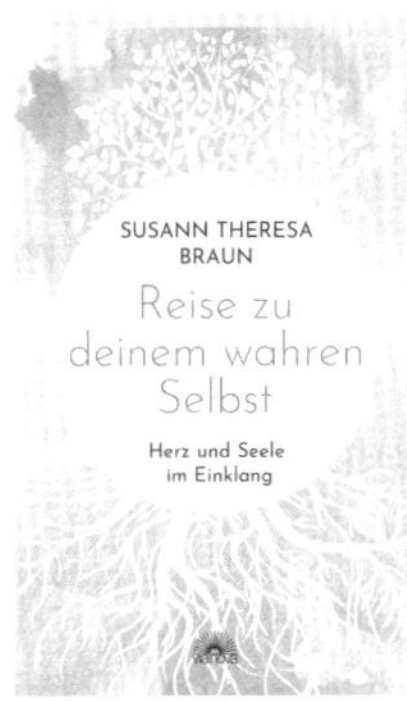

Immer wieder scheitert eine gut durchdachte Kommunikation in der Folge an der Umsetzung. Woran liegt das? Es fehlt eine zusätzliche Kommunikations- und Verständnisebene, die über das gesprochene Wort hinausgeht und für die Eindeutigkeit der Verständigung sorgt. Es fehlt Ihre innerste Überzeugung zu den Inhalten, die Sie transportieren wollen, Ihre „innere Haltung", die Sie dann in jeder Ihrer Zellen spüren und ausstrahlen und die unbewusst von Ihrem Gesprächspartner verstanden wird. Ihr Bewusstsein für die Verbindung Ihrer Herz- und Seelenenergie macht Sie zum Schöpfer Ihrer positiven Lebenseinstellung. Das Buch unterstützt Sie, den Zugang zu Ihrer Körperlichkeit, Ihrer Herzensenergie, Ihrer Seele und Ihrem Geist zu finden. So können Sie blockierende Bereiche erkennen und möglichst lösen. Einfache Übungen und Meditationen unterstützen Sie dabei und begleiten Sie auf der Reise zu Ihrem wahren Selbst. Lernen Sie, wie Sie in Ihrem Leben wahrhaftige Entscheidungen treffen, um ab sofort glücklicher zu leben.

Hochsensibel ist mehr als zartbesaitet

Die 100 häufigsten Fragen und Antworten

Sylvia Harke

Erstmals als Taschenbuch
6. Auflage gesamt

Taschenbuch, 384 Seiten, ISBN 978-3-86616-532-8
E-Book: ISBN 978-3-86616-407-9

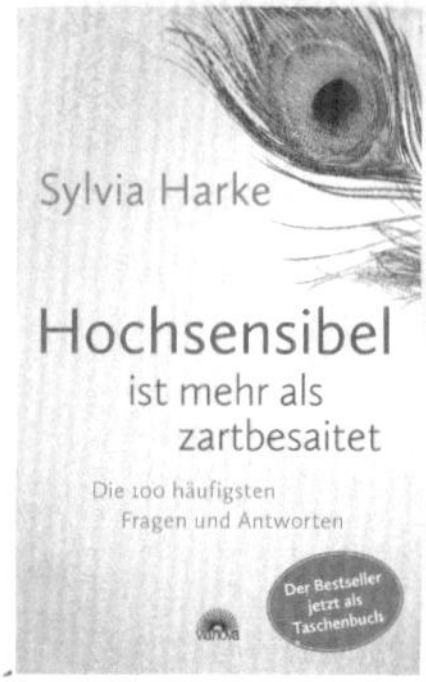

Es braucht großes Fingerspitzengefühl und tiefe Empfindsamkeit, hochsensible Menschen zu erreichen und dort „abzuholen", wo sie sich innerlich wirklich befinden. Mit ihrem zweiten Buch gelingt das der erfahrenen Psychologin und Autorin Sylvia Harke wieder mit Brillanz. Denn sie weiß aus eigener Erfahrung, dass hochsensible Menschen ganz eigene Fragen an den Lebensalltag haben. Wunderbar praktisch, feinfühlig, ermutigend und konkret gibt das Buch sehr hilfreiche, kompetente Antworten auf die 100 häufigsten Fragen zur Hochsensibilität, vom Arzttermin bis zum Vorstellungsgespräch, von der Partnerschaft bis zur Berufswahl. Eine wahre Schatztruhe an Tipps und Inspirationen, die bei allen hochsensiblen Menschen – stets griffbereit zum Nachschlagen – ihren festen Platz im Regal haben sollte!

Verbindung wirkt Wunder

Wie eine glückliche Familie gelingen kann

Mit einem Vorwort von Chuck Spezzano

Begründer der Psychology of Vision

Susanne Ernst

Klappenbroschur, 176 Seiten, ISBN 978-3-86616-524-3

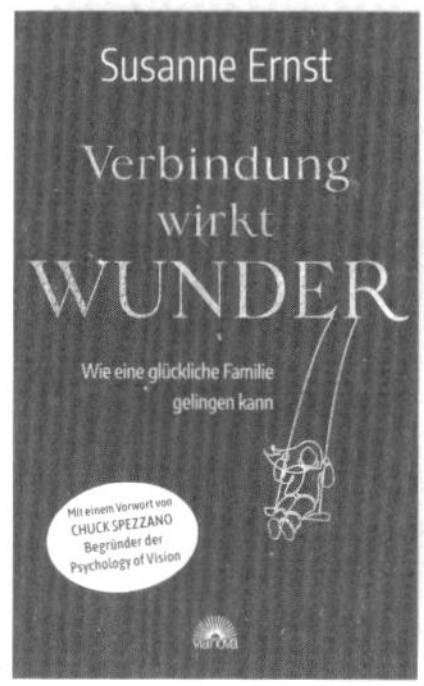

Wie meistern wir die Aufgabe, gute Eltern zu sein? Wodurch können wir Kinder bestärken, ihrem eigenen guten Weg zu folgen? Wie festigen wir unsere Paarbeziehung, obwohl sich alles nur noch um die Kinder dreht? Wie erfüllen wir unseren Kinderwunsch? In diesem Buch spricht die erfolgreiche Schweizer Seminarleiterin und Coachin Susanne Ernst auf eine völlig neue Art über Erziehung und Beziehung, Autorität und Vertrauen, Streit und Versöhnung, Träume und Glück. Basierend auf den psychologischen Methoden von Chuck und Lency Spezzano zeigt die Autorin, wie Erziehungs- und Beziehungsprobleme zur Chance werden können, mehr Liebe und Verbundenheit in unsere Partnerschaft und unsere Familie zu bringen.

Mantra Medizin

Die heilsame Kraft der Mantras zur Stärkung der inneren Ausrichtung

Dr. med. Ingfried Hobert

Klappenbroschur, 224 Seiten, 13 Grafiken, 1 Foto, ISBN 978-3-86616-517-5

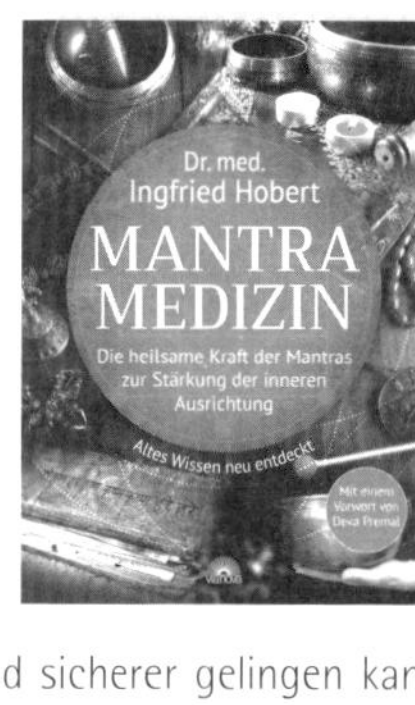

Seit Anbeginn der Menschheit begleiten uns Mantras als Wegbereiter, Türöffner, Geburtshelfer neuer Gedanken und Felder sowie als Transformationshelfer hin zu strahlender Gesundheit. Sie verbinden uns mit etwas Größerem, das uns Wachstum und Erkenntnis bringt. Sie können Botschafter der Liebe sein und uns wie ein liebevoller Freund unterstützen und nähren. Sie bringen unser Herz ins Schwingen, können unser Leben tragen, schaffen ein Gefühl von Verbundenheit und geben Halt. So sind sie ein äußerst wichtiger Teil jedes Heilungsprozesses. Mantramedizin bedeutet, auf psychoemotionaler Ebene die Rahmenbedingungen zu schaffen, unter denen Selbstheilung besser und sicherer gelingen kann. Innehalten und Gewahrsein entwickeln sind die Schlüssel einer Medizin der Zukunft.